移空疗法 述要

刘天君 著

全国百佳图书出版单位

中国中医药出版社

· 北 京 ·

图书在版编目（CIP）数据

移空疗法述要 / 刘天君著 . -- 北京：中国中医药
出版社 , 2024. 10
ISBN 978-7-5132-8996-2

Ⅰ . B84

中国国家版本馆 CIP 数据核字第 202405FC99 号

中国中医药出版社出版

北京经济技术开发区科创十三街 31 号院二区 8 号楼
邮政编码　100176
传真　010-64405721
山东临沂新华印刷物流集团有限责任公司印刷
各地新华书店经销

开本 710×1000　1/16　印张 19.5　字数 253 千字
2024 年 10 月第 1 版　2024 年 10 月第 1 次印刷
书号　ISBN 978 - 7 - 5132 - 8996 - 2

定价　138.00 元
网址　www.cptcm.com

服 务 热 线　010-64405510
购 书 热 线　010-89535836
维 权 打 假　010-64405753

微信服务号　zgzyycbs
微商城网址　https://kdt.im/LIdUGr
官 方 微 博　http://e.weibo.com/cptcm
天猫旗舰店网址　https://zgzyycbs.tmall.com

序一
一本具有里程碑意义的学术专著

非常荣幸能为刘天君老师《移空疗法述要》这本专著作序。

受刘老师邀请写序的那一刻本人是有些诚惶诚恐，因为一直觉得自己在中国文化方面缺少深耕，甚至知之甚少，能否将这么重要的一本学术专著很好地介绍给读者，无疑是一个巨大的挑战。好在挑战也是个学习的机会，写序可以将学习的一点心得与大家分享，如果能与读者们有共鸣，在思想上有碰撞，后续还可引出更多的探讨，也是一件快事。

谈关于此书的感受想法之前，想先说点刘老师。都说读书如见其人，也可以闻人再读其书。本人认识刘老师已经多年了，最初是1997年同在"中德高级心理咨询师连续培训项目"第一期班学习，刘老师是在行为与催眠组，本人是在精神分析组。在整个班上刘老师是少有的有中医背景，但来系统学习西方心理治疗理论的专家。后来又在眼动治疗等培训项目中见到刘老师。正是刘老师这种开放态度与好学精神，在《移空疗法述要》这本书中，我们可以看到这些学习积淀后的成果——通过中西对比，更加清晰阐释出中国文化下独有的心理咨询与治疗的思想，以及受到启发后创建属于不同境界的精妙操作技术。正所谓学贯中西更可以站在更高的视野在学术的海洋里遨游，书中处处可见。

本人也有幸多次参加刘老师的博士生开题与答辩，尤其是关于移空疗法的研究与探讨，这让我对传统文化与心理治疗方面有了很多的学习机会。之后也请刘老师到北京理工大学给研究生们讲授移空疗法，本人也参加刘老师举办的工作坊，有机会见面时也向刘老师请教一些传统文化以及心理治疗的问题。在这些过程中，本人不仅深深被刘老师对如何创建基于中华传统文化的心理治疗理论方法勤于实践、不断探索的精神所感动，更感受到他有着真的发自内心的文化自信，有着一定可以有属于中国人自己的心理咨询与治疗方法那份初心与使命。刘老师中华传统文化底蕴深厚，又深耕西方心理学理论与方法，在文化层面多年持续的实修，将移空疗法用于来访者的多年临床实践，使得刘老师在理论与实务、东方与西方对话等方面既有理论功底又是有丰富经验的实务专家。多年来不急不躁，持之以恒地探索，实在令人钦佩。《移空疗法述要》一书的出版，是他几十年耕耘的收获。

近些年来本人一直在思考一些问题，关于西方心理咨询没有进入中国时，中国人的心理健康是怎么维护的，中华传统文化里有哪些心理健康的保护因素，我国如何产生基于自己文化的心理治疗理论方法，并可以在世界心理治疗领域有一席之位，可以与西方对话，不仅造福于中国百姓，也可福祉于世界其他文化、国家的民众。就这些问题也跟刘老师多次探讨，因为刘老师是真正的践行者。当刘老师跟本人谈起要写一本移空疗法的书时，我说太好了，一定要写。刘老师说他要好好准备，要花几年的时间来把已经实践多年，即使已经出版过相关内容书籍的移空疗法再写一本专著。有了几十年的理论和实践探索，还要静下心精雕细刻、花长时间撰写，这是一个真正学者的风范，也只有这样才能出精品。这本书现在也终于和大家见面了。

如果要用一句话来评价《移空疗法述要》这本书，本人觉得此书是心理咨询与治疗领域一本具有里程碑意义的专业书籍。书中所系统阐释的以中华传统文化为基础的移空心理治疗方法，在专业领域有着许多本质的突破，主要体现在以下几个方面。

一、此书呈现了基于中华传统文化的一个完整的心理治疗理论流派

《移空疗法述要》由绪论、上篇基础理论、中篇临床应用、下篇科学研究四部分组成，构成了一个可以作为心理治疗流派的全部内容。绪论对移空疗法及发展简史，传统文化的核心观念以及对心理学理念的影响进行了阐释，确定了移空疗法、传统文化与心理学的最基本思想。上篇基础理论由人格成长理论、思维形式理论两个重要理论组成，这是移空疗法的重要理论基础。中篇临床应用介绍了移空技术、持空技术，有明确的操作方法以及应用过程到案例的书写、督导的模式。下篇科学研究包括疗效研究、机理研究，使移空疗法的应用有现代科学范式下的检验。

当今心理咨询与治疗的理论流派以西方为主，从经典的精神分析到后现代主要有十几个流派，并多具有作为一个心理咨询与治疗理论流派框架下的内容。本人曾在《可以成为心理咨询与治疗的理论流派的标准和框架》一文中进行了梳理，认为一个理论流派由代表人物、历史背景、人性观、基本概念、心理问题的产生机制、心理治疗的目标、心理治疗的过程、治疗关系、治疗师、来访者、治疗技术、使用范围等内容组成。从代表人物到心理治疗的目标为理论知识，从心理治疗的过程到使用范围是实践知识。这个框架既有用于实践的技术方法，重要的是又有理论基础，也就是技术方法是基于相应的理论的。

《移空疗法述要》一书总体具有了作为一个心理咨询与治疗的理论流派框架下的全部内容。其可贵的有价值的意义是，框架里的内容是中华传统文化下的独创，是中华传统文化的智慧。在西方世界为主导的心理治疗话语系统中，这本书展示了一个可以与其他西方心理治疗理论并肩的流派。由于框架一致，框架中每一部分内容可以与西方

流派相对应，比如人性观、心理治疗的目标，等等，也就有了可以清晰对话、交流的可能。虽然具体内容不同，但知道属于哪类内容，可以探讨不同点，相互学习和借鉴。

二、人格成长理论、思维形式理论贡献突出

前文指出《移空疗法述要》一书所展示的作为一个理论流派框架下较为完整的内容，其理论部分中的人格成长理论、思维形式理论，可以说这是一个疗法的重中之重。助人的技术方法很多，可以成百上千，但是能成为一个理论流派，一定需要坚实的理论基础。本人觉得书中的人格成长理论、思维形式理论，不仅夯实了移空疗法的理论，而且为心理学理论做出了贡献。

书中的人格成长理论是基于中华传统文化的三层次人格发展理论。此理论认为，个体的人格发展以不同的存在形式与功能状态发生和成长于三个层级，即生物层次、社会层次和宇宙层次。每一层次的人格存在形式具有与其相应的人格属性，即人格的功能状态。思维形式理论是基于中华传统文化心理学思想而提出的具象思维形式、无象思维形式。具象思维是个体对其意识中的物象资料进行有目的加工（构建、运演、判别）的操作活动。无象思维是思维过程中不产生任何意象（包括意识映象或意识显象）的思维活动。

书中在阐释人格成长理论、思维形式理论过程中，特别与现有的相关人格理论以及思维形式进行比较，比如弗洛伊德、埃里克森、马斯洛的人格理论，讨论哪些内容有类似但含义不同，哪些完全是独有，其特点是什么。思维形式理论中，将形象思维、抽象思维、具象思维、无象思维形成一个思维系列，既使具象思维、无象思维不脱离原有思维理论，又清晰表明独有的思维形式构建。

人格成长理论、思维形式理论的独特贡献是其创建来自于中华传统文化，它丰富了现有人格理论、思维理论，展示了中国文化的特有

智慧，同时作为移空疗法的理论基础，也为后面的移空技术提供了重要的理论依据。

三、临床实务技术操作性强又润物无声

按书中所言，移空技术是由治疗师引导来访者进行有步骤的深度想象，先将选定的疾病症状象征性物化，并放入与其相匹配的承载物，而后在正前方不同的心理距离上来回移动置放了象征物的承载物，使之渐行渐远，消失于远方的心理空境，从而缓解或消除症状的心身治疗技术。整个操作过程由十个步骤组成。移空、深度想象、疾病症状、象征性物化、心理距离、心理空境都是移空技术的特有术语，有相应内涵，在此不一一介绍，读者可在书中详细阅读。特别强调一点，这些具体技术的概念、术语都依据了书中的人格成长理论、思维形式理论，读者可以细细品味。

关于移空技术，给我印象最深的首先是它的理念，就是不仅是帮助来访者解决问题，而更是将来访者带到没有问题的地方，即进入天人合一心理空境。这样的理念来自书中介绍的基于中华传统文化的人性观、宇宙观，也是和西方的直奔问题、解决问题的心理治疗理念有本质的不同。

其次，治疗的过程并不与来访者讲道理，而只是带来访者进行操作，就形成了"移动至空"和"移动致空"双重结果。移动至空表明，移动的目的地是心理空境；移动致空表明，移动的操作导致了心理空境的形成。故移空既是治疗目标，又是治疗手段，目的与方法合一。这是本人觉得移空技术最精妙的地方，即传统文化的宇宙观、人格理论、心理健康观等有些不易表述，又显得难以理解，但通过具体步骤和技术进行操作，来访者在过程中，就自然实现了背后所蕴含了的理念。

最后，即书中所表明的移空疗法的本质是自我成长技术，心身症

状的疗愈只是在抵达心理空境路途中的副产品。移空技术步骤之一的三调（调身、调息、调心），还有书中介绍清空心身诀的心身保健技术，都可以运用到日常生活中。由此推广、普及中华传统文化修身养性方法，也是一大善事。

此书适于心理咨询与治疗的学习者、从业者，其他领域的学者以及大众，都可以学习阅读，相信一定能从中获益。由此也说一点关于学习一个疗法的体会。

学习一个心理咨询与治疗的方法，可能每个人有不同的路径，比如有的人先学技术，容易知其然而不知所以然，就是即使做了也不清楚背后机制、理论根基是什么；如果先学理论，也会有枯燥并因缺乏实务不容易理解的情况。就本人而言觉得从理论学起是重要的第一步。

读《移空疗法述要》绪论以及上篇理论部分时，可能会有中华传统文化底蕴不够、一些术语难理解的情况，本人常常如此。其实任何一个理论流派的理论都不是那么易懂易学，比如经典的精神分析，弗洛伊德发明了那么多术语，潜意识、本我、自我、超我、口欲期、肛欲期、俄狄浦斯情结，等等，真要理解弄明白实际也是一个长期、艰巨的学习过程。不少同行通过各种途径与方法学习，例如自发组建读书小组大家一起讨论、听专家讲座不断领会，甚至远渡重洋到发源地去取经。本书中有不少刘老师自创或者在原有基础上发展的术语，比如觉受、心理空境、具象思维、无象思维，等等，这些术语可能第一次听说，或者听说过、看过但不清楚是什么意思，这些可以慢慢学习领会。

当然只学理论会陷入空谈，掌握好一个理论方法，一定要进入实务，就是要将所学理论通过技术层面的操作来实现。移空疗法的优势就是有非常清晰的操作步骤和技术，通过实践来体会理论背后的深意。当然平时传统文化的修炼也会对理解理论以及指导实践有所帮助。

我一直有个梦想，就是尽自己微薄之力为基于中华传统文化心理治疗方法的创建与发展做点什么。令自己开心的是这个序为实现梦想前进了一步。在有了 30 多年的心理咨询与治疗的教育、研究与实务之后，特别希望未来在学历教育、继续教育培养中，可以看到开设中华传统文化心理治疗的课程，有出版的书籍、教材，成为心理咨询、心理治疗服务机构里使用的方法，更在世界心理咨询与治疗领域有一席之地，有中国声音。真正的文化自信落于此处，也造福百姓的心理健康。

北京理工大学人文与社会科学学院教授、博士生导师

中国心理学会临床心理学注册工作委员会主任委员

中国心理学会临床与咨询心理学专业委员会副主任委员　　　贾晓明

传统文化心身治疗发展联盟发起人

2024 年 8 月 20 日

"心理空境"：一种值得的向往

在学用心理学将近 20 年的时间里，不管我们怎么解释"认知"，一个最基本的底层逻辑就是：认知即信息加工处理。在众多已有的心理疗法中，大致涉及认知的，几乎也都遵循了这样一个不言而喻的准则。所以，第一次读到刘天君老师的《当心理咨询遇上传统文化》一书，立即被他开篇的一句话吸引了：

> 如果你习惯于 still thinking，
>
> 你在心理领域驰骋……
>
> 如果你尝试着 stop thinking，
>
> 你开始步入了传统……

当然，那个时候，心里有两个困惑需要解决：第一，怎么就叫作 stop thinking 了？第二，停止思考就能解决心理问题吗？

天君老师有着几十年"中医气功学"的功底，在我看来，正是这份既实修又学修的功力让他提出的"stop thinking"有理有据。从气功中对"悟性"的理解，到气功修炼中不用概念和表象，直接把握感觉与动作的具象思维操作，正是在天君老师的系列著作中，在我理解，除了语言和思维，中国文化原来是用了非信息化的观点来理解"认知"的。这似乎有点"捅破窗户纸"的味道，不捅破之前始终不明不白，捅破之后似乎觉得原来就是那么简单！

当然，天君老师并没有止步于此，借助他在中医学中的领悟，以及通过参加中德高级心理咨询师连续培训项目的训练，他又提出了"移空"的概念和操作。移空，有时候会被同道开玩笑称为"移到没有了"，有点像变魔术，你有任何负面情绪，都可以被"移空"！当然，这是玩笑！此移空非彼移空，移空是将我们的认知体验上升至心理空境！在我体会，"移空"的概念太神奇了！因为它直接可以关联到我们传统文化中一个至高的理念："天人合一"。换言之，如果我们能从"天人合一"的视角来审视我们遇到的任何问题，就如同面对大海讨论一滴水，任何的遭遇带来的负面体验可能都会变得异常渺小而奇迹般地消融在无尽的心境之中！与天君老师数次私下探讨，他一直表示，"移空"只是感知了一下"空境"，但这份体验已经足够解决当事人的情绪问题了。当然，还有更高的境界，那就是"持空"，怎么让自己能够待在"心理空境"的境界里久一点。关于这部分，我们终于可以在本书的第四章持空技术中一窥，"解渴"了。持空之后又能如何，天君老师没有太多论及，当然他在本书中第一章即提出了生物、社会及宇宙三层次的人格论，特别是宇宙层次的人格，我想一定是和长期持空的境界相关联的。

对于过去一直接受西方心理学或心理疗法训练的读者来说，移空疗法绝对可以完善我们的认知，至少可以让我们感知另一片天空，而这片天空又是源自我们日用而不觉的本土文化。当然，难能可贵的是，移空疗法并非仅仅停留在理论探究层面。或许是受到科学训练之故，也或许天君老师一直在大学执教，这让他提出的移空疗法也经历了"科研学术"的检验，在本书中，我们可以领略到他是怎么用一个个研究来验证自己的理论和实践效果的。既往在我的认知中，东西方文化代表了两种不同的价值观，几乎很难放在一起讨论或者说交流。但移空疗法还给我带来的一个改变是，相信不同价值观引导下的心理学并非完全是冲突的！我们完全可以把不同传统的经验整合在一个认知框架下，为达到共同的目的（解除人类痛苦、实现人类幸福）而工作。

与天君老师深入接触的缘分来自我们一起在 2023 年发起了"传统文化心身治疗发展联盟"。这个时间点恰恰是心理学理论和实践界都开始反思西方心理咨询和治疗在我国的效用的时候。从过去"西方月亮一定是圆的"到现在"西方月亮未必一定是圆的"，不少心理学实践者都开始注意到文化差异给实践带来的影响。随之而来的，自然是关于"我们有本土化心理疗法吗？"的讨论。在对众多已有实践的回顾中，对我来说，移空疗法无疑是最完整的，不输于西方疗法的我们自己的原创疗法，特别是对"空"的把握，绝对原汁原味，没有之一之说！

天君老师说本书是"述要"，已有篇幅恐怕难以穷尽他对"移空"的感悟！一直觉得老祖宗讲的"天人合一"只是一种意境，但如果我们沿着天君老师的实践探索，或许会有略微能够感知的实在感，也可能会有那种"只可意会不可言传"的心境，令人产生出融入大千世界的平和！

以钱穆先生的一句话作为此序之结束语："人生只是一个向往，我们不能想象一个没有向往的人生。"

心理学博士、博士生导师

浙江大学医学院附属精神卫生中心党委书记、主任医师　骆宏

传统文化心身治疗发展联盟发起人

2024 年 8 月

前　言

　　本书的撰写是我想要夯实基于中华传统文化的心身治疗技术——移空疗法的学术基础，使之可能包含和拥有着较为丰厚的文化底蕴和文化自信，进入高等院校和医疗机构的相关专业，服务于莘莘学子和广大民众，并能够走出国门，自立于世界心理（心身）咨询与治疗的学派之林。

　　书名《移空疗法述要》，其中"述要"二字表明这本书虽然勾画了移空疗法的轮廓、搭建了其基本框架，但尚需进一步充实和完善，有点像是一栋尚未完成装修的新居。这本书的写作从搜集资料到完成定稿，用了大约两年半的时间。在这不算很长的写作过程中，我不断地发现移空疗法可进一步深入创新之处，也不断发现其可改进和丰富之处。以下简要梳理自己撰写本书的思路和一些想法，敬请读者们批评指正。

　　本书的绪论提出了中华传统文化的核心观念及其与心理学理论构建的关系，之后分上、中、下三篇，上篇基础理论，中篇临床应用，下篇科学研究。上篇是移空疗法创立的学术基础，其中提出的基于中华传统文化的三层次人格理论以及具象思维、无象思维理论，体现了中华民族数千年来探索人类内心世界的独特视野、视角和深邃内涵，阐明了移空疗法之所以不同于许多现代心理咨询与治疗技术的认识论与方法论根源。其中的一些内容也可以看作是对现代心理学人格理论和思维理论的拓展和补充。中篇介绍了移空疗法中已经应用于临床的移空技术和持空技术。在临床治疗过程中，它们均是由治疗师引导、咨访双方合作而实现的系列性操作技术流程。移空技术的 10 个操作步骤在 2019 年出版的《移空技术操作手册》中已经有较详尽的说明，本书又补充了近年来在临床实践中总结出来的一些更为深入的操作原则、技术特点以及相关的督导、疗程设置等内容。持空技术是移空技术的后续与进阶，是移空疗法第二阶段的疗愈技术，有 5 个操作步骤和 2 个实施保障，本书为首发。下篇是科学研究，包括理论研究与实验研究。对基于传统文化的心身疗法进行现代科学研究，是促使其融入现代社会、让现代人们理解与接受的必经之路。现代科学的理论阐释与实验研究能够提供符合现代人们思想观念的说明方式以及可观察、可测量和可重复的检验指标，从而让古代先哲们的思想与技术能够得到较为直观与符合形式逻辑的展示。书中所介绍的已经完成的理论和实验，已经能够为移空疗法的疗效与机制提供相应的说明与证明。而随着对移空疗法科学研究的不断推进，相信更多的说明与证明会不断问世。

本书的参考资料，囿于自己的外语水平，也受限于获得外文资料的途径不够宽广，所以主要采用国内的文献资料。这会对我写作时思维和视野的宽度以及使用词汇的适用范围有所影响，但这只能在今后修订此书时再予以扩充了。好在本书的基础学术思想来源于中华传统文化，查阅最必需的文献资料需要懂得一些古汉语，这就要感谢我学习中医专业时的基本功了——古汉语是必修课。在中外文献资料的比较中，我也深刻地体会到，中华传统文化古籍中的许多文字很难在外文中找到完全对应的词语，其根源不仅在词汇的丰富程度、语法表达特点的不同，更深刻的根源出于认识世界的方式有差别：拼音文字与象形文字与各自所表征的事物有不同联系。前者只是事物表征的语音符号，与事物没有直接联系；而后者则是事物形象特点的表征符号，与事物有直接联系。这一不同就形成中外文字在根本含义上的不对等，翻译时不是寻找相近的词汇就可以解决的。同理并放大就可以知道，想要把基于中华传统文化的心理学思想"翻译"为现代心理学理论，也只能是近似的、不完全对等的。

在本书即将问世之际，我衷心感谢中国中医药出版社的张伏震编辑和特约编辑梁亚奇，他们尽心尽力地校审书稿，精心设计书的版式，让这本书以美好的样貌呈现给读者。我也由衷地感谢移空技术研究院的同仁们和许多其他友人在本书的撰写过程中给我的多方面支持和鼓励。没有这些志同道合者的无私帮助和奉献，完成和出版这本书是无法想象的。

北京中医药大学教授、主任医师、博士生导师
中国医学气功学会名誉会长
中国心理学会、中国心理卫生协会心理督导师　刘天君
传统文化心身治疗发展联盟发起人
2024 年 8 月 5 日于北京

目　录

中篇 临床应用

下篇　科学研究

绪论：缘起和学术背景

一、移空疗法简史

移空疗法的前身是移空技术。而移空技术的前身，是 2008 年我在第五届世界心理治疗大会上提出的移箱技术。移箱技术在提出之前，有将近 10 年的酝酿期。

最早有想法，在心理咨询和心理治疗领域做一些促进东西方文化交流与发展的事情，是在我参加第一期"中德高级心理咨询师连续培训项目"期间，那是 20 世纪末的 1997 ～ 1999 年。该项目即业内颇负盛名的"中德班"，由德国和中国心理学工作者联合成立的民间学术机构——德中心理治疗研究院举办。该研究院至今仍然活跃，已举办多期中德班，为改革开放后国内心理咨询与心理治疗行业的复苏和发展培养了大批急需的人才。因为有这样的成就，德中心理治疗研究院的主要创办人马佳丽女士在 2011 年获得了德国政府颁发的总统铁十字勋章奖，表彰其在德中文化交流中做出的卓越贡献，这是德国在该领域的最高奖项。她还在 2020 年获得了上海市人民政府颁发给外国专家的白玉兰奖，这也是中国政府对她多年来所做工作的褒扬和肯定。

在中德班的学习之所以让我起心动念，想要做些连接东西方学术思想的事情，有一个原因是首期学员里只有我一个毕业于中医院校。这使我觉得自己在知识结构上与中华传统文化的连接相对较多，从而在潜意识里有了"这事情就该我做"的念头。或许是这个潜意识动机的作用，让我在学习期间就有意无意地开始寻找连接东西方

1

学术思想的切入点。

初步提出移箱技术的学术构想，是在中德班培训项目结束之后。2003 年我获得德国学术交流中心（DAAD）提供的奖学金，去德国做心理学访问学者。有机会在异国他乡与外国学者们朝夕相处，比较广泛地接触了西方心理咨询和心理治疗的理论和实践，产生了一些思想碰撞，使我感觉到了一些东西方文化在这一领域的共同点和差别点。例如对笛卡尔的名言"我思故我在"，我就有些疑惑：难道我"不思"的时候，我就"不在"吗？由此进一步深入思考，使我理解到，西方心理学的"我"和中华传统文化的"我"，其实有些不同。这虽然与心理咨询和心理治疗并不直接相关，但却触及了东西方对意识最深层次、对人格最深层次的不同理解。那年初冬有段时间与德国学者们讨论创伤的临床治疗。治疗初期常用的一项稳定化技术是保险箱技术，这项技术我在中德班时就学过。即让来访者把无力处理的哀伤、悲痛等负面情绪放入一个想象中的保险箱，把它们暂时封存起来。有一天我忽然想到，其实可以继续处理一下这个保险箱：把它移走，移到看不见的地方，也就是移到佛家道家所说的空无之处，让它消失在那里不再回来，不就可以消除负面情绪吗？这个大约 20 年前灵机一动的闪念，就是之后的移空技术，现在的移空疗法的起点和雏形。

2008 年，第五届世界心理治疗大会在北京召开，由于我的学科专业是中医气功学，我提交了题为"气功在心理治疗中的应用"的论文。论文中提出的临床应用技术，就叫"移箱技术"，即把装载了负面情绪的箱子移走。该技术包含 10 个操作步骤，我在会上做了介绍和演示。2009 年，移箱技术作为子课题之一，参加了中南大学张亚林教授主持的国家支撑计划课题"十种心理咨询与心理治疗技术的规范与示范研究"（项目编号 2009BAI77B070）。在这项为期三年的研究过程中，将该技术的 10 个操作步骤归纳得更为精练严谨，并对其疗效做了临床的质性和量化研究；"移箱技术"的名称也改为"移空技术"，以名应其实，更符合其学术内涵。2012年课题结题后，研究成果以"移空技术操作步骤简介"的学术论文发表在科学出版社出版的《十种心理咨询与心理治疗技术的规范与示范研究》一书中。此后移空技术开始走向社会，移空技术研究团队在积累临床经验的同时，也陆续发表了多篇学术论文。较有代表性的论文如《中国临床心理学杂志》2013年发表的《移空技术小组对慢性应激反应的干预效果》《移空技术的特点分析及其未来研究展望》，《北京中医药大学学报》2013年发表的《具象思维与具身心智：东西方认知科学的相遇》等。我的几位博士研究生的毕业论文和博士后的出站报告，也是这一时期学术研究的成果，包括吴晓云博士的《移空技术的操作要点与理论分析》（2013年），陈珑方博士的《移空技术的实验研究与案例解析》（2015年），以及夏宇欣博士后的出站报告《具象思维减压疗法的理论模型与实证研究初探——以移空技术的发掘为起点》（2013年）。

2019年，移空技术的发展基本成熟，标志性的事件是这一年9月《移空技术操作手册——一项本土化心身治疗技术》一书由中国中医药出版社出版发行。这本书是我邀请国际催眠学会主席本哈德（Bernhard）先生合著的。该书共分5章，第1～4章为基本概念、操作步骤、临床案例、作用机制，由我撰写；第5章海外传播由本哈德先生执笔。中文版面世之后，在本哈德先生的努力下，两年之后的2021年10月，手册的德文版由德国Carl-Auer-Systeme Verlag出版社出版发行。移空技术因之走出了国门，走向了海外。这本书的德文版书名被译为《中国魔箱——症状的象征化及无意识化解》。本哈德先生采用了早前"移箱技术"的名称，他认为这会让德国人比较容易理解。

《移空技术操作手册——一项本土化心身治疗技术》的出版发

行，促进了移空技术的普及。以这本书为教材，我的工作团队开始举办了一系列规模较大的移空技术培训，包括与中国心理学会注册系统和一些高校合办的培训。而普及又会反过来促进提高移空技术。2022 年 10 月《移空技术操作手册——一项本土化心身治疗技术》再版，书名改为《移空技术操作手册——一项基于传统文化的心身治疗技术》。副标题从"本土化的"，更正为"基于传统文化的"，表述更加准确了。这便是随着移空技术普及过程得到的重要收获之一。

近年来，将移空技术提升为移空疗法的念头一直萦绕在我的脑海中，不少移空技术的爱好者也督促我将这一想法尽快付诸实施。其实，提出一个独立学派，基于中华传统文化，完整扎实，能够自立于世界心理咨询与心理治疗学术流派之林，让数千年来蕴藏在中华文化中丰富深刻的心理学思想和治疗技术展现于国际社会，服务于全人类的身心健康事业，是我早在参加中德班学习的时候就萌生的夙愿。现在落笔写就的这本书，就是实现这一夙愿的开始。

这本书的书名原计划是《移空疗法》，但写到第二章的时候，我把它改成了《移空疗法述要》。因为一种疗法如果完全铺开写，将是一本非常厚的需要写作多年才能完成的书，我目前未必能驾驭自如。改为"述要"后，只写移空疗法的基本框架纲领，并稍作展开，大概十几万字能打住，大约两年可以完成。于是就写成了现在这个样子。

二、移空疗法与中华传统文化

移空疗法的学术思想根植于中华传统文化。之所以开宗明义指出这一点，是因为中华传统文化对心理现象、心理过程的认识，以及关于调节心理状态的思路、方法，与现代心理学及当今世界心理治疗领域主流学派有一些差别。这些差别涉及心理学的基本概念和基础理论，例如对人类意识活动、人格发展的不同认识等。不了解这些差别，学习和掌握移空疗法可能会走弯路，可能形似而神不似，结果事倍功半。因此，首先介绍基于中华传统文化的关于人格成长和思维形式等理论知识，就构成了本书的第一部分，即移空疗法的心理学基础理论。

基于中华传统文化的心理学理论思想与方法技术的形成，在学术环境和哲学背景上与现代心理学有很大不同。现代心理学的起点，学界公认是1879年冯特在德国莱比锡大学建立世界上第一个心理学实验室。而现代科学的起点，一般认为是15世纪下半叶，以哥白尼、伽利略、培根等的学说建立为标志。从现代科学和现代心理学两个起点的顺序及其学术内容的相关性可以看出，现代心理学的理论与实践在认识论、方法论等哲学观念上与现代科学一脉相承，属于同一株文明之树上的果实。而由于哥白尼等人的学说主要是针对古希腊亚里士多德的物理学而发，是突破其局限的伟大创举，故现代科学的根源可以追溯到古希腊文明，或可以说是该文明的延续和发展。

然而，根植于中华传统文化的心理学理论思想和方法技术则属于另一株文明之树。众所周知，中华文化有悠久的历史，且不说上下五千年，仅说有确切文字记载，以《史记》和二十四史为代表的历史也不少于两三千年。中华民族在漫长的历史时期中所创造的众多辉煌业绩，形成了举世瞩目的中华文明。在此中华文明的熏陶下所形成的心理学理论思想和方法技术，其所秉承的核心理念及哲学观念，与大抵是古希腊文明后裔的现代科学、现代心理学不尽相同，乃至大相径庭，是很自然的和容易理解的。

"现代科学"是一个复合名词，由"现代"和"科学"组成。中文"科学"这个词的字面含义，有"分科之学"的意思。而从方法论角度看，或可看作"分门别类研究事物"之学。正如同现代科学并不是一个单一的科目，而是由众多的学科组成，比如包括物理学、化学、地理学、生物学、人类学，等等，是一个"分门别类研究事物"的集合体。而现代科学的诸学科理论，包括现代心理学理论的构建，也大都是从分门别类地研究某事物的局部开始，逐渐构建出完整统一的全局和整体。但中华传统文化中诸子百家学说的提出，则似乎反其道而行之：即力求先认识宇宙万物之整体，然后在一统的整体中明了不同的局部，从而分化出不同的学说。现代科学和中华传统文化的这两种不同的认识论和方法论，或可以概括为从局部到整体与从整体到局部。二者看上去似并无高下对错之分，但认识事物的视角、思路和过程确有不同，这无疑会或多或少地影响二者所形成的基本理论观点与结论。

然而，如果认为从局部到整体和从整体到局部只是认识过程的方向有所不同，而认识的内容并无不同，那就还未能从根本上了解，包括现代心理学在内的现代科学与包括心理调节思想在内的中华传统文化诸子百家学说，在哲学基本观念上的重要差别。这个差别就是：现代科学从分门别类研究事物的局部开始而逐渐构建出的整体，并不能等同于中华传统文化所探究的统一、唯一整体。从局部开始构成的整体有构建的系统性，是系统性整体；而统一、唯一之整体是未被分析、未被分门别类研究过的整体，因而是非系统性整体。更进一步，这个无系统性整体最重要的特点是没有主客之分，即主客一体。迄今为止，现代科学包括现代心理学所研究的系统性整体，都是客体化的整体，研究的主体并不与客体融合为一。而从中华传统文化的角度看，包含有主客之分的整体还不是终极意义上的整体，是"二"不是"一"。

区分这两种不同的整体观对其他学科理论的构建可能意义不甚大，但对心理学基础理论的构建则意义重大。现代心理学所研究的心理现象，基本上都是被意识认知的心理现象。而意识进入认知过程中的第一要素或第一步，是构建、分辨意识中的认知对象，即构建意识客体。因此，现代心理学所研究的心理现象都是意识中的客体化现象，即第三人称的意识现象。而中华传统文化对心理现象的认识，除客体化现象之外，还包含意识的主体化现象和主客合一的意识现象，即第一人称乃至无人称的意识现象；换言之，也就是包含了意识认知过程之外的心理现象。移空疗法就恰恰包含了唤起和运用认知过程之外的心理现象。故倘若不了解现代心理学尚未着力研究过的，除外第三人称意识现象的其他心理现象，就无法从根本上掌握移空疗法。

那么，如何去了解和把握意识中主体化的或主客合一的心理现象呢？答曰：该心理现象来源于中华传统文化"天人合一"的观念。简言之，天人合一的宇宙观、人格观分化落实到心理领域，就是意识的主体化和主客合一现象。故只有了解天人合一，才能够从根源上探讨意识客体化现象之外的心理现象。故在提出基于中华传统文化的心理学基础理论之前，需要先行了解天人合一的观念及其对心理学理论构建的影响。

三、中华传统文化的核心观念

每一种文化和文明的发展都会经历漫长的历史过程。而在漫长的历史进程中，一定会形成一些核心观念，其中既包含明确的观点，也透过其观点包含了形成这些观点的认识论、方法论和思想境界。那么，历史悠久、历经沧桑的中华传统文化有怎样的核心观念呢？

我国近现代历史学家、思想家、教育家钱穆（1895 年 7 月 30 日—1990 年 8 月 30 日）先生，在他生前的最后一篇文章《中国文化对人类未来可有的贡献》中写道："中国文化中，'天人合一'观，虽是我早年已屡次讲到，惟到最近始澈悟此一观念实是整个中国传统文化思想之归宿处。……我深信中国文化对世界人类未来求生存之贡献，主要亦即在此。"这两句话言简意赅，非常直接地谈及了中华传统文化的核心观念，以及这一观念的伟大意义。这篇文章不长，还不到两千字，故全文引用如下，以方便学人参考。

钱穆：中国文化对人类未来可有的贡献

中国文化中，"天人合一"观，虽是我早年已屡次讲到，惟到最近始激悟此一观念实是整个中国传统文化思想之归宿处。去年九月，我赴港参加新亚书院创校四十周年庆典，因行动不便，在港数日，常留旅社中，因有所感而思及此。数日中，专一玩味此一观念，而有激悟，心中快慰，难以言述。我深信中国文化对世界人类未来求生存之贡献，主要亦即在此。惜余已年老体衰，思维迟顿，无力对此大体悟再作阐发，惟待后来者之继起努力。今逢中华书局建立八十周年庆，索稿于余，姑将此感写出，以为祝贺。

中国文化过去最伟大的贡献，在于对"天""人"关系的研究。中国人喜欢把"天"与"人"配合着讲。我曾说"天人合一"论，是中国文化对人类最大的贡献。

从来世界人类最初碰到的困难问题，便是有关天的问题。我曾读过几本西方欧洲古人所讲有关"天"的学术性的书，真不知从何讲起。西方人喜欢把"天"与"人"离开分别来讲。换句话说，他们是离开了人来讲天。这一观念的发展，在今天，科学愈发达，愈易显出它对人类生存的不良影响。

中国人是把"天"与"人"和合起来看。中国人认为"天命"就表露在"人生"上。离开"人生"，也就无从来讲"天命"。离开"天命"，也就无从来讲"人生"。所以中国古人认为"人生"与"天命"最高贵最伟大处，便在能把他们两者和合为一。离开了人，又从何处来证明有天。所以中国古人，认为一切人文演进都顺从天道来。违背了天命，即无人文可言。"天命""人生"和合为一，这一观念，中国古人早有认识。我以为"天人合一"观，是中国古代文化最古老最有贡献的一种主张。

西方人常把"天命"与"人生"划分为二，他们认为人生之外别有天命，显然是把"天命"与"人生"分作两个层次，两次场面来讲。如此乃是天命，如此乃是人生。"天命"与"人生"分别各有所归。此一观念影响所及，则天命不知其所命，人生亦不知其所生，两截分开，便各失却其本义。决不如古代中国人之"天人合一"论，能得宇宙人生会通合一之真相。

所以西方文化显然需要另有天命的宗教信仰，来作他们讨论人生的前提。而中国文化，既认为"天命"与"人生"同归一贯，并不再有分别，所以中国古代文化起源，亦不再需有像西方古代人的宗教信仰。在中国思想中，"天""人"两者间，并无"隐""现"分别。除却"人生"，你又何处来讲"天命"。这种观念，除中国古人外，亦为全世界其他人类所少有。

我常想，现代人如果要想写一部讨论中国古代文化思想的书，莫如先写一本中国古代人的天文观，或写一部中国古代人的天文学，或人文学。总之，中国古代人，可称为抱有一种"天即是人，人即是天，一切人生尽是天命的天人合一观"。这一观念，亦可说即是古代中国人生的一种宗教信仰，这同时也即是古代中国人主要的人文观，亦即是其天文观。如果我们今天亦要效法西方人，强要把"天文"与"人生"分别来看，那就无从去了解中国古代人的思想了。

即如孔子的一生，便全由天命，细读《论语》便知。子曰："五十而知天命"，"天生德于予"。又曰："知我者，其天乎！""获罪于天，无所祷也。"倘孔子一生全可由孔子自己一人作主宰，不关天命，则孔子的天命和他的人生便分为二。离开天命，专论孔子个人的私生活，则孔子一生的意义与价值就减少了。就此而言，孔子的人生即是天命，天命也即是人生，双方意义价值无穷。换言之，亦可说，人生离去了天命，便全无意义价值可言。但孔子的私生活可以这样讲，别人不能。这一观念，在中国乃由孔子以后战国时代的诸子百家所阐扬。

读《庄子·齐物论》，便知天之所生谓之物。人生亦为万物之一。人生之所以异于万物者，即在其能独近于天命，能与天命最相合一，所以说"天人合一"。此义宏深，又岂是人生于天命相离远者所能知。果使人生离于天命远，则人生亦同于万物与万物无大相异，亦无足贵矣。故就人生论之，人生最大目标、最高宗旨，即在能发明天命。孔子为儒家所奉称最知天命者，其他自颜渊以下，其人品德性之高下，即各以其离于天命远近为分别。这是中国古代论人生之最高宗旨，后代人亦与此不远。这可说是我中华民族论学分别之大体所在。

近百年来，世界人类文化所宗，可说全在欧洲。最近五十年，欧洲文化近于衰落，此下不能再为世界人类文化向往之宗主。所以可说，最近乃是人类文化之衰落期。此下世界文化又将何所归往？这是今天我们人类最值得重视的现实问题。

以过去世界文化之兴衰大略言之，西方文化一衰则不易再兴，而中国文化则屡仆屡起，故能绵延数千年不断。这可说，因于中国传统文化精神，自古以来即能注意到不违背天，不违背自然，且又能与天命自然融合一体。我以为此下世界文化之归趋，恐必将以中国传统文化为宗主。此事涵意广大，非本篇短文所能及，暂不深论。

今仅举"天下"二字来说，中国人最喜言"天下"。"天下"二字，包容广大，其涵义即有，使全世界人类文化融合为一，各民族和平并存，人文自然相互调适之义。其他亦可据此推想。

（1990 年 5 月端午节钱穆在迁出素书楼之前三日完成于外双溪之素书楼时年九十六岁）

据钱穆先生的夫人胡美琦女士回忆，此文由钱先生口授，她笔录完成。她说，此文"记载了他生前最后想要向国人说的话"，是"一位学者生前最后之心声"。钱穆先生毕生弘扬中华传统文化，是一位名副其实的国学大师，在海内外有巨大影响。我这里引用大师以毕生心血得出的结论，是希冀站在巨人的肩膀上，高屋建瓴，一矢中的，准确地表述出中华传统文化的核心观念，以省去旁征博引、篇幅冗长的繁复论述。

钱先生的文字思绪宏阔，立意深远，穿越古今中外。我自知学识浅陋，但也觉得应该在这里斗胆谈几句自己对天人合一观念的粗浅理解，以使读者知晓我如何学习钱先生的观点，乃至其观点如何影响到我对本书的撰写。我以为，钱文中所言之"天"，意为宇宙；所言之"人"，即指人类；"天命"可认为是宇宙的发展规律；"人生"指人类的发展历程。"天人合一"即是人类的发展和宇宙的发展统一与同一。宇宙为大，人类为小，人类的发展为宇宙发展所引导、规范和包容，是宇宙发展的一种表达、一种形式、一个组成部分，二者的发展方向和内在逻辑一致且联系在一起。总而言之，在方法论意义上，即是整体的发展变化包含和统帅了局部。所以，"一切人文演进都顺从天道来"。钱先生也谈及了西方文化对天人关系的不同视角，即天人分别、二者的发展各有所归。若依二者分别发展的逻辑，人类的发展朝"挑战宇宙""征服宇宙"的方向前行，似应顺理成章，无可非议，然而又似乎有些茫然。苍茫宇宙，人类可主沉浮？

"天人合一"四个字看似简单，但其含义却极其深刻、丰富，绝非几句话或几段文字就能够完全说明白。同被誉为当代国学大师的北京大学哲学系教授、哲学教育家汤一介（1927年2月16日—2014年9月9日）先生在《读钱穆先生〈中国文化对人类未来可有之贡献〉》一文中说："钱先生这篇文章短短不到两千字，但所论之精要，意义之深宏，澈悟之高远，实为我们提供研究和理解中华传统文化的价值之路径。初读此文，或心有所得，然不敢言已得钱先生所悟之真谛。"钱先生本人也说："惜余已年老体衰，思维迟钝，无力对此大体悟再作阐发，惟待后来者之继起努力。"的确，对天人合一这一中华传统文化核心观念的研究、探讨乃至实证，方任重道远。有志于弘扬中华传统文化的青年学子们，应当牢记并完成这一继往开来的历史使命。

四、文化核心观念对心理学理论构建的影响

中华传统文化博大精深，浩如烟海，即使不追溯得更远，仅查

阅到文字记载明确的先秦时期，也有诸子百家之盛。至近现代，由于种种历史与现实的原因，诸子百家之学术大都或已式微或已转型，但至今仍然存显于社会生活中的也还有佛家、道家、儒家、医家、兵家、武术等多家。天人合一的核心观念既然是"整个中国传统文化思想之归宿处"，也必定会体现于诸子百家的学术理论之中。因此，天人合一的观念如果从不同的学术领域、不同的学术角度去展开探讨，足以形成丰富厚重、洋洋大观的关于中华传统文化的重大研究项目。

然而本书的学术范围主要是心理学领域中的心理咨询与心理治疗，所探讨的只是天人合一观念如何影响对人的心理现象、心理过程的认识和干预。心理世界是非眼耳等感官直接可见可听的内在世界，但从中华传统文化的角度看，天人合一观念对内在世界的影响如同对眼见耳听的外在世界一样深切宽广。探寻到根本的学术源头上，仍然是天人合一的观念在统领、引导中华传统文化心理学理论构建的思路与方向。

依据天人合一的宇宙观，宇宙是整体的"一"，万事万物只是其整体之不同层次、不同方面、不同规模的表达。例如一个星系或一个星球都是宇宙整体的局部呈现，并不是脱离宇宙的独立体。同理，天人合一观念指导下的人体观认为，生理和心理都是人之整体不同侧面的表达，并没有脱离整体的心理，也没有脱离整体的生理。

在诸子百家学术中，与心理学关系最为密切的当属传统中医。传统中医即认为心身是合一的，并不将生理和心理分别看待。中医理论称人的精神现象为神志活动，包括神、魂、魄、意、志，它们大体上或可相当于心理学理论中的知、情、意。但与心理学将心理活动归属于大脑的功能不同，传统中医将神志活动视为整体生命现象和过程的有机组成部分，分属于不同的脏腑。中医脏腑学说所描述的各脏腑功能，既包含生理的，也包含心理的。例如心的主要功能是"主血脉"和"主神明"，前者属生理，后者属心理。依此同样模式，中医心、肝、脾、肺、肾五脏的功能，纳入了全部神志活动，即心藏神、肝藏魂、脾藏意、肺藏魄、肾藏志；且情绪活动也分属于五脏，即心主喜、肝主怒、脾主思、肺主忧、肾主恐。如此，心理现象和生理现象如同手心手背，是同一只手的不同侧面。故中医的脏腑学说是心身合一的，并不等同于西医生理学的组织器官理论。简言之，传统中医学术不单独研究心理现象和心理过程。

诸子百家中涉及心理现象、心理过程之描述与研究的，除外中医，主要还有佛家、道家、儒家、武术等学说中所包含的心身修炼技术。纵观各家之论述，再进行总结归纳，可以发现，所有各家的修炼技术都以调身、调息、调心之三调为基础，其中调身是调节身体的姿势和动作，调息是调节呼吸的形式和节奏，调心是调节心理的思维和情绪；而各家修炼的目标都是达成三调合一的境界，只是切入的角度、深入的程度或有所区别。在三调合一境界中，三调已经融为一体，不再单独存在；每一调都还在，但都已经包含了其他两调。如果按现代科学之生理学、心理学的学科划分，调心是心理调节，与心理咨询及心理治疗的学术范围最为接近；调身、调息属于生理调节；而三调合一的境界则无可归属，它既是生理的也是心理的，或者也可以说两者都不是，它是生理心理不分的"一"，超越了学科划分的界限。

从以上讨论可见，要从诸子百家之学术中梳理和归纳出可以纳入现代心理学的学术内容，需要有世界观和方法论的跨界：即离开天人合一观念指导下从整体看待事物的前提，采用现代科学之分门别类的视角和方法去看待事物，才能将医家、佛家、道家、儒家、武术等学说中描述心理现象、心理过程的论述分辨和抽离出来，整理成符合分门别类之概念与逻辑的理论。这种跨界或许是有益的，能够让人们看到同一事物的不同角度、不同侧面，也方便适应当代人们认识事物的主要方式。

　　然而，抽离出来的理论必然会有些变形，因为从不同的角度和方法看待事物，会看到事物的不同侧面和内容。例如正面看人和侧面看人，画面是不一样的。另外，抽离出来的理论也必然与原来的整体还有藕断丝连，正如同嫁出去的姑娘时或会回趟娘家。天人合一核心观念的影响仍然会在某些被抽离的理论中展现自己的存在，甚至可能从某一角度或侧面冲撞、突破分门别类认识事物的天花板，抵达了分不出门类的地方，例如上述三调合一的修炼境界。而正因为如此，现代心理学理论将会受到影响，将可能得到某些补充和发展。人们将会在以下出自中华传统文化的心理学基础理论中识别出这些冲撞与突破。而它们，或许就是钱穆先生所说的天人合一观念对人类未来贡献之一粟，即贡献于非眼耳感官直接可见可听之心理世界的那一粟。

上篇 基础理论

如果将不同的心理咨询与治疗学派比作风格迥异的一座座大厦，心理学基础理论就是这些大厦的地基。如同规模、样式不同的大厦群须矗立于足以承载它们的地基之上，各具特色的众多心理咨询与治疗学派，也须构建于能够支撑它们的心理学基础理论之上。虽然心理学基础理论涉及的心理现象、心理过程、意识本质、人格成长等研究论题，对临床应用性理论的构建有通用性的支持，但不同的心理咨询与治疗学派在理论建设上会各取所需，有不同的侧重。且不同文化、不同时代的心理学基础理论还会有深度、广度和视角的差别，这些差别也会对构建于其上的心理咨询与治疗学派的理论建设产生相应的影响。移空疗法根源于中华传统文化，对其产生深刻影响的是基于中华传统文化的心理学基础理论。

　　这一部分将介绍人格成长、思维形式两个方面的心理学基础理论。先介绍在心理咨询与治疗领域影响较大的现代心理学基础理论，再阐述基于中国传统文化的心理学基础理论。

第一章　人格成长理论

心理学教科书上对人格的定义通常表述为：人格是个体相对稳定、具有独特性的思维、情感和行为模式。如果更完整一些，或许可以说，人格是个体相对稳定、具有独特性的意识与行为活动模式，因为意识活动除外思维、情感还包括其他内容。人格是心理学基础理论研究的重要内容之一，也是心理咨询与心理治疗过程重要的出发点和归宿点之一。可以说，任何心理咨询与治疗学派的理论，都与其创建或认可的人格理论有关；而任何心理咨询与治疗学派的疗愈目标，最终都可以归结为帮助来访者形成与实现该学派理念中的完善人格。

关于人格的理论研究可以有不同的切入点，即可以从不同的角度、不同的方面进行探索。应该没有，也不可能有包罗万象、十全十美的人格理论。

第一节　心理咨询与治疗领域中影响较大的人格理论

有两方面的人格理论在心理咨询与治疗领域中影响较大：其一是关于人格测评的，其二是关于人格成长的。在心理咨询与治疗过程中，前者主要用于评价治疗效果，相对独立于治疗过程之外；后者则对从发现问题、定性问题到解决问题的治疗全过程，均可能有引导方向的作用。由于本书侧重于探讨心理咨询与治疗的过程，故本节所介绍的三种理论都是关于人格成长的。

一、弗洛伊德的人格结构与发展理论

奥地利心理学家、精神病医师西格蒙德·弗洛伊德（Sigmund Freud，1856 年 5 月 6 日—1939 年 9 月 23 日）提出了本我、自我、超我的人格结构。他提出这些概念，与他对意识与潜意识联系的探索有关，提出的时间是 1923 年。

弗洛伊德认为，本我与生俱来，是人类先天的、本能的欲望，食欲、性欲可为代表。本我是人格结构的基础和底层，具有很强的原始冲动力量，其力量被弗洛伊德称为利比多。本我遵循享乐原则，即追求个体生物性需求的满足与快感，避免痛苦，如食欲和性欲的满足。自我是从本我中逐渐分化出来的，其主要作用是调节本我与超我的冲突，既要控制本我，又要受控于超我，处于人格结构的中层，也是人格的执行者。自我遵循现实原则，力求以合情合理的方式，即以符合超我原则的方式来满足本我。超我位于人格结构的高层，由社会规范、伦理、价值观等内化而成，故遵循道德原则。超我对自我的思想和行动起着评判和监察作用，以之压制本我。超我的一部分即所谓良心，如自我的行为有违道德原则时人会有内疚感；超我的另一部分是自我理想，即个人追求完善的目标和抱负。

弗洛伊德还认为，人格的形成源于 6 岁以前的婴幼儿时期，其发展过程可以分为 5 个阶段，即口唇期、肛门期、性器期、潜伏期和生殖期。其中前三个阶段的固着，即未解决的心理冲突，对人格的发展起着重要作用。口唇期（0 ～ 1 岁），婴儿的快乐大都来自嘴部受到的刺激。这一阶段如果婴儿受到挫折或过度进食而未能得到适当的关照和调整，就可能形成口唇期固着，之后会形成相应的依赖性或攻击性人格。肛门期（1 ～ 3 岁），儿童的注意力转移到排泄过程。当尝试对孩子进行大小便训练时，过于放纵或过于严厉的训练都可能导致肛门期固着，之后会表现为相应的不讲规则或固执死板的人格。性器期（3～6岁），此阶段儿童对性器官的兴趣越来越大，并开始在生理上受到异性家长的吸引。这一阶段的固着会导致恋母情结（俄狄浦斯情结）或恋父情结（厄勒克特拉情结）。潜伏期（6岁～青少年），此阶段儿童进入学校接受教育，将兴趣从家庭成员转向同伴，特别是同性同伴，倾向于避开异性同伴，是一段相对安静的时期。生殖期（青少年～成年），此阶段迅速增长的性能量会激活此前各阶段中未能得到解决的心理冲突。这是青少年期充满情绪混乱和各种困难的内在原因。生殖期结束时，个体形成了成熟的爱和成人的性生活能力。

在意识水平或层次上，弗洛伊德认为，本我的行为受潜意识主导，源于潜意识层面。而自我和超我的行为，既包括潜意识层面，也包括前意识和意识层面的参与。

二、马斯洛的需求层次理论

美国心理学家亚伯拉罕·马斯洛（Abraham H. Maslow，1908 年 4 月 1 日—1970 年 6 月 8 日）提出了需求层次理论，论述了人如何通过满足从低到高不同层次的需求而实现完美人格。马斯洛先于 1943 年提出五层次需求理论，之后在 1969 年、1970 年又逐渐发展演化为七层次或八层次的需求理论。五层次需求分别是生理需求、安全需求、社交需求、尊重需求和自我实现需求，后来增加的是认知需求、审美需求与超越需求。

生理需求是人类最原始、最基本，以维持生存为目的的需求，包括食物、睡眠、住房、医疗等，它们是最强烈的、维持生存所必要的最底层需求，也是推动人们行动的强大动力。只有这些需求最低程度得到满足之后，其他需求才能成为新的激励因素。

安全需求比生理需求高一个层次，包括人身安全、健康保障、职业保障、生活稳定等。当人们的生理需求得到一定的满足后，就会产生安全需求，这实际上也是在维持、巩固、加强已经获得的生理需求。

社交需求也叫归属与爱的需求，即对友情、信任、温暖、爱情的需求。社交需求是人际关系充实和完善的精神需求，超越了以物质需求为主要内容的生理需求和安全需求。故社交需求比较抽象，不像物质需求那样容易清晰表述。

尊重需求包括自我尊重、自我评价，以及尊重他人和获得他人尊重，这是在前几项需求基本满足的基础上，自我人格趋于成熟、能够独立自主的体现。

自我实现需求是五层次需求理论中最高层次的需求，是一种旨在发挥和实现自我生命创造性的需求。有这一需求的个体往往会竭尽全力实现自己的理想和目标，获得成就感。马斯洛认为，在个体自我实现的创造性过程中，或会产生"高峰体验"，那是一种短暂的、豁达的、极乐的体验，是一种趋于顶峰、超越时空、超越自我的满足与完美的体验。在达到高峰体验时，人格处于最完美、最和谐的状态。

马斯洛在晚年增加了认知需求和审美需求，于是有了七层次的需求理论。认知需求又称认知与理解需求，指个体对自身和周围世界的探索、理解及解决疑难问题的需求。此需求受挫时，其他需求的满足也会受到影响。审美需求是对美感和秩序的需求，指个体对生活中美好事物的追求与欣赏，希望周遭的事物有秩序和结构，顺其自然，赏心悦目。

超越需求是马斯洛最后论述的一种需求，七层次需求理论于是演变为了八层次。超越需求是一种追求终极存在的需求，即超越基于个体人性和自我实现等价值观，以宇宙为中心，追求人类存在之终极意义的需求。

关于马斯洛晚年所增加的三个需求的排列位置，一些出版物将认知需求和审美需求排在自我实现之前，但也有书籍将它们排在自我实现之后。超越需求大都被排在自我实现之后，但马斯洛似乎并没有明确提出在自我实现之后要再加一个层次，而是研究了自我实现的不同类型。例如，他提出有两种不同的自我实现者：一种自我实现者经常有超越性体验，即高峰体验；另一种自我实现者没有或者很少有超越性体验，而是具有不包含超越性因素的高原体验。他称前者是"超越的自我实现者"，后者是"健康的自我实现者"。如果是这样，那么超越需求或实际上已包含在自我实现的需求之中了。

纵观马斯洛的八层次需求理论，其中五层次需求理论较清晰明确，也最常用。其他三个层次的说法与排列，不同文献资料的观点不够统一，或包含了后人的理解与诠释。

三、埃里克森的心理社会发展阶段理论

美国心理学家、精神病学家和精神分析学家爱利克·埃里克森（Erik H. Erikson，1902 年 6 月 15 日—1994 年 5 月 12 日），1970 年提出了人格发展的八阶段理论，其理论与弗洛伊德的人格发展理论有一定联系，但也具独创性。

埃里克森认为，人格的发展分八个阶段，以不变的顺序依次进行。就好像身体器官按预定的遗传时间表发展一样，心理人格的发展也有类似的遗传时间表。出生的时候，八个阶段都未充分展开。之后每一阶段呈现出一个新的个体，就像是从前一阶段脱胎进化而来，这便是他的"胚胎渐次生成说"。八个阶段的顺序依次出现，具有跨文化的一致性，因为它们由遗传因素决定。不过，每一个阶段是否能够顺利度过，则由社会环境决定。八个阶段的划分具体如下：

第一阶段，婴儿期（0～1.5 岁）：基本信任和不信任的冲突期。基本信任就是婴儿的需要与外界对其需要的满足基本一致，例如哭和饿时会被母亲怀抱和喂奶，于是婴儿感到所处的环境安全，周围

人们可以信任，由此会扩展为对一般人的信任。反之，婴儿会不信任外界和周围的人，产生害怕、怀疑心理。

第二阶段，儿童期（1.5～3 岁）：自主与害羞（或怀疑）的冲突期。此期儿童开始有了独立自主的要求，如想要自己穿衣、吃饭、拿玩具。如果父母及养护人允许他们做力所能及的事情，并且表扬他们，就能培养儿童的自主感和意志力。反之，若成人过分爱护儿童，处处包办代替，这不准那不准，或过分严厉，稍有差错就斥责，使儿童遭遇许多失败体验，他们就会产生自我怀疑与差耻感。

第三阶段，学前期（3～6 岁）：主动与内疚的冲突期。此期幼儿的肌肉运动与言语能力发展很快，能参加跑、跳、骑小车等运动，对周围的环境充满好奇心，常常问这动那。如果幼儿表现出的主动探究行为受到鼓励，就会形成主动性，培养出进取心。反之，如果幼儿的独创行为和想象力受到讥笑、否定，他们就会觉得自己笨拙、令人讨厌，产生内疚感。

第四阶段，学龄期（6～12 岁）：勤奋与自卑的冲突期。此期儿童主要在学校接受教育。如果他们能得到成人的支持、帮助与赞扬，顺利完成学业，就会获得勤奋感，使他们在今后的独立生活和工作中充满信心。反之，会使他们不相信自己的能力，认为自己不如别人，产生自卑。

第五阶段，青春期（12～18 岁）：自我同一性和角色混乱的冲突期。自我同一性的概念比较复杂，埃里克森本人也认为"是个捉摸不定的名词"，大体上是指青少年面对自己身体的发育、社会生活中的冲突，思考与追求对自我的认知、信仰和应对生活中重大事项方式的前后一致性的过程。自我同一性的建立意味着对自我发展的这些重大问题深入思考之后做出了选择，能指导自己的未来。反之，是角色混乱，即个体没有形成清晰和牢固的自我概念，不知道自己何去何从，处于混乱状态。

以上埃里克森八个发展阶段中的前五个，与弗洛伊德人格发展理论划分的口唇期、肛门期、性器期、潜伏期、生殖期高度一致。但在对人格发展动力的探讨上，对比二者的论述可以看出，弗洛伊德强调力比多为主的生物学因素，本我起主导作用；埃里克森则更多地强调社会文化因素，强调自我乃至超我的作用。在人格发展过程所涉及的意识层次上，弗洛伊德主要强调潜意识的作用，埃里克森则强调了意识的主动参与。此外，弗洛伊德的人格发展理论只有五个阶段，到青年期即中止；埃里克森则将其发展为八个阶段，使人格发展成为贯穿毕生的任务与过程。八个阶段的后三个阶段如下：

第六阶段，成年早期（18～40岁）：亲密对孤独的冲突。这是建立家庭生活以获得亲密感、避免孤独感的时期。亲密感包括友谊与爱情，其社会意义是个体能与他人同甘共苦、相互关怀。反之，即不能与他人分享快乐与痛苦，陷入孤独与寂寞。

第七阶段，成年期（40～65岁）：繁衍对自我专注的冲突。此阶段的成年人处于关爱心和创造力最旺盛的时期。除关怀家庭成员外，还会扩展到关心社会上其他人乃至子孙后代，且努力追求事业的发展与成功，以获得创造力。反之，即所谓"自我专注"，就是只顾自己以及自己家庭的幸福，不顾他人。

第八阶段，成熟期（65岁以上）：自我调整与绝望期的冲突。老年人回顾过去，如果前面七个阶段积极的成分多于消极，可能怀着充实的感情进行自我调整，准备与世告别，获得超脱的智慧。反之，就会产生失望感，感到自己的一生失去了许多机会，想要重新开始又为时已晚，产生绝望的感觉。

关于以上八个阶段人格发展过程中每一阶段的年龄区间，埃里克森指出，由于个体成长的社会环境不同，各阶段出现的时间可能不一样。故其阶段发展理论也被称作"心理社会发展阶段理论"。的确，埃里克森的人格发展理论将生理、心理、社会内容结合起来，并着重强调了社会文化对人格发展的影响。或可以说，埃里克森继承了弗洛伊德的人格发展理论，并对其做了创造性的拓展与发挥。

以上简要介绍了弗洛伊德、马斯洛和埃里克森的人格发展理论，陈述了各自的主要观点和理论框架，但并未做详细展开。这些文字在一定程度上可以看作我学习这些理论的阅读摘要和笔记，故是个人视角，可能挂一漏万，理解也未必到位。但对我十分重要的是，学习了诸前辈大师精心创建，渗透着辛勤、智慧和才华的学术理论，让我在提出基于中国传统文化的人格理论时，有了可以参考和借鉴的思路。我为此对他们心怀深切的感激。

第二节　基于中华传统文化的三层次人格发展理论

本节提出的三层次人格发展理论全称为：三层次人格存在及属性的发展理论。此理论认为，个体的人格发展以不同的存在形式与功能状态发生和成长于生物层次、社会层次和宇宙层次，每一层次的人格存在形式具有与其相应的人格属性，即人格的功能状态。三个层次的人格发展环境与内容各不相同，每一层次的人格存在及属性既在本层次发展，也会与其他层次相互融合，但各层次的人格存在及属性的发展并不能为其他层次所替代。

此人格发展理论的学术思想根源于中华传统文化的天人合一的观念与境界，理论素材取自中国历史上诸子百家的多家学说。现将三层次人格发展理论按生物、社会、宇宙层次分述如下。

一、生物层次的人格存在与属性

个体生物层次的人格存在形式即其生物机体。生物机体是眼、耳、鼻等感官感知可以直接触及的，眼可见，耳可听，鼻可嗅，是三层次人格存在形式中最容易认知和辨识的形式。

按现代科学观点，个体的生物机体是一只高级动物。动物在生物学分类上属于真核总界中的动物界，在动物界的分类中，地球上的现代人所处的位置为：动物界—后生动物亚界—后口动物总门—脊索动物门—脊椎动物亚门—羊膜总纲—哺乳纲—真兽亚纲—灵长目—类人猿亚目—狭鼻猴次目—人猿总科—人科—人亚科—人属—智人种（摘编于百度、维基百科相关条目）。人类自诩是高级动物，从机体结构的复杂程度、组织器官的分化程度看，这样说有道理。然而迄今为止，从猿到人的进化过程尚未取得完整的、确凿无疑的猿人化石考古证据链，故结论还不能算是板上钉钉。但依达尔文进化论的观点确定人类从动物演变而来，目前还是科学界主流的共识。

由于人是高级动物，个体生物层次的人格属性特征即其动物属性，以下归纳了四种：主动性、性别、食欲和性欲。以精神分析的观点和术语表达，主动性主要存在于潜意识，性别同时存在于潜意识与意识，而食欲、性欲主要存在于意识。故主动性是比性别、食欲和性欲更深层次的内驱力，对三者的形成有奠基性作用，其动力性也比它们更为宽泛和持久。

1. 主动性

主动性是行为主动性的简称，它是生物界中动物区别于植物的基本属性。动物顾名思义就是"能自主活动之物"，即该物种有行为的主动性，所以被称为动物。例如，动物的觅食求偶都是主动行为，而植物获取营养只能靠其环境所在的阳光、雨露、土壤，而其繁衍的花粉孢子要靠清风、蜜蜂或蝴蝶传播。

人是高级动物，主动性当然更强，人的各种行为（包括思维）对主动性的依赖也更强。可以说，主动性实在是与生俱来之最深层次、最基础的人格发展动力，它存在于意识之下的潜意识中，是个体一切行为产生的基础平台。个体行为主动性的强弱，往往是其生命力是否旺盛的表征。临床医学上确诊的植物人，即指丧失主动性生存状态而与植物生存状态相似的人体生命状态。植物人不是脑死亡或深昏迷，但除保留一些本能性的神经反射和进行物质及能量的代谢能力之外，无任何主动性活动，包括不能主动饮食、排泄。由于植物人并未失去生命，仍具有不完全的生物和社会层次的人格存在形式，故仍然是法律意义上的自然人，但各种人格属性已经大大削弱，是有生命但无活力的人。

在现实生活中，行为主动性的强弱很大程度上决定了人格发展的实在性、力度和强度。例如，幼儿园中智力体力相当的孩子，人格成长的差别往往体现在主动性上。主动性强的孩子善于发现目标，做事专注投入，拥有为实现目标而努力的旺盛热情；主动性差的孩子则对一切较为淡漠，缺乏兴趣，不积极参与各种游戏活动，好像只是活动的旁观者。那些经常损毁玩具、虐待小动物或被诊断为多动症的孩子，或许是主动性过强；而那些不爱活动、语言发育迟缓或被诊断为孤独症的孩子，或许是主动性不足。如此可见，主动性强弱对孩子人格发展的影响不容忽视。在成人世界，现代社会多发的抑郁症，可以看作是主动性被压抑、削弱；躁狂症是主动性亢进、失控；而双相障碍则是主动性失常的波动。

主动性作为重要的人格因素之一，以往似尚未受到足够重视，但近年来从人格角度对主动性的研究已经越来越多。1993 年，由美国心理学家贝特曼（Bateman）和格兰特（Crant）开发的主动性人格量表（Proactive Personality Scale，PPS，或译为"前瞻性人格量表"），将主动性人格（proactive personality）定义为个体不受情境阻力的制约，采取主动行为影响周围环境的一种稳定的倾向。该量表在人力资源和管理方面已经被广泛采用。研究表明，主动性人格不仅对个体的工作状态和职业生涯产生较大的影响，还对组织行为、心理健康教育、职业指导等诸方面有重要意义。国内的相关研究近年来已经有不少，文献资料如2013年毛晋平等的《主动性人格概念、测量及其相关研究》、2014年程俊杰的《大学生主动性人格在道德判断能力等因素对亲社会行为影响中的调节作用》、2010年李慧的《大学生前瞻性人格、创业意向与创业学习的关系研究》等。这些研究提出了在中国社会文化背景下主动性人格在一系列社会生活和行为中的影响和作用。主动性有较明显的性别、年龄差异，一般而言，男性的主动性要强于女性，中青年人的主动性强于老年人。

由于主动性是最为基础的人格因素，它对于许多其他人格因素都有重大影响，例如对外向性、创造性、敏感性、攻击性等。它与"大五"人格因素有不同的相关性，但不重合。例如贝特曼（Bateman）等对PPS与大五人格关系的研究表明，主动性人格与责任心（conscientiousness）和外倾性（extraversion）存在着显著的正相关，而与开放性（openness）、宜人性（agreeableness）及神经质（neuroticism）的相关则均不显著。在比较宽泛的标准下，主动性人格在某种程度上是大五人格中九个子维度的综合，包括自愿性（voluntariness），固执己见（assertiveness），活动性（activity），行动性（action），观念（ideas），价值（values），利他性（altruism），忠实性（dutifulness），成绩动机（achievement striving）。故贝特曼（Bateman）等认为主动性人格是一个合成变量。其实，这恰恰说明主动性是比上述子维度更为基础的人格因素，渗透于多种人格因素并影响着它们。

在心理咨询与治疗领域，我以为日本心理学家森田正马（1874—1938年）教授创立的森田疗法的治疗机理之一，就是唤醒、培养来访者因各种因素被压抑、衰减的行为主动性。而近年来心理学界比较流行的正念系列疗法，有减缓思维主动性的倾向，可使意识活动归于平和，减轻焦虑、抑郁等负性情绪。

2. 性别

心理学界对两性人格特征研究的标志性成就，一个是 1936 年由特曼（Terman）和迈尔斯（Miles）编制了的男性化女性化量表（Terman–Miles Test），即 M — F 量表，提出了可以用于测量男女两性人格特征的实用工具。他们认为，男性化和女性化是相互对立的人格特征，如同一条线的两端，个体的性别特征处于这条线的某一个点上，且越具有男性化特质的男性和越具有女性化特质的女性心理越为健康。另一个是 1974 年贝姆（Bem）设计的测量双性化特质的心理量表"贝姆性别角色量表"（Bem Sex Role Inventory，BSRI）。她反对男性特质和女性特质是同处于一个连续体的对立面，而认为男性化特质和女性化特质是相对独立的特质，适应性良好的人同时具备这两种特质，并称为双性化。该量表将人的性别角色分为四种：双性化人格、男性化人格、女性化人格，以及未分化（不典型）人格。

从以上标志性的研究成果就可以看出，以往心理学界对两性人格特征的研究，主要关注的是两性社会层次人格的性别角色，而不是其生物层次人格的性别特征。性别特征与性别角色的概念有所不同，性别特征侧重于表述个体生物层次与生俱来的固有身心特征，而性别角色是个体在社会化过程中通过模仿学习而获得的与自己性别特征相适应的思想、行为模式。诚然，个体人格特征的生物性因素与社会性因素交织在一起，难以完全区分。例如男女的恋爱、性行为在生物层次是生理性的求偶、交媾行为，在社会层次则是男女两性特定的人际关系行为，两个层次的属性完全重合。本节重在阐述性别差异的生物性因素，即性别特征，它是性别角色形成的基础，有必要被独立提出和探索。

依据生物学的基本知识，男女性别的生物性差异，根源于染色体的不同。人类的体细胞有 46 条染色体，其中 44 条（22 对）为常染色体，另两条在性发育中起决定性作用，称为性染色体。人类有X 和 Y 两种性染色体。女性具两条大小与形态完全相同的 X 染色体。男性的两条性染色体中一条是 X，另一条比 X 小得多，称 Y 染色体。男性的生殖细胞是精子，精子有两种：含有 X 染色体的 X 型精子和含有 Y 染色体的 Y 型精子，两种精子的数目均等；女性的生殖细胞是卵子，卵子只含有 X 染色体。受精时，X 型精子与卵子结合，形成性染色体组成为 XX 的受精卵，将发育成为女性；而 Y 型精子与卵子结合则形成性染色体组成为 XY 的受精卵，将发育成为男性。所以人类的性别是由精子决定的。在自然状态下，不同的精子与卵子的结合是随机的，因此人类的男女性别比例大致保持 1∶1。

男女两性的受精卵在母体内生长发育，出生为男女婴儿时，已经有了不同的性器官。儿童对性器官的注意且开始在生理上受到异性家长的吸引，出现在 3～6 岁，即弗洛伊德所说的性器期。男女青少年的性成熟始于女孩的初潮和男孩的首次遗精，至此男女两性生物层次的性别特征发展基本完成，此后两性人格特征的发展越来越多地受社会性别角色的影响。

性别特征对人格发展的影响包括具有生物性意义的社会性分工。例如，动物界中哺乳动物繁衍的自然分工，是雄性与雌性完成交媾之后，雌性承担和实现孕育胎儿、生育婴儿和哺乳幼儿，雄性为雌性提供孕产哺乳期的食物、安全等生存保证。人类作为高级哺乳动物，尽管因社会、科学等方面的进步与发展，无论是生物行为还是社会行为的变化都远远超越了其他一切动物，但其种群繁衍的基本模式并未脱离哺乳动物繁衍的行为范畴。这也是人类仍然属于动物界的基本依据之一。而作为雌性的女性和作为雄性的男性，因其在繁衍后代过程中的不同养育功能，自然会影响到两性生物与社会层次人格特征的方方面面。

女性因为哺育婴幼儿的需要，其生物层次的人格会趋向于细致、温柔、耐心，以发现和满足柔弱、稚嫩之婴幼儿的种种需求。而男性为满足孕产期配偶和育儿家庭新增加的直接或间接的生活刚需，必须尽力从外界获得比其自身需求更多的生活资料，其生物层次的人格会趋向于拼搏、粗犷、开放。此外，在生育行为之前，人类社会中男女双方的求偶行为，大体上也仍然在哺乳动物的行为模式之内。例如雄性多为主动，雌性多为被动；雄性以高大威猛吸引雌性，雌性则以柔顺乖巧吸引雄性。在更宽泛的日常社会生活中，两性间生物层次的相互作用也比比可见。所谓"男女搭配，干活不累"就是指人群中一起工作的男女虽然并非情爱关系，但仍然倾向于向异性展现自己有吸引力的生物性人格特征，以获得对方的好感与欣赏。例如女性修饰容貌、音声柔润，男性炫耀肌肉、语言霸气等这些生物层次的人格特征固然深受社会文化因素的影响，但生物性因素仍然是基础。

然而，近些年来，两性人格特征的生物性因素出现了完全被社会性因素取代的趋势。例如自 20 世纪以来，有不少国家已经实行了同性婚姻合法化，性别认同的多元化倾向似乎也越演越烈。例如脸书（Facebook）上有 56 种性别，而美国的性别种类则有 97 种之多。新进有关性别认同的标志性事件是，2024 年 4 月 12 日德国联邦议院表决通过了《性别自决法》，该法律规定人们可以提前 3 个月通知登记处要求更改性别。而之前一个人想改变自己的性别登记，必须经过专家评估和法院裁决。无独有偶，西班牙于 2023 年初就通过一项法律，允许年满 16 岁的人在没有任何医疗监督的情况下改变其法定性别。在我国，"第四爱"的现象大体出现在 21 世纪初，这是一种不同于男女、男男、女女的女男模式的性行为与恋爱关系，可看作多元化性别认同的表征之一。相关的论文如 2012 年陈亚亚的《从"女攻男受"到"第四爱"——试论青少年的性/别多元与平等之实践进程》，2022 年林洪毅的《第四爱：基于性别角色的初步探讨》。对于两性人格特征中生物性因素被弱化的倾向，我觉得很难做出恰当的评价，但认为性别角色的发展变化终归是建立在性别特征的基础上。

3. 食欲

与存在于潜意识中的主动性不同，食欲存在于意识之中，是人类的首要自觉欲望。进食是维持一切动物生存的刚需，而人类为满足食欲所采取的措施远比其他动物丰富多彩。人类是杂食动物，动植物通吃。现代人发明的烹饪技术不仅大大扩展了食材的范围，而且加强和放大了食物所能带来的色香味触等多种感官享受。于是，所有植物的根茎叶果，只要对人类不具毒性，都可以出现在餐桌上；所有动物的血肉皮乃至筋骨髓，都可能成为美食佳肴。作为动物世界的高级动物，人类遥遥领先地处于食物链顶端，这无疑是其生物属性的突出体现。

然而，关于食欲对人格发展影响的研究似并不多见，或许是因为它太过寻常。弗洛伊德人格发展理论的口唇期应属于对此问题的开创性研究。此外，考虑到进食与排泄是动物生命新陈代谢统一过程的出入两端，我以为将肛欲期对人格发展的影响看作口唇期的后续，均归为食欲满足与否对人格发展的影响，也还算合理。弗洛伊德的研究主要着眼于进食、排泄受阻或愿望未满足对日后人格发展的影响。他认为口唇期的"固着"，会导致之后形成相应的人格特征，如依赖性或攻击性；而肛欲期的"固着"则产生刻板或不守规矩的人格特征。与弗洛伊德观点有所不同，埃里克森的心理社会人格发展理论认为，口唇期对人格的影响是信任—不信任，肛欲期是自主—害羞。这是因为埃里克森的研究更多地着眼于进食、排泄的欲望满足与否对人际关系的影响。简言之，弗洛伊德重视行为的生物性影响，而埃里克森重视社会性影响，他们考察问题的角度不同。

现代社会与食欲有关的精神障碍有厌食症、贪食症、异食症、反刍症等，这些心理障碍的发生均有其相应的人格因素。人类对于食欲的态度似乎存在两个极端。一方面是追求质与量的极致，所谓

"食不厌精，脍不厌细"，例如国内有八大菜系、满汉全席，海外有法式大餐、日本料理；另一方面又浪费惊人，例如 2018 年《中国城市餐饮食物浪费报告》披露，2015 年我国城市餐饮业仅餐桌上食物浪费量在 1700 万～1800 万吨，相当于 3000 万～5000 万人一年的食物量。在 2022 年 3 月 26 日"地球一小时"活动的论坛上，世界自然基金会、减少食物损失及浪费倡议全球负责人皮特·皮尔森表示，人类浪费了全球 30%～40% 的粮食产量。这或许就是人群或人类中贪食症、厌食症的放大版。而人类对食欲的态度，作为本能和最基础的思维、行为模式之一，完全以实用主义为主导，缺则力求，多则立弃。且此种满足食欲的实用主义原则，往往会扩展为对所有外在物欲的态度，总之，不外是贪和厌。

值得一提的是，中华传统文化诸子百家中的医家、佛家和道家都做过许多探讨降低食欲对人格成长影响的实践性研究。这些研究完全摒弃了实用主义原则，目标是探索向人格成长的宇宙层次迈进的方法。与现代科学的一些人体或动物实验研究已经证明节食可以瘦身，适度饥饿可以长寿的现实主义目的不同，佛、道二家修炼过程中的辟谷，目的是尽力摆脱食欲对心灵成长的影响，达成"气满不思食，精满不思欲"之无欲无求的清净境界，并将此境界作为进入宇宙层次人格所需要经过的重要路径。且修炼中的辟谷是自然发生的，并不需要主动和刻意去做。辟谷发生的时候不是有意不进食，而是进食会引起各种不适，故辟谷也不是厌食。佛道二家大都认为辟谷是一个清洁、清理内在身心和气机运行的过程，此过程完结后自然会恢复进食。在佛、道、医诸家的典籍中，专篇介绍辟谷的罕见，大都是散在的论述。相关的现代科学研究近年来已经引起了越来越多的关注，但尚未见到有影响力的研究成果。故要解开辟谷对于人格成长的作用与机理的问题，显然还有很长的路要走。

4. 性欲

性欲与食欲一样，也存在于意识之中。性欲是一切动物维持繁衍的刚需。人类是高级动物，或许也是性欲最强的物种。其他绝大多数动物性欲的宣泄有周期性或季候性，而人类的性欲却是常年的，时时可以唤起的，仅仅保留了一些周期性的残迹。例如，女性的排卵期大都按月为周期，排卵期之前两三天为性欲高峰。男性的雄激素也有周期变化，但相关研究不如对女性所做的那么细。性欲和食欲都不能一次彻底满足，无法一劳永逸，是长期乃至终生需要解决的问题。

由于人类性欲的强盛、高频次的出现和几乎存在于大部分生命周期，不能不深刻地影响着个体人格的成长与发展，也影响着群体的社会生活。例如，青春期性欲的成熟和勃发几乎困扰着每一位少男少女；成年人的多种情绪失调和精神障碍的发生，乃至社会上一些群体事件的发生，究其根源，往往与性欲的压抑或过度，有或多或少的关联。而人类对于性欲的态度和处理方式似乎处于十分敏感和矛盾的状态：它被认为是最好的，又是最坏的事情；前者如"洞房花烛夜"，后者如"万恶淫为首"。性欲在社会生活的公开场合不允许被直接表达，它是各种文字、绘画和影视作品的禁区，尤其是对于未成年人，其存在一直被有意无意地小心掩饰着。然而性欲又一直在社会生活的角落里顽强地展示它的存在，例如世界上各种语言骂人的"脏话"、或明或暗的红灯区，都与性欲有关，其内容及含义体现了不分种族、社会乃至国别的跨文化一致性。如此社会生活中关于性欲的褒贬俱在、显隐共存的矛盾状态和普遍性，恰恰说明人类面对性欲的两难：俯仰皆不尽如意，然而又不可或缺。

性欲发生于幼年，成熟于青年，维持于壮年，此后虽逐渐有所衰减，但其影响会持续终生。弗洛伊德人格发展理论的性器期、生殖期已经对性欲的发生与成熟做了明确的表述。从其理论可以看出，口唇期和肛欲期在性器期之前，故食欲先于性欲。性欲从性器期开始产生，到青春期性器官发育成熟，完整形成，而后影响终身。在弗洛伊德的一系列相关著作中，将性欲产生到成熟的过程对人格形成的影响给予了开创性的、深刻的、准确的表述，可谓居功至伟。他指出了由于性欲的强大驱动力，对幼儿性欲的任何干扰、压抑都会在心灵深处留下印记，从而影响之后人格的发展。埃里克森不仅汲取了弗洛伊德的生物本能观点，还从环境和社会角度考察性欲对人格发生的影响，特别是提出青春期对人格同一性的追求——那是个体人格成长的生物性存在与社会性存在交织混合发展之初期，各种矛盾产生与解决的过程——反映出了他对此问题视角更为宽广，认识也颇具独到之处。

现代心理咨询与治疗的精神分析学派在弗洛伊德去世后的数十年间，已经有了许多发展，形成了不同的分支，但其人格发展理论的奠基性作用始终存在。弗洛伊德发掘的因幼儿时期食欲、性欲之固着对人格发展影响的思路，为解决成年人多种心理障碍提供了一个从发生本源上认识和解决问题的方法。它不仅卓有成效地指导了精神分析学派的临床治疗实践，也是其他不同流派的许多心理咨询和治疗技术的重要理论根基之一。

如果说进化论从生物学意义上跨越了动物与人的界限，精神分析学派的人格发展理论则在心理学意义上跨越了同样的界限。三层次人格存在及属性的发展理论中的生物层次，既包含生理因素，也包含心理因素，是二者的统一。我以为已有的生物学和心理学理论，例如进化论与精神分析理论，已经为生物层次的人格存在与属性特征提供了非常有说服力的学术依据。实际上，这些理论的影响也已经超越了生理学、心理学，进入了文学、社会学、人类学等更为开阔的学术领域。从三层次人格存在及属性的发展理论角度看，达尔文、弗洛伊德等诸先辈大师的生物层次人格存在虽已逝去，但他们的学术观点仍在发挥作用。据此可以认为，他们社会层次的人格存在并未离开，这一层次的相关属性不仅仍然生存而且还在发展，活跃在甚至比他们的生物层次人格存在在世时更为广阔的学术领域。

5. 中华传统文化对人格生物属性的表述

生物层次的人格存在与属性在中华传统文化中均有所表达，但表达方式与现代科学的学科分类思路不同，也不用专业术语。举关于主动性的表达为例，它属于阴阳学说中的"阳"。众所周知，阴阳学说在中华传统文化的认识论、世界观、方法论中有举足轻重的奠基性作用。阴阳学说虽然具有浓厚的哲学色彩，但并不是纯粹的哲学，其内容是综合表述宇宙间两类事物基本属性及其相互关系。请注意：阴阳并非指两类不同的事物实体，而是指两类不同的事物属性。阴阳学说以事物之属性特征归类事物实体，而并非以事物实体之特征归类事物属性。由于阴阳这两类事物属性具有高度的概括性，可以统领世间万事万物的所有属性，故阴阳二者的关系也就总括了万事万物属性之间的矛盾与统一关系，可以成为表述和理解世间万象运行发展的一把"万能钥匙"。在提出基于中华传统文化的人格理论时，阴阳学说的主旨要义已经渗透其中。

如前所述，主动性是生物学领域区分动物与植物的关键指征，在人格生物层次的属性中具有奠基性作用。以阴阳学说的观点看待生物物种的动静属性，阳主动，阴主静。动物的行为有主动性，属阳；植物不能自行活动，主静，属阴。故以"阳"的属性特征阐明主动性，刚好是传统文化与现代科学在理论深度相应的层次上互通，也是传统文化以属性归类实体，现代科学以实体归类属性的例证。

此外，以阴阳学说之"阳"来阐明主动性，或许还有更胜一筹之处。在阴阳学说中，阴和阳在很多情况下并不对等，往往阳是主导，阴是辅助，因而更突出和强调了主动性的作用。例如阴和阳的典型征象就是月亮和太阳，二者的大小显然不一样，且月光其实是阳光的反射，完全从属于太阳。中医理论经典《黄帝内经素问·生气通天论》说"阳气者，若天与日，失其所，则折寿而不彰"，这句话的意思就是人身的阳气就像天上的太阳一样重要，假若阳气失去了正常的运行位次，不能发挥其重要作用，人就会减损寿命或夭折。中医临床经典《伤寒论》，是被尊为医圣的东汉名医张仲景（约150—约219年）所著，他提出的治病宗旨也是重在扶阳，认为阳气是生命之根本。在生物层次的人格属性中，主动性是生命活动的体现，借用中医的术语可以说就是生命之"阳气"。如果人格属性中的主动性没有了，那就只能是植物人或死人。而即使是植物人，其本能性的神经反射和进行物质及能量的代谢能力，仍然属阳，但这是低一层次事物的阳，因为其人已无自觉意识。

阴阳学说用于对男女两性生物层次的人格差异，也有准确的说明：男性刚强、粗犷，属阳；女性柔顺、细巧，属阴。《周易》卦象中的阴爻阳爻，可以看作男女外生殖器的符号表征。另外，在人类社会的长期发展过程中，大都是父系社会，母系社会只存在于远古时期和当今世界的极少数地区，例如云南泸沽湖摩梭族居住区。这似乎也可以用阴阳学说之阴阳不对等，阳为主导，阴为辅助的观点做出解释。

关于食欲和性欲，春秋战国时期的哲学家、思想家、教育家孟轲（约公元前372—公元前289年）的《孟子·告子章句上》说："食色，性也。"孟轲是儒家亚圣，被尊称为孟子，地位仅次于圣人孔子。同属于儒家典籍，西汉学者戴圣（生卒年月不详）的《礼记》中也说："饮食男女，人之大欲存焉。"将生物层次人格存在的属性亦归结于食色，也就是食欲和性欲。在现代西方心理学中，弗洛伊德人格理论的本我、马斯洛人格理论的生理需求都是这样表达的。故古今中外都一样，对人格生物属性的表达都很直白，都是对不证自明的基本事实的直接表述。但是从年代上看，儒家的表述要早于心理学。

谈几句关于中华传统文化诸子百家著述的表达特点：受天人合一观念的影响，百家的著述多直接联系天道，即注重于以宇观解释宏观，用基于直观和感应的阴阳、五行等介乎于哲学与科学之间的学说，阐释一切事物的机理，用朴实的生活语言表达不同生活方面的深层智慧，不注重创建分门别类的各种专业及其术语。这样的表达方式有助于深入浅出，方便大众阅读理会，也便于打破学科之间的知识壁垒。但与注重于以微观解释宏观的现代科学知识相比，这样的文字也比较笼统含蓄，概念精确的程度达不到专业术语的要求，往往需要读者从行文的主旨去领会文字后面的深厚意蕴，只解读其字面的含义往往不够。

二、社会层次的人格存在与属性

个体人格社会层次的存在形式是其社会身份，或称社会角色。社会角色不能为感官感知直接触及，但可以通过感官感知间接认知与辨识。例如，从警服的着装判断警察身份，从科长和处长的称谓得知官员大小，从跑步的姿势、速度推断是否为专业运动员。故个体的社会身份或角色可以通过服饰、称谓、行为特征等间接呈现于感官。个体生物层次的人格存在，即其生物机体，并不因所赋予的社会角色而改变。

个体生物层次的人格存在只有一个，因为其生物机体只有一个；而个体社会层次的人格存在大都具有多重性。个体生活于社会之中，也就是生活在人与人、人与自然的各种关系之中，人格的社会存在就是其一切社会关系的总和，而不同的社会角色即是不同社会关系的表征。例如一个人的社会角色可以同时是教师、母亲、女高音和业余服装模特。

社会是人们共同生活的群体，是人群乃至人类在自然环境中求生存和发展的共生形式。人类的个体都存在于社会生活之中，不存在完全脱离社会的个人。社会生活中的各种关系会落实为形形色色的风俗习惯、规章制度、道德法律、表彰奖励等，用以约束和规范个体的思想与行为。个体在长期社会生活的浸润中，或被动或主动地将这些约束与规范内化为自身意识和潜意识的思维和行为特征，就形成了其社会人格的各种属性。

上一节介绍的埃里克森的人格发展理论，即主要着眼于社会生活对人格的影响，他以两端连接的方式表述这种影响，例如口唇期和肛欲期的信任—不信任、自主—害羞。本节论述人格的社会属性，也采用这种表述方式，且强调属性的两端并非彼此否定，而是彼此需要，个体在不同的社会生活情境中对两端的倾向性程度可以有所调整。

1. 独立—共生

独立—共生的人格属性即个体的独立生活和与他人共同生活的能力、素质与倾向性。人格的共生性也就是社会性。在社会生活中，人格的独立性与共生性并非相互排斥，而需要相辅相成；独立是共生群体中的独立，共生是多个独立个体的共生。社会是由个体构成的人群，此人格属性可衡量个体融入社会的程度，是个体在生活中不仅考虑自己还能顾及他人的素质与能力。

关于人格的独立性，国内外学者有多种表述。我国有学者将其表述为个体的自立、自制和自主能力，比较简洁明确。其表述为：自立即自我依靠，不依赖他人，自己的事情自己做，自己的决定自己负责；自制是控制自己情绪和行为的能力，人不能完全感情用事，不能因任性而为所欲为；自主是有自己的主见，面对外界压力的时候能够坚持自己的见解，可以特立独行，不人云亦云，不随波逐流。自主是独立性人格的最核心特征。独立性是个体社会人格成熟的标志性因素，也是发展共生性人格的前提，如果没有独立性也就无所谓共生性。

　　然而在独立—共生人格属性中，共生性是独立性的归宿，如果没有共生性，独立性也并不成立。"共生"（symbiosis）一词来源于希腊语，共生的概念最先由德国医生、真菌学家德贝里（Anton de Bary，1831—1888 年）于 1879 年提出，他说："共生是不同生物密切生活在一起。"之后至今的一百多年来，对共生现象和理论的研究已经从生物学进入了社会科学，并取得了相当的成功，其概念的内涵也在不断发展。如今的共生概念或包括四方面的含义：一是两个以上独立个体的共同存在；二是其共同存在是相互需求的、动态的、活生生的；三是共生包含了合作与竞争，在合作中竞争，在竞争中合作；四是共生提供了个体发展的最佳方式，只有共存，个体才能获得全面发展的条件。故人格的共生性不能简单地等同于从众或服从群体，而是指独立的个体能够尊重群体中形形色色的不同个体，以及包括自己在内的群体，认识到自己与不同个体构成的群体需要相互依存。

　　在心理领域，目前心理测量中被广泛使用的卡特尔 16 人格因素量表，其中有独立性和乐群性因素。其独立性因素与独立—共生人格属性中的独立性相似，但乐群性与共生性似不尽相同。共生性不是仅指合群、喜好群体生活，而是强调了个体与群体之间既合作又竞争的相互依存关系。而将独立—共生作为相关人格属性的研究，从国内的文献资料看，2014 年陶圣叶等发表的学术论文《培养独立与共生的大学生人格》《大学生独立与共生人格调查》或是拔得头筹者。在《大学生独立与共生人格调查》的报告中，研究者以问卷方式调查了全日制学生在思想、经济、行为、学习、自我调控能力等方面的独立性，以及在社会工作、学习、集体活动、公益意识、环保理念等方面的合作性，还针对调查问卷所发现的问题提出了在家庭、学校教育和社会服务等方面的应对措施。另也有不少研究共生人际关系的论文发表，例如 2016 年熊耀林等的《"共生"视域下女大学生宿舍人际关系的处理》、2009 年石猛等的《师生共生关系下的学校德育构建》等。

了解个体人格的独立—共生倾向在包括家庭、单位、国家等不同层次和规模的社会生活中都有重要意义。独立性强的人，适宜做艺术家、哲学家、发明家，而共生性强的人适宜做管理人员、领导者、政治家。但如前所述，共生性和独立性并不互相排斥、相互否定，而是互补和互相依存。这一人格属性发展成熟的个体，应能够在不同的社会环境和社会生活中，让表达独立性和共生性倾向的标尺可以左右移动，找到和着落在恰如其分的位置上。例如想下海创业，那就需要独立性强些，而如果是大企业的员工，那就把标尺向共生性方向移动一些。有这样的灵活性，才是这一人格属性发展良好的表征。

2. 习得—创造

习得—创造的社会人格属性即个体吸收内化及加工转化其社会生活经验的素质、能力与倾向。个体生存于社会，而社会生活在不断地发展变化，个体需要时时接收和处理其所处环境的种种事物变化信息，以应对日常和开拓求新。故不断地习得与创造是个体维持其社会生存乃至在社会竞争中胜出的不可或缺的人格属性。

个体社会层次人格属性的形成，包括对各种社会功能的把握，主要是习得的。习得与学习词义相近，均指个体内化外在生活经验的过程，二者的差别是：习得包含被动及主动的学习，而学习即是主动的习得。如前所述，个体的社会生活都是在与外界各种人与事物复杂的关系中发生的。按美国心理学家阿尔伯特·班杜拉（Albert Bandura，1925—2021 年）的社会学习人格理论的观点，个体社会人格的形成来自"观察学习"和"内在调整"两个过程。所谓观察学习，大体上就是模仿，即重复、照搬外在需要把握的事物信息，目的是捕获信息；而内在调整，就是把捕获到的外在信息内化，调适为个体自身的感受、思想、行为。故学习就是外向模仿和内化调适的过程，习得也如是。但学习强调其过程的主动发起，习得则包括了主动、被动两者。

习得或学习能力并非人类独有，许多动物都有出自本能的学习能力。例如动物的印痕（新生动物学习的一种重要形式：追随直接印象的行为，也称印随）、条件反射等学习行为。但人类的社会生活显然对习得或学习能力有更高的要求，以至于使之内化成为必要的人格属性。自20世纪五六十年代以来，对与学习相关的人格因素研究日益增多，例如1984年梁建宁的《班都拉的社会学习人格理论》、2012年柴明莉的《浅谈大学生涯中的知识学习与人格发展》、2014年黄美娟的《美国"全国大学生学习性投入调查"（NSSE）研究》等。在这些研究中，学习这个词开始有了人格因素的含义。其实所谓素质教育，就是把学习的知识能力、眼界胸怀内化成人格素质。因此将学习能力看作人格属性之一，既有动物学依据，也有社会学依据。说明从动物进化为人的特征性差别因素之一，是内化的习得或学习能力有质的提升。

习得或学习能力的发展与创造性密切相关。上述班杜拉的社会学习人格理论观点中的"内在调整"过程，需要个体对外在所得信息进行必要的、适合自身的变革加工方能完成。这超出了"观察学习"过程的模仿照搬，其中也就包含了创造性。故创造性与习得性有连续性，可由强调和发展学习过程中的内在调整过程而来，是基于学习又高于学习的极其重要的能力和素质，成为习得—创造人格属性的另一端。创造性并不等同于智力，甚至与智商也未必完全呈正相关。马斯洛有研究表明，创造性强的个体大部分是智商中等或中等偏上的人，并非绝顶聪明者。这或许是因为，非常聪明的人往往不够勤奋，而创造性与意志力和专注力高度相关，故创造性是一个复合的、多重的人格因素。在现代心理学的人格理论中，创造性很早就被认为是重要的人格因素之一，已有多种创造性人格量表在临床使用。国内近些年的研究论文有 2003 年陈利君的《创造型人格研究》、2005 年张永宁等的《创造性人格培养机制探析》、2012 年宋慧俐的《大学生创造性人格结构的探讨及其评定量表的编制》、2011 年黎玉兰等的《大学生创造性人格与其家庭环境的关系研究》等。

个体在社会生活中往往面临激烈的竞争，而合理竞争中最重要的胜出因素在人格意义上就是创造性。创造性强的人容易在各项社会分工的工作中胜出，创造性差的人会相对平庸。个体在社会生活中生存和发展，如果说勤学苦练的习得性是求生存的必要人格因素，那么求发展则要依赖能够举一反三、标新立异的创造性人格因素。将二者合一为习得—创造人格属性，有利于认识二者的相关性，从而培养创造性。习得性注重模仿，创造性注重调适，二者是同一维度人格属性之有机联系的连续发展过程。

3. 本色—角色

在本色—角色的社会人格属性中，本色指个体自身生物层次人格属性（或包含原生环境影响）的思维、行为特征，角色指个体的社会身份赋予的思维、行为特征。前者基本是稳定的、单一的，后者可以是多重的、多变的。社会身份赋予的人格属性是个体自身生物层次人格属性的附加属性，是本色上的附加色。充分意识和把握本色与角色属性的差别与转换，是个体在社会中生活的重要人格素质。

社会生活中的人人平等是指个体自然人意义上的人格平等。自然人就是生物学意义上的人，其人格的本色就是具有个体特征的生物层次人格属性，例如主动性的强弱、神经反应速度的快慢，性别认同，食欲、性欲的旺盛程度，等等。由于绝大多数个体在独立进入社会生活之前，其生物层次的人格属性已经因其家庭或孤儿院、寄养人家等原生环境的影响而发生了相应的变化。众所周知，原生环境对个体人格成长影响巨大，由于它自幼就开始起作用，所塑造的思维、行为模式大都为个体被动习得，以潜移默化的方式融入内在，成为个性的重要组成部分，这些部分已经超越了个体的生物人格属性。例如，家庭是社会的细胞，其中的亲子、兄弟姊妹等关系都是人际关系，因其导致的人格变化也属于个体社会人格属性的发展。为更鲜明地呈现本色与角色的区别，也为了能对角色做更清晰的说明，本节所言之个体自身人格特征或本色，是指个体获得独立社会身份之前的思维和行为特征，包含了原生环境带来的社会人格属性。

个体在社会中生存和发展，需要落实在社会中一个具体的位置上以获得社会身份，即其社会角色。角色这个名词是从舞台表演艺术借来的，即人格面具。人生如戏的说法不仅在西方社会有，在东方社会也有。莎士比亚说过相关的话，佛家道家也如是说。演员自己的人格与其所扮演人物的人格，就类似于本色与角色的差别。正如同演员扮演的人物赋予演员本人附加的人格特征一样，不同的社会身份赋予了个体生物人格属性之外的附加人格属性。例如，一位从士兵被提升到将军的人，其作为士兵所被要求的思维、行为模式，肯定与其作为将军时有很大差别，尽管他的生物层次和原生环境带来的人格属性特征依旧。

由于社会生活的复杂多变，每一个体都会有多重社会身份。例如，一位男士既是企业老板，也是父亲、乐队小提琴手、足球后卫。在不同的社会生活场合，他需要表现出符合当时社会身份的人格属性特征。作为企业老板时的行为特征不同于作为乐队小提琴手，前者需要一言九鼎，后者必须服从指挥。个体的多重社会身份大都并不延续终生，某一个社会身份消失时，相应的角色人格也就消失了。例如那位老板如果退出乐队，不拉小提琴，就不必再听从乐队指挥的安排了。此外，社会身份或角色也不一定是正式授予的，可以是自然形成的。例如一群新入学的大学生，很快会形成人群中默认的各种身份差别，有的有威信和号召力，有的聪明学习好，有的调皮捣蛋，这些默认的社会身份或角色特征既没有名称也不正式，但在集体生活中发挥着实际影响。例如，被认为学习好的学生给出的解题答案，大家会认为更为可靠，尽管其并非正式选出的学习委员。故社会身份或角色有正式的和非正式的差别，如同是本色上显性或隐性的附加色。

在社会生活中，个体本色的思维、行为模式与个体社会角色所需要的思维、行为规范会有所不同，甚至会有冲突，因而导致个体产生相关的心理问题。例如有些官职很高的人退休了感觉不适应，觉得人们对他不那么尊重、不那么热情了，直至认识到以前人们表达的尊重和热情其实大都是针对他的职位，即他的社会身份，并不是针对他这个人。这种不适应就是误将角色的社会功能内化为了本色。另所谓仆人眼中无伟人，再大的官在家里的角色也只是父亲或母亲，也要吃喝拉撒睡，社会其他身份或角色的属性在家庭生活中并不重要。本色—角色人格属性发展良好的人，表现在觉察和转换不同社会身份人格属性的敏感性与准确度上，既不会让角色的属性淹没本色的属性，也不会发生反向淹没。这一人格属性是个体适应社会生活的重要的素质和能力之一。

4. 中华传统文化对人格社会属性的表述

本书绪论中指出，本书提出的思想观点来自运用现代心理学理论构建的思路和方法，对中华传统文化诸子百家学说中相关论述的梳理、归纳和"翻译"。这个"翻译"不仅是转换古文到白话文，更重要的是转换理论学说构建的思维框架与逻辑，以及文体、文风。本节提出独立—共生、习得—创造和本色—角色社会人格属性的观点即如是而来。那么，未经"翻译"的中华传统文化的各家学说是如何论述它们呢？

本节所涉及的内容主要取自诸子百家中的儒家。在中华传统文化中，佛家和道家是出世的学说，而儒家是入世的学说。"世"就是社会，入世就是进入社会生活。广为人知的"修齐治平"，即修身、齐家、治国、平天下，其中的修身不妨认为是提升人格修养，齐家、治国、平天下就是进入社会生活了。如此，个体进入社会生活时，儒家提出的人格修养要义是什么呢？

儒家经典《论语》第一篇《论语·学而》的第一段说："学而时习之，不亦说乎！有朋自远方来，不亦乐乎！人不知而不愠，不亦君子乎！"

这三句话的第一句，可以"翻译"为对习得—创造社会人格属性的阐述。此句中的"学"就是学习，"时习之"是反复学习、复习。创造性往往孕育于反复的学习之中，即所谓温故而知新：温故是复习，知新是举一反三，也就是创造性的萌发。"不亦说乎"是说这样做很快乐。整句话的意思就是：学习而且时常复习，不是很快乐吗？一个人能够感受习得—创造的快乐，体会到乐在其中，不就是在进行对该人格素质的培养和打造吗？

第二句"有朋自远方来，不亦乐乎！"这句有点像卡特尔16种人格因素测试里说的"乐群性"，或者是独立—共生社会人格属性的共生性。社会由人群组成，有朋友就是能够融入人群。有远方朋友，或说明交友甚广。两千多年前交通远非便利，朋友远道而来，不容易啊，岂能不高兴？第三句"人不知而不愠"中的"人不知"是无人知晓、不出名，"不愠"是不恼怒、心境平和。无人知晓也心境平和，即能够独处，有充分的独立性，这是独立—共生人格的另一端。"不亦君子乎"是说能够保持独立性的个体才是"君子"，而君子是古代对人格高尚者的称誉。这两句话表达了独立—共生的社会人格，两端都需要，并无偏颇。但先表达共生性，再表达独立性，这个顺序说明群体为先，个体寓于群体之中，很符合中华传统文化的伦理观念。

《论语》是儒家最重要的经典之一，史上曾有"半部《论语》治天下"的典故，意即治理天下读一半《论语》就够用了。此流传甚广的典故虽未见于正史，但也足以说明《论语》在社会生活中发挥的重要作用。《论语》开篇第一段就论述了以上两种社会人格属性，不会是偶然和随意的。中华传统文化著述的风格历来严谨简洁，强调布局谋篇，行文次第考究，更何况是经典。《论语》如此开门见山地论述习得—创造、独立—共生的社会人格属性，无疑是强调了它们在社会生活中的重要意义，表达了儒家关于社会人格成长的要旨。

本色—角色的社会人格属性的表述可见于《论语·颜渊》，文曰："齐景公问政于孔子。孔子对曰：君君，臣臣，父父，子子。公曰：善哉！信如君不君，臣不臣，父不父，子不子，虽有粟，吾得而食诸？"译成白话，即齐景公问孔子如何治理国家，孔子回答说："做君主的要像君主的样子，做大臣的要像大臣的样子，做父亲的要像父亲的样子，做儿子的要像儿子的样子。"齐景公说："说得好！如果君不像君，臣不像臣，父不像父，子不像子，即使有粮食，我能吃得上吗？"这段话说的就是不同的社会角色需要有符合各自角色的言行举止，即相应的思维与行为模式。每一个体在社会生活中需要找到自己的社会角色，按其规范行事，才能保证社会生活的有序性。如此个体既能按其角色为社会贡献力量，又能够获得社会给予其角色的回馈。人格社会存在层面的完好状态，就是找到、实践了适合自己的社会角色。我以为马斯洛提出的"非超越性自我实现"即与此类似。

此外，对于社会人格属性的成长阶段，《论语》也给出了依据年龄阶段的划分。此划分与埃里克森心理社会人格发展理论在形式上相通，内容上有同有异。《论语·为政》说："吾十有五而志于学，三十而立，四十而不惑，五十而知天命，六十而耳顺，七十而从心所欲不逾矩。"

按此划分，15 岁"志于学"即开始步入社会，开始"学而时习之"；30 岁"而立"，即初步完成了生理心理社会人格的整合，亦即埃里克森所言，实现了青少年期的人格同一性；40 岁"不惑"，即社会人格已经发展成熟，相当于在亲密与孤独以及在与人相处的各种关系中生活业已笃定，与社会人格发展理论相应年龄段的表述相近；50 岁"知天命"，即领悟了今生的使命，明白了今生应该和只能做什么，这与中华传统文化天人合一的观念有直接联系，在埃里克森的理论中，这是实现人生的创造性时期；60 岁"耳顺"，即听任何逆耳的话而心不动，之前听话要"顺耳"，只愿听好话，现在听话已"耳顺"，好话坏话都听得进，境界不同了，是心灵获得了解脱；70 岁"从心所欲不逾矩"，即在社会生活中如鱼得水，怎么做都不会超出规范，不仅什么都能听，也什么都能做了，故心灵与行为均获得了解脱。

《论语》中社会人格属性的成长阶段从 50 岁以后，开始向进入天人合一境界即宇宙层次的人格做准备。"知天命""耳顺""从心所欲不逾矩"，是个体对生物层次、社会层次之生活本质的领悟、适应与解脱过程，也是从生物、社会层次的人格升华为宇宙层次人格阶梯的拾级而上。这些内容未见于埃里克森的社会人格发展理论，其他的西方人格心理学理论似乎也未曾提及，显示出东西方对完善人格的不同认知。

以上仅从《论语》的相关章节还原了社会人格属性的独立—共生、习得—创造、本色—角色在中华传统文化典籍中未经"翻译"的记述。实际上，诸子百家的相关文献远不止此，儒家的孟子和其他先辈，乃至佛、道、医等其他诸家，也都有许多相关著述。由于本书的宗旨是"述要"，以提出基本观点为目的，就不做旁征博引地展开了。

三、宇宙层次的人格存在与属性

个体宇宙层次的人格存在，即是其对自身作为宇宙性存在的觉察与感应状态。从本书的绪论可知，在中华传统文化的语境中，宇宙即天，故宇宙层次的人格存在，也就是人格之天人合一状态的达成。

生物、社会层次的人格存在可以通过感官感知直接或间接地知晓，而宇宙层次的人格存在很大程度上超越了感官感知，需要用觉察与感应去体验。觉察是发觉、察知，感应指事物之间非接触性的相互作用与承受。中华传统文化中佛家所用的"觉受"一词，我以为可用作觉察与感应的合称，下文拟使用。故简言之，宇宙层次的人格存在即个体对自身宇宙性存在的觉受。

之所以选用觉受的概念，是为了与感受做区分。觉受与感受有同有异。它们都是体验而不是认知，但两种体验有差别。纵观中华传统文化对意识活动属性的分类，大体有三类：感性的、理性的、觉性的。感性活动和觉性活动均属非理性，均不进入认知过程。感性活动是感官感知范围内的身心体验，用于感受身边日常生活的事物。觉性活动用于觉受感官感知范围之外的宇宙时空。或许在量变意义上可以说，觉受是极细极微的感受。但觉受与感受还有质变意义上的差别，二者的心境体验并非同类。

"上下四方曰宇，古往今来曰宙"，宇宙即时空，故觉受是对时空事物的觉察与感应，不见诸任何形象、意象，极细极微，悠远寥廓，是一种直觉性的广阔存在。老子言之为"恍兮惚兮、窈兮冥兮"，其存在非经专门习练难以发现，语言也无法直接表达。在心理学意义上，觉受或可以说是一种超越世俗生活之上的心境体验。例如，陶渊明"采菊东篱下，悠然见南山……此中有真意，欲辨已忘言"诗句中所言之"真意"；陈子昂"前不见古人，后不见来者，念天地之悠悠，独怆然而涕下"的意境。

由于个体的渺小和宇宙的广袤，除外极少数有天赋者，大多数人的觉受能力都需要经过专门、长期地身心习练才能被发掘出来，故宇宙层次的人格存在大部分人无法自然体验到。然而毫无疑问，人人都是宇宙存在的一分子，每一分子虽然十分渺小，对宇宙的重要性却不言而喻：缺少了任何一分子，宇宙都不再完整，也就不能被称为宇宙了；故每一个体都不离宇宙，宇宙也不离每一个体。无论个体是否体验到了宇宙层次的人格存在，他或她都始终、永远和宇宙一体，包括生前死后。而人人或迟或早，只要经过适当的习练，都可以成长到人格的宇宙层次。如果全人类都升华到了宇宙人格层次，中华传统文化的"天人合一"观念就完全实现了。

在基于中华传统文化的三层次人格发展理论中，判断个体人格成长是否达成了生物、社会、宇宙层次人格存在的极其重要的标准，是个体是否获得了与该层次相应的体验，而相应的认知则可能无足轻重。理性认同自己是宇宙之一分子并不构成宇宙层次的人格存在，那仅仅是一种想法、一个念头；须具有了对自己是宇宙一分子的觉察与感应，即出现相应的觉受，宇宙层次的人格才能够成为存在。正如同生物、社会层次的人格存在，需要个体对它们具有相应的感官感受信息才能确立一样。例如听到、看到人们的音容笑貌，看到能够表明人们社会身份的服饰、标牌，等等。一些变性人之所以想要去做手术，也正是因为没有感受到与其生物机体相应的性别人格属性，尽管其对自己的生物性别不仅不乏自知，而且众所周知。

如果采用中华传统文化的视野和语境，宇宙层次的人格存在就是个体体验到了其存在的天人合一境界。本书的绪论篇论述过"天人合一"是中华传统文化的核心观念。该观念的形成不仅是理性的归纳总结，更是中国古代先贤们对自身人格成长过程中达成觉受体验的直接表述。天人合一观念如果只是理性认识而不是一种可以达成的觉受境界，就不可能成为人格成长的一个层次。

天人合一觉受的产生，来自天人相应，即来自个体存在对宇宙存在的感应。感应不是观察，观察是视觉的，感应是身心整体的。诸子百家中的道家对此多有推崇，论著如《太上感应篇》。广袤的宇宙能被观察到的只是很小部分，而能被感应到的远远超出观察。例如人类可以感应太阳黑子活动对情绪的影响，但观察不到。天人感应具有实践性和可操作性，能够产生相应的身心变化，从而影响到个体人格属性的形成与发展。就好像社会层次的人格属性来自社会环境影响的内化一样，宇宙层次的人格属性来自更广阔环境影响的内化。

以获得宇宙层次人格存在为目标的专业化身心训练，包含在中华传统文化之佛、道、儒、医、武等诸家养性延命的修炼过程中，而各家修炼的终极目的，均指向天人合一。例如成佛、合道、开悟、涅槃、到彼岸等不同门派的修炼术语，都是天人合一境界之不同角度、不同方式的表达。在博大精深的中华传统文化中，由各家修炼理论与技术体系而形成的修炼文化是其中最有特色、最具创造性的内容之一，值得深入发掘。关于各家的具体修炼过程，本书不做展开。介绍修炼过程不但需要专著，更需要长期扎实的实操训练基础。其学习方法与学习现代科学也有很大区别，例如须要先行后知，而不是先知后行。仅谈理论不仅无用，甚至有碍。

在大的分野上，中国传统文化注重以主观体验方式探索个体的内在世界，而现代科学注重用客观观察方式探索人类生存的外在世界。现代心理学在方法论上继承于现代科学，沿用了客观观察方法研究内在世界，故善于研究客体化的意识内容，这就形成了与基于中华传统文化主要研究主体化意识内容的心理学在立足点上有所区别。此区别并非有高下对错之分，因为二者根源、成就于不同的文明之树，对此在绪论中已有说明。由于宇宙层次的人格存在是一种觉受，觉受是主体化的，故只能在基于中华传统文化的心理学理论中提出和阐述，未见于现代心理学。以下尝试着从现代心理学视角上对宇宙层次的人格属性做一些阐述，以便于现代心理学人阅读。

1. 非客体性

现代心理学理论的一个重要特征，就是将意识领域的研究内容客体化，即研究能够对象化的意识内容。或者说，只研究意识中已经被意识到的意识，未研究意识中能够意识到意识的意识，即意识的本体或主体化内容。如果用佛学的术语表达，即研究了意识之"所见"，未研究意识之"能见"。意识的客体化、主体化内容，也可以被称为第三人称意识、第一人称意识。

现代心理学的元认知理论其实已经看到了并试图解决意识的"所见能见"问题，于是提出"元"这个概念，即想抓住"初元"的、能够意识到意识的意识。元认知即意识对认知过程的认知，又称反省认知、监控认知、超认知等。然而，一旦意识认知了其中的元认知，该元认知就又已经成为了意识中的客体化对象：因为认知元认知的认知，应是意识中更高层次的认知，或可命名为"元元认知"。而更进一步，"元元认知"的被认知，则是由"元元元认知"完成的。以此类推，便可以有无限多重的元认知，如同无限循环小数一样。故元认知理论并不能解决这个问题，现代心理学所研究的意识内容，始终都是意识中客体化、对象化的内容，包括无限多重的元认知。

如果想要研究意识中能够意识到客体化对象的意识，或可称之为主体化意识，就不能采用客体化方法。这里主体化意识的称谓是为了对应于客体化意识，但它不是一个好概念。因为主体是不能被"化"的，"化"即是对象化，一旦被对象化，主体就成了客体而不复存在，就好像元认知被元元认知客体化了一样。故主体化意识实际上是指意识本体，不存在被"化"的可能。换言之，主体化意识或意识本体只可能是主观体验、主观意识，无法以客体化、对象化的方式存在。

如果将主体化意识朝向外在世界，延伸为主体化视角的宇宙观、世界观，会有助于理解中华传统文化的天人合一观念：当人们以主体化视角向外观察，不将外在的万事万物视为客体时，宇宙世界的现象就会被主体化，就好像初生的婴儿将母亲的乳房也认同为是自己的一部分，并不是外物一样。道家常说要回归婴儿状态，其中的含义之一就是要回归认识外界事物的主体化视角。道家《清静经》中"人能常清静，天地悉皆归"的表述也包含这层意思，即当意识清静下来，不去辨别事物，天地万象与自身无分别，如同向自己聚拢过来，于是天人合一的境界出现。而在现代心理学领域，观察世界万象（包括心理世界）的视角都是客体化的，一切现象便都被客体化，乃至所研究的心理现象都是意识之"所见"，于是物我对立，天人分离，万事万物被区别归类。

主体化视角的宇宙观、世界观并非唯心主义，它所呈现的万象并非出自主观臆想，而是心理及物理现实存在的一个侧面或一部分。主体化与客体化视角的宇宙观、世界观各有各的界域和用途，是人类认识事物的不同认识论与方法论，用以揭示人与宇宙世界的不同联系，也对人格不同阶段的发展过程有不同侧重的影响。

例如，探索外部世界需要客体化视角的宇宙观和世界观，几个世纪以来，现代科学包括现代心理学取得的辉煌成就已经说明了其伟大意义。但在探索内在世界时，仅有客体化视角就有些捉襟见肘，无法发现和处理那些不能被客体化的心理现象。而主体化视角可以在内在世界的研究中发挥其独特的长处，形成与客体化视角的互补。此外，主、客体化视角的宇宙观和世界观的互补还体现于人格发展的不同阶段上：人之初的婴儿时期，母婴关系发端于主体化视角；人的青中壮年时期，客体化视角的宇宙观、世界观指导其在社会生活中开拓奋进；而人到晚年，其客体化的宇宙观、世界观可经否定之否定、螺旋式上升的方式回归主体化视角，以达成天人合一，提升人格存在至宇宙层次而完成人生的最终归宿。

2. 非个体性

宇宙层次人格存在的最不可思议之处，是它在个体存在中体现的非个体性。人们都可以知道，自己既是一个独立的个体，也同时是宇宙的一个微小分子，理解这一点并不困难，但觉受这一点则很不容易。这是因为，知道自己是宇宙的一分子来自客体化视角的宇宙观，而觉受到自己与宇宙的合一则不可能通过该视角完成，因为该视角无法既是认知的主体，又同时是认知的客体。天人合一的觉受在心理学意义上的呈现是主客合一，而主客合一只能来自主体化视角的宇宙观。当个体去体验万物即我，我即万物的境界时，是将万物主体化，以主体同化客体的方式实现主客合一，于是能觉受到我既是自己也是宇宙，体验到了个体存在中的非个体性。但同样的过程不能在客体化视角的宇宙观中实现，因为主体无法被客体化。倘若其被客体化，新的主体又会出现，就像"元元认知"客体化"元认知"一样，会层出不穷，在二元状态下层层上溯，永远无法形成主客合一的一元。

问曰：主客合一的觉受是精神病的妄想、幻觉或人格解体吗？这是一些精神科医生可能提出的问题。此问题的答案并非简单的是或否，而需要具体情况具体分析。其一，首先需要判断，个体是否确实具有了主客合一、天人合一的觉受？如果该个体只是有了相应的认知而缺乏相应的体验，那是"口头禅"，不足为凭。应知由于天人合一的境界看不见摸不着，出于各种动机有意无意的造假者并非少见，而识别此造假要远比识别可以眼见手摸的假货困难。此外，天人合一的觉受难以用语言表达，真正有体验者往往不善言辞，而许多口头禅者则能说得头头是道，口若悬河。千万切记，勿只听其言，而要善于观其行。其二，如果个体确实具有了相应的觉受，但陷入其中不能自拔，能进不能出，被意识的变更状态所控制，无法辨别觉受状态与日常生活状态的区别，现实检验能力受损，有思想、行为怪异或失控的表现，或可以诊断为精神病症状。其三，个体具有了相应的觉受且自如进出，往来如一，人格的完整性具在，社会生活正常，才可能是达成了宇宙层次的人格存在。这样的人掌握了两种体验和认识宇宙世界的方法，既生活于主体化视角，也生活于客体化视角的宇宙世界，且二者有机融合为一。故与普通人相比，具有宇宙层次人格存在者能够更多地了解事物的不同侧面，对矛盾双方或多方都能有更充分的理解，知道各方存在的现实性与必然性，善于化解各方分歧。

由于所有的个体在获得宇宙层次人格存在时属性相同，故所有到达者的该层次人格存在都一样。换言之，所有个体到达的是同一个宇宙人格存在，宇宙层次的人格既是个体的又是所有到达者的，既是个体的又是非个体的。但宇宙层次的人格并不是群体的，不具有群体性，它是所有个体人格的同一性，但并不存在于任何一个个体人格之外。这就是佛家所说的"一粒米中藏世界，半边锅里煮乾坤"，"一"即一切，一切即"一"。

个体体验到非个体性人格存在，是对其心理学意义上的自我（无论是弗洛伊德的，还是埃里克森或其他心理学家的）在物理学时空意义上的解脱。在一即一切，一切即一的境界体验中，自我的空间局限消失，空间感不复存在，可以理解为自我获得了在空间上的解脱。而由于时空是统一的，在体验到空间上的解脱时，也会体验到时间上的解脱。没有局限的空间，在时间上的表达就是纯粹的当下。纯粹的当下意味着既没有过去，也没有未来，而没有过去未来则意味着也没有当下，于是自我的时间局限消失，时间感不复存在。佛家《心经》所言"不生不灭，不垢不净，不增不减"，道家《百字碑》所言"真常须应物，应物要不迷"，都是指如此心境。个体在此境中的人格体验觉受是既存在于个体又存在于宇宙，既存在于当下又存在于永恒。

3. 非语言性

虽然宇宙层次的人格存在是个体的觉受，但语言（包括口头或书面）并不能直接表达是怎样的觉受。佛家认为"说即不中"，道家声称"言语道断"，都是否定语言表达该觉受的可能性。佛家、道家之所以否定语言表达，并不是不想表达，也不是刻意保密，而是无法表达，因为语言本身的表达范围有局限。众所周知，语言表达要通过概念，概念来自对事物的抽象，是事物的符号。故概念的形成是意识理性活动的产物，是对客体化的认知对象命名。但生活中并非所有的事物都能被抽象为概念，实际上，只有感官感知，特别是视觉范围内的事物可能用语言确切表达，因为它们的客体化、对象化特征最鲜明。如果事物无法被客体化，或者其规模超出感官感知的范围，语言表达就成为不能。归根结底，语言只能表述客体化视角之宇宙世界的事物，而无缘表达主体化视角的一切。

心理学研究内在的意识活动，除理性活动之外，意识还有更为基础的感性活动和从感性升华的觉性活动，二者均为体验活动。体验活动都是主体化视角的，都不能被客体化，它们清晰存在，但看不见摸不着，语言无法准确表达。例如，当人们说某处疼痛的时候，疼痛的概念是一个从许多类似感受中抽象出来的概念，它的确切内涵并不清晰。例如针扎的疼痛、火烧的疼痛、抽筋的疼痛并不是同一种感受，但却用了这同一个词汇。因为疼痛看不见、听不见、摸不着，无形无象，只能凭主观体验以理性大致概括。以至于 2020 年国际疼痛学会关于疼痛的定义是这样说的："疼痛是一种与实际或潜在的组织损伤相关的不愉快的感觉和情绪情感体验，或与此相似的经历。"相信任何人读了这个定义，都不会知道疼痛到底是怎样一种感受。既然语言对像疼痛这样鲜明的感受都无法准确表达，对超越感官感知，极为细微悠远的觉受就更加无法表达了。

然而，语言是人类最常用、最重要的交流和保存各类知识体系的工具。为了最大限度地传承宇宙层次人格成长的修炼过程和境界，佛家、道家都建立了使用语言这一有局限的工具表达觉受的方法：一是均使用否定式。例如佛经中的"八不"，不来不去、不断不常、不一不异、不生不灭；《心经》的"不生不灭，不垢不净，不增不减"；《道德经》的"道可道，非常道；名可名，非常名"等。二是采用比喻的修辞手法。佛家有言"法无喻不立"，即是说如果不采用比喻，很难传播佛法。佛经中大量运用比喻，例如著名的"法华七喻"（《法华经》中的七个比喻）中的"火宅喻"，说世界就像是着火的宅子，不可久留，以此劝人产生出离心。三是避开词汇语言，采用行为或肢体语言。例如众所周知的佛学典故"拈花一笑"，此语出自宋代释普济的《五灯会元》，其曰："世尊在灵山会上，拈花示众，是时众皆默然，唯迦叶尊者破颜微笑。世尊曰：'吾有正法眼藏，涅槃妙心，实相无相，微妙法门，不立文字，教外别传，嘱咐摩诃迦叶。'"世尊即佛陀释迦牟尼本人。这段话大意是说：释迦牟尼佛拈花示众，只有摩诃迦叶尊者微笑了，于是佛说，我有精妙佛法，不立文字，已传付给摩诃迦叶。

觉受表达的非语言性，是它显得神秘的重要原因之一。但实际体验到觉受的人都知道，它非但没有一丝神秘，反而是异乎寻常的鲜明和直截了当。正所谓"直心是道场"。然而，受到不能用语言直接表达的影响，宇宙层次人格存在的内涵难以形成准确完整的文字，著书立说困难，不能成为逻辑推导严密的学问，更遑论建立学科。这也是该层次的人格理论无法出自现代心理学，也难以进入现代科学领域的原因之一。我倾向于认为，宇宙层次人格存在的实践与理论或只能长期徘徊于现代科学研究领域的边界之外，直至其客体化的认识论、世界观与方法论有了新的开拓与突破。

4. 东西方文化关于宇宙层次人格的表述

现代心理学的人格理论其实一直都想要提出超越生物、社会层次的人格存在，荣格就做过这样的努力，之后的马斯洛、罗杰斯，乃至埃里克森，都或多或少提出了一些类似于宇宙层次人格存在的论述，但又都没有完成。

在本章第一节提到的三种西方心理学的人格理论中，马斯洛直接提出了人格成长的超越需求，作为其需求理论层次的最后一个层次，即第八层次。与这一层次相关，他还将达到自我实现层次的人格分成两类：超越的自我实现和健康的自我实现，并指出两类的差异是前者同时具有超越性的高峰体验和不具超越性的高原体验，而后者高原体验较多，不具有或很少具有高峰体验。似可以认为，超越的自我实现者即是马斯洛所提出的超越生物、社会层次的人格。在我所知晓的现代心理学人格理论中，与其他心理学家相比，马斯洛提出的相关论述最为详尽，也具有代表性，故介绍如下。

超越的自我实现者有怎样的人格属性呢？首先，该个体具备健康的自我实现者的人格特征，马斯洛给出了 15 个；该个体又具备超越的自我实现者优于健康的自我实现者的人格特征，马斯洛归纳了 24 个。马斯洛对这 39 个特征论述得很详尽，这里为节省篇幅，仅给出非常简要的摘编，具体如下：

健康的自我实现者的 15 个人格特征：①全面和准确地知觉现实；②接纳自然、自己与他人；③待人自发、坦率和真实；④以问题为中心，而不是以自我为中心；⑤具有超然于世和独处的需要；⑥具有自主性，在环境和文化中能保持相对的独立性；⑦具有永不衰退的欣赏力；⑧具有难以形容的高峰体验；⑨对人充满爱心；⑩具有深厚的友情；⑪具备民主的精神；⑫区分手段与目的；⑬富于创造性；⑭处事幽默、风趣；⑮反对盲目遵从。

超越的自我实现者优于健康的自我实现者的 24 个人格特征：

①高峰体验和高原体验是生活中最重要的东西；②轻松自如地讲着存在性语言，能更好地理解比喻、悖论、音乐、艺术、非语言交流；③领悟着统一与神圣，即世俗中的神圣，禅宗的"万法一如"观很好地描述了这一特点；④更加深思熟虑地为超越性动机所驱使；⑤似乎第一次见面就互相赏识，能以语言及非语言方式交流；⑥对美特别敏感；⑦对世界的看法更具整体性；⑧天然地具有心理、人际关系、文化和跨民族的协同倾向；⑨更容易经常地超越自我；⑩不仅可爱，还能激起他人敬畏，更加超凡脱俗；⑪更倾向于是革新者、新事物的发现者；⑫更加心驰神往，体验到更加高级的"幸福"，但同样经常对人们的愚蠢、盲目、互相残杀产生宇宙性悲哀；⑬都是优秀人物；⑭不断增长的知识与不断增长的神秘感与敬畏感成正比；⑮对"怪人""狂人"更加感到不足为奇；⑯更能够"与邪恶共处"；⑰更易于把自己看作承载天赋的人；⑱往往是更深刻的"宗教信仰者"或"超越世俗的圣人"；⑲更容易超越自我、超越自我实现，而健康的自我实现者有很强的自我；⑳有更多的终极体验；㉑更具有道家精神，健康者则更具有实用主义精神；㉒"后矛盾心理"（post ambivalent），它意味着全身心的、无冲突的爱、接受、表达；㉓"报酬层次"和"报酬种类"的问题：除了金钱的报酬外，还有另外许多种报酬；㉔更倾向于是谢尔登外胚层型，健康者更经常是中胚层型。[注：美国心理学家薛隆（W.H.Sheldon，1898 年 11 月 19 日—1977 年 9 月 17 日）所制定的体格分类法，包括外胚层、内胚层和中胚层。大体上，外胚层体型瘦高，内胚层矮胖，中胚层均衡]

除马斯洛外，荣格在探索超越性人格方面也有许多独到的见解。在其著作《金花的秘密》里有这样一段话："……假如无意识可以被看作是和意识并列的影响因素，假如生活中，意识和无意识（狭义地讲指直觉）的要求可以得到最大限度的确认，整个人格的重心就会发生改变。这一重心不再是在自我之中，也就是说不再是在意识的核心之中，而是，在那个可以被称为意识与无意识之间的那个虚拟中心之处。这个新的中心可以被称为自性。"荣格还在他所刻的最后一块石头上，刻了一个中国人的头像和"天人合一"四个汉字。联系到马斯洛在谈论自我实现者存在的人格特征中提及了道家和禅宗，可以说荣格与他都对中华传统文化关于宇宙层次人格的学说有所借鉴和受到启发。

那么，不同于西方心理学家的探索，中华传统文化是如何表述宇宙层次人格的存在与属性呢？禅宗六祖惠能开悟时说："何期自性，本自清净；何期自性，本不生灭；何期自性，本自具足；何期自性，本无动摇；何期自性，能生万法。"翻译成白话，这几句就是：没想到自己的本性原来就清净无暇，没想到自己的本性原来就不生不灭，没想到自己的本性原来就丰满无缺，没想到自己的本性原来就确定不移，没想到自己的本性能产生万事万物。惠能所言之自性，就是指宇宙层次的人格，开悟就是获得了这一人格层次的觉受。

2022年1月22日，现代著名学者及和平主义者越南禅师一行去世。他曾这样表达对其宇宙生命，也就是他的宇宙层次人格的体验："这个身体不是我，我不受它的限制，我是生命，没有边界的生命，从未出生，从未死去。看看大海，还有满是星星的天空，这些都是我心的显现，我的心是奇妙而真实的。未有时间之前，我就是自由的，生和死，只是我们跨过的那扇门，是生命旅程中神圣的时刻。"（注：原文为英文）这里说的"心"就是指他的宇宙层次人格。他还说过："当波浪意识到自己是水，生死便不再是伤害。"这里所说的"波浪意识"是指个体的生物、社会层次的人格，而"水"就是其宇宙人格。他还说过："我拾起这片叶子时，我看到它假装在春时诞生，又假装在秋末死去。为了帮助包括我们自己在内的众生，我们也出现了，然后又消失了。"表达了宇宙人格存在之永恒的不生不灭、不增不减。

本书绪论中提到的国学大师钱穆先生，曾在一次静坐过程中触及宇宙层次的人格存在。他这样谈及他的体验："初如浓云密蔽天日，后觉云渐淡渐薄，又似得轻风微吹，云在移动中，忽露天日。所谓前念已去，后念未来，瞬息间云开日朗，满心一片大光明呈现。纵不片刻此景即逝，然即此片刻，全身得大解放，快乐无比。如此每坐能得此片刻即佳。又渐能每坐得一片刻过后又来一片刻，则其佳无比。"

钱先生这段描述涉及了两个很重要的体验：一是"前念已去，后念未来，瞬息间云开日朗，满心一片大光明呈现"，这个"前念已去，后念未来"的意识状态，即是没有意象、没有时空的觉受；而"满心一片大光明"是形容这一开朗境界的比喻。二是"全身得大解放，快乐无比"，即宇宙层次人格存在出现时，伴随着极度的快感。这种快感不会在日常生活中出现，也就是不会在生物、社会层次的人格存在中出现。日常生活中的快感都是有外在原因的，例如结识了满意的异性，获得了丰厚的财物，得到了表彰和嘉奖，等等，都属于生物欲望或社会声望的满足。但宇宙层次的人格存在所带来的快感，是其存在本身的快感，没有任何外在原因，即所谓无缘之喜。换言之，存在本身的属性就是快乐。佛家四禅八定中修到三禅的快感、道家修炼"得大药"时的快感均属此类。所以就本质而言，通向宇宙层次人格存在的身心修炼并不是一件苦事，而是一件乐事。

从上文可以看出，中华传统文化关于宇宙层次人格的表述主要是主体化视角的觉受体验。马斯洛论述的超越性人格特征则大都是客体化视角的客观表达，所表达的内容也大体上还是在社会层次人格属性的范畴之内。我以为荣格所说的自性有些接近于宇宙层次的人格存在，并且给出了似乎是相应的概念。但荣格所言之自性还不是禅宗的自性，因为还是客体化视角的描述。其实中华传统文化对宇宙层次人格的描述也有客体化视角的表达，如前所述《心经》的"不生不灭，不垢不净，不增不减"；《坛经》的"无念为宗，无相为体，无住为本""应无所住而生其心"；《道德经》的"道可道，非常道；名可名，非常名"，等等。但这些表达都用否定词，没有肯定性的描述。这样的论述无论在形式还是内容上，均与马斯洛、荣格所言的超越性人格特征有明显差别。

我以为西方心理学大师们之所以无法完成对超越性人格的探索，问题不在于学术能力，而在于研究所依据的宇宙观、世界观和方法论。西方心理学沿用了现代科学探索客观世界的视角与方法，将其纳入对内在世界的研究，就不得不在很大程度上忽略了对意识主体或主体化意识的研究。而宇宙层次的人格存在只能在主体化视角的意识活动中孕育和成长。也由于同样原因，他们虽然能够推断或猜测到超越性人格的存在，也触及了这一层次人格存在的某些内容，但却无法提供抵达该层次人格存在的实践操作程序和步骤，只能推演一些空中楼阁般的设想。而中华传统文化包含有丰厚的修炼文化，其宗旨就是为孕育和发展宇宙性人格存在提出实修的操作路径。例如佛家的四禅八定、道家的大小周天、儒家的心斋坐忘，都是很成熟的专业化、程序化的实修技术，为达成宇宙层次人格存在提供了具体的用以攀登空中楼阁的阶梯。

综上所述，宇宙层次的人格存在与属性的理论与实践，只能在中华传统文化的相关学说中孕育发展，而后通过"翻译"进入现代心理学，丰富、拓展心理学的人格理论，使之更为完善。这或许就是钱穆先生所说的天人合一观念对人类未来贡献之一粟吧。

四、生物、社会、宇宙层次人格存在与属性的相互关系

在生物、社会、宇宙三层次的人格发展理论中，不同层次的人

格存在及其属性各有其独立性，但同时存在、相互影响。就如同是三层的俄罗斯套娃，每一层是独立的，但镶嵌在一起，一层套一层。最内层是生物层次，基于先天；中间层是社会层次，基于后天；最外层是宇宙层次，包容先后天，与宇宙同在。但这三个层次的界限又不像套娃那样截然分明，而是互相渗透，各自的边界无痕过渡，同属于一个人格整体。

在理论上单独和分别叙述三个层次的人格存在与属性特征，是研究思路和语言表述顺序，实际个体的人格存在都是三者合一的，并无分割。例如，生物学意义上的自然人同时是社会法律意义上的公民，且任何个体（无论其是否有觉受）都是宇宙存在的组成部分，故生物、社会和宇宙层次的人格存在与属性始终同时贯穿于个体统一的生命过程中，相互依存着发挥各自的作用和影响。

人格的生物性存在与属性与生俱来，应对的是个体生存的基本问题；社会性存在与属性后天形成，应对的是个体生活的发展问题；而宇宙性存在与属性超越先后天，应对的是个体生命的终极问题。故三层次的人格存在并不能互相取代或替代。在实际生活中，宇宙层次的人格存在始终默默地在为生物、社会层次的人格存在做背书。未体验过该层次人格觉受的个体，生命和生存的意义始终得不到明确的解答，求解生命奥秘的渴望和求解不得的迷惘会伴随终生；反之，具有该层次人格觉受的个体，生命不再有奥秘，他或她明了自己从何而来，为何而来，将去何方。故在根本上，宇宙层次的人格存在是支撑其他两个层次人格存在的"定海神针"。

在个体人生不同的年龄阶段，三层次的人格存在有不同的显隐强度和表现形式。个体自出生到青春期，人格的生物属性居主导地位，本能行为多见；人到中年期、壮年期，社会属性主导，理性活动占支配地位；而人到晚年，社会生活逐渐远去，于孤独寂寞中的老者，或对修行或信仰产生向往，有向宇宙属性过渡的倾向。

宇宙人格属性的觉受虽然难以开发，但由于它实际上是人格最深处的自然存在，是人格的底色、原动力，故即使在未经开发训练的个体中，也大都会在两个年龄阶段短暂闪现：一是青春期未踏入社会生活之前。例如一些往往是很有天赋的，被认为是天之骄子的大学生，忽然会对生命的意义感到迷茫，不知何去何从，不知如何面对未来。二是在临终将行就木之际，回顾今生，觉得茫然，不知道为什么来人世间走了如此一遭。这两种情况都是个体在出入社会生活之前后的短暂模糊的找不到答案的生命意识觉受，而在人生主要和漫长的青壮年时期，由于繁杂的家庭和社会生活牵扯、耗尽了几乎全副精力，绝大多数个体深陷其中难以自拔，根本无暇顾及对宇宙人格存在的追求。

在不同的家庭和社会文化环境中成长起来的个体，不同层次人格存在的出现和延续的时间也会有很大差别。例如在传统的中国农村社会，"三十亩地一头牛，老婆孩子热炕头"是旧时代农民的基本向往，这基本就是将人格生物属性的满足作为毕生追求的写照。而寺庙楼观里真正的出家人，无论是佛家的僧尼还是道家的道士、道姑，不婚素食，清心寡欲，远离闹市，于晨钟暮鼓中度过彻底修炼身心的人生，尽量舍弃人格的社会属性乃至生物属性，成为毕生追求宇宙层次人格觉受的少数个体。而在西方社会，由于世界观、方法论与东方从属于不同的文明之树，对生命和生存终极意义追求落在了宗教信仰上。尽管在西方社会也有修炼水平不错的个体和团体，但就我有限的知见范围，他们的修炼方法和技术均根源于东方。在总体上，西方缺少通过系统地内在修炼使人格成长到宇宙层次的文化传承。故简言之，东方以自身的人格成长解决生命的终极问题，西方则将此问题托付于上帝的审判。换言之，西方文化以宗教信仰取代了东方文化宇宙层次的人格成长，这应该是东西方基本的、重要的文化和文明差异之一。

人格的生物属性是与生俱来之本能的发展，具有稳定性和一贯性，通常终生不变，可塑性较小。其存在终止于个体的生物性死亡。人格的社会属性来自人际关系、社会分工及人与自然的关系，深受环境变化影响，稳定性较差，可塑性大。其存在的部分属性不依附于个体的生物性存亡，例如既往的英雄人物、专家学者的事迹、著作流传后世，表明其社会影响犹存，即部分社会人格属性并未逝去；而某些污点演艺明星被媒体封杀，作品下架，突发"社死"，尽管其生物人格的存在与属性依然健全，但已宣告其大部分社会人格属性已经消失。人格的宇宙属性则恒常不变，生来逝去都一样，因为它既是个体的又是宇宙的。但具有这一层次属性觉受的个体并不多见，且随着现代社会进入了信息时代，生活节奏日益加快，外在世界需要应对的事项越来越多，人们越来越难以关注和促进内心世界的成长。然而，按照阴阳学说中物极必反的演变规律，当前人们对内心世界低水准的关注，或许正是其孕育内心世界高度被关注时代将要到来的低沉前奏吧。

第二章　思维形式理论

　　思维形式作为思维心理学研究的重要内容之一，其理论也是心理学基础理论的组成部分。思维形式理论对心理咨询与治疗的影响不亚于人格成长理论，因为所有的咨询或治疗活动都经由思维活动实现，且不同的咨询和治疗活动需要使用不同的思维形式。

　　思维形式的划分与思维的概念密切相关，因为只有先确认了思维是什么，才可能进一步依据其是什么而说明其有怎样的运作方式。那什么是思维呢？1986 年由北京师范大学出版社出版的我国第一本《思维发展心理学》教科书写道："它（思维）是人脑对客观事物的本质和事物内在的规律性关系的概括与间接的反映。"1992 年由华东师范大学出版社出版的我国第一本《思维心理学》教科书对思维所做的定义是："思维是一种指向问题解决的间接和概括的认知过程。"新近出版的心理学教科书关于思维的概念依然与之类似。例如 2020 年由华东师范大学出版社出版的《普通心理学》第六版写道："思维是人脑对客观现实间接和概括的反映。它是借助语言实现的、能揭示事物本质特征及内部规律的高级认知过程。"

　　本书的目的并非研究思维活动，之所以在此讨论思维的概念，是由于从中华传统文化的心理学思想看，上述关于思维的概念或定义似乎不够全面和完整，不足以、不能够涵盖一些人类认识事物的其他思维现象。例如，上述《思维发展心理学》和《思维心理学》关于思维的定义，都提出了思维是对事物的概括性和间接性反映。但是，如果放宽眼界，步入中华传统文化领域，就会发现意识中还存在着并非间接和概括认识问题的思维活动，而且不止一种。故此，有调整思维概念的实际需要。而思维的概念不同了，与其密切相关的思维形式划分理论也需要做出相应的调整。

详尽地探讨和调整思维概念与思维形式的理论需要大量篇幅，鉴于本书的主旨议题并非于此，故下文仅提出和阐释本书所使用的思维概念和思维形式划分理论，作为本章第一节的内容。本章第二节将简要介绍现代思维心理学论述的主要思维形式：抽象思维与形象思维。之后再分两节介绍基于中华传统文化心理学思想而提出的具象思维形式与无象思维形式理论。

第一节 思维的概念与形式

思维的概念（或定义）与思维形式密切相关。思维的概念说明思维是什么，思维的形式表达思维活动的运作方式，即思维的实现过程。故思维形式的划分需要与思维概念的内涵相应。如果思维概念的内涵有所变化，思维形式的划分也会随之改变。

一、思维的概念

上文引用的心理学教科书中思维概念或定义，基本观点比较一致，即认为思维是人脑对客观现实间接和概括的反映。我以为这样的表述大抵是对思维活动所做的哲学解释，所表述的是精神与物质、主观与客观的关系，不大有心理学的意味。但考虑到心理学原本就脱胎于哲学，这样的解释也有其合理性。且即使从心理学视角，即从研究、说明心理现象的角度看，从这样的解释中也可以做出明确的推论：思维是意识的反映活动。这很正确，也很重要。然而如前所述，这样的解释并不能包含中华传统文化心理学思想中涉及的一些其他思维现象——非反映性思维活动。故为了更全面、完整地理解人类的思维活动，对上述心理学教科书上的思维概念或定义做一些修订和拓展，应该是合理和必要的。

毋庸置疑，思维是一种非常复杂的心理活动和心理现象。从人们的日常生活看，正如上述《思维心理学》所言，思维是"一种指向问题解决的"心理活动。例如人们遇到疑难或麻烦时，常会说"让我想想看"，也就是要思考一下如何处理和解决问题，即进行思维活动。为把这种日常普遍的心理现象从心理学视角做比较深入和全面的表述，本书提出如下思维概念：思维是意识主动的、有目的的、探索性的反映或呈现活动。

本书的思维概念表明，思维是意识活动的一种类型。对现代心理学有所了解的读者都会知道，意识活动除思维之外，还包括情感活动、意志活动等，思维活动只是其中之一，且不同的意识活动具有不同的特征。那么，思维活动的特征有哪些呢？本书的思维概念从两方面做了说明：其一是思维过程的功能属性，即具有主动性、目的性和探索性。其他种类的意识活动并不具备这些属性，例如意识的情感活动未必具有主动性，而意志活动是决断性的，并非探索性的。其二是思维活动的操作特征，即是意识的反映或呈现活动，包括两种不同的操作内容。以下进一步分别论述思维活动的以上两方面特征。

关于思维的主动性、目的性、探索性等功能属性，这里反向论证一下，即从否定视角做进一步讨论。第一是主动性：完全被动的意识操作活动，即使具备目的性、探索性，也不被看作思维活动。例如，被催眠者可以根据催眠师的指令所想所思，虽然可以有目的性和探索性，但意识操作活动完全是被动的。又如梦游症患者，虽然并没有别人支配其意识活动，但其在梦游时完全处于下意识状态。故这两种意识操作活动均不属于思维活动。第二是目的性：思维是为了解决问题而进行的意识操作活动，全无目的的遐思，无所事事、漫无边际的胡思乱想，均不在思维概念的内涵范围之内。第三是探索性：思维是寻求解决问题方案的酝酿过程，其过程处于做决断之前。故一旦进入决断，停止探索，思维活动亦自然停止。有了上述正反两方面的说明，本书思维概念的功能属性特征已大体清晰。以下重点论述思维的不同操作内容。

关于思维包含意识的反映活动，上述《普通心理学》说"思维是人脑对客观现实间接和概括的反映"，《思维发展心理学》也持类似观点。本书赞同此观点，但对其概念的内涵与外延做两点补充说明：第一，以上思维概念说思维是对"客观现实"进行的反映，即思维不包含意识对主观现实的操作活动，这个提法在思维活动的内涵上不够全面，需要拓宽。第二，思维并非包含意识的一切反映活动，而是只包含那些为解决问题而进行的反映活动，故这个提法的思维活动外延又宽泛了一些，需要缩窄。

那么，作为意识反映活动的思维，有怎样的操作内容呢？意识的反映活动指向于认识意识之外的事物，亦即认识"客观现实"。其作业方式是对所反映的事物形成意识映象，故以意识反映活动为内容的思维活动，其过程就是意识映象的连续构建与系列演进。简言之，反映性思维活动即是意识构建和运演（运行、推演）意识映象的过程。以此观点看，美国心理学家威廉·詹姆斯（William James，1842 年 1 月 11 日—1910 年 8 月 26 日）所提出的"意识流"，也就是意识映象的运演之流。

而思维包含意识的呈现活动，是本书的思维概念所提出的。意识的呈现活动不指向意识之外的事物，而是意识调控自身之范围、规模、层次、深浅等界域的各种变化过程，故是意识操作其主观现实的活动。意识在进行此类操作活动时，其活动过程会完整、直接地自然显现，此显现既非概括也非间接，故称为呈现。简言之，呈现性思维活动即是意识调控其自身活动过程的自然显现。当意识进行反映性活动时，意识处于客体化境界，即意识的内容是客体化事物的映象；而意识进行呈现性活动时，其处于主体化境界，即意识内容是主体化活动的显象。当然，不是所有的意识呈现活动都会被纳入思维范畴。与思维所包含的反映活动一样，思维只包含为解决问题而进行的呈现活动。

呈现性思维活动与反映性思维活动能重合吗？答曰：能。但我以为这是个直击意识活动的复杂本质问题，不是很容易表达清楚。呈现性与反映性"二合一"的思维活动所表征的是意识直接呈现其构建事物映象的过程，亦即运演意识对事物的直接映象。意识反映活动所产生的意识映象是间接的、概括的，这在心理学教科书上的思维概念中就有所说明；而"二合一"思维活动中的意识映象是直接的、完整的。直接、完整与间接、概括有本质差别：后者出自反映，前者只能呈现。本章第三节所详细讨论的具象思维就属于"二合一"的思维活动，本书仍将其归属于呈现性思维活动，因为反映过程是作为呈现内容而存在的。

在研究意识的两种思维活动过程中，我个人的体会是，意识既可以反映其外在事物的变化过程，又可以呈现其调控自身运行的变化过程，还可以同时观照这两者。这正是意识得以作为意识的独特性质或本质：它不但可以同时作为观察者与观察对象，还可以分别或同时观察观察者与观察对象，既可以自明明他，且可以同时具备多个视角和视域。这里做一个并不准确但或许对理解意识的反映与呈现活动有些帮助的比喻：将意识比作一台完全用透明组件制作的自动摄像机，它既可以通过拍摄显现外在景物的变化，又可以显现机身自动对焦、摄像等内在操作的变化；前者是摄像机的反映活动，后者是摄像机的呈现活动。此外，它还可以同时显现内外两种活动的变化。

呈现性思维活动在日常生活中并非多见，它主要运用于中华传统文化中道家、佛家、医家等心身修炼的过程之中。那么，人们为何要进行这种通常是超越于日常生活的修炼活动呢？答曰：为认识和探索人格成长与意识产生的奥秘，也是为探索生命、宇宙的奥秘。这种探索之路是内求而非外求，经由个体而非群体，故是有别于现代科学向外探索宇宙生命奥秘的另一条道路，乃《道德经》云"道可道，非常道"者是也——这正是中华传统文化心理学思想的独特而深邃之处。而本书研究与开发呈现性思维活动，是为了提供必要的手段和工具，以从现代科学和心理学视角去认识和理解这条有数千年历史的探索之路。

下面讨论一下心理学书籍中常用的"意象"一词在本书中的含义。尽管上述心理学教科书的思维概念并没有提及这一术语，但鉴于它们认为思维是意识的反映活动，故意象只能是指意识映象。从当今许多心理学书籍应用此术语的语境看，"意象"大体就是"意识映象"的简称。但在本书的思维概念中，意识活动所形成的表征，或者说"象"，不仅有意识映象，还有意识显象。而在意识显象中，既包含意识自身活动之显象，也包含意识映象过程之显象。本书各种思维形式与活动与其相关意象的对应如下：反映性思维活动的表征是意识映象，例如抽象思维、形象思维的意象；呈现性思维活动的表征是意识自身活动之显象，例如无象思维的意象；而呈现性与反映性合一之思维活动的表征是意识映象过程之显象，例如具象思维的意象。从中文构词的缩略方式看，意象一词既可以是意识映象或意识显象的简称，也可以是意识映象之显象的简称。故在本书中，意象一词有多重含义，包括意识映象、意识显象（含意识自身活动之显象、意识映象过程之显象）。之所以在这里先做出说明，是因为后文在讨论具象思维、无象思维形式时，会涉及对意识之不同意象的讨论。

二、思维的形式

思维是意识的活动类型之一，任何活动的实施都有时间维度上的始终，因而都具有过程性。思维形式即是思维活动过程的具体操作方式、方法、途径。按本书的思维概念，思维是意识主动的、有目的的、探索性的反映或呈现活动，据此，思维形式的划分，切入点即可依据思维的操作活动属于反映性还是呈现性作为基础。

故思维形式首先分为两大类：反映性思维和呈现性思维。以意识反映外在事物，构建和运演意识映象为活动过程的是前者；以意识调控其自身活动，自然显象其活动过程的是后者。这两大类思维形式都可以再继续细分。

属于反映性思维活动的思维形式，可以依据其所运演之意识映象类别的不同进行划分。例如运演概念（即事物符号）之映象的是抽象思维，运演事物表象之映象的是形象思维。属于呈现性思维活动的思维形式，可依据意识显象的类别划分，例如自显意识之自身工作过程并存在过程的是具象思维，而仅仅自显意识之自身存在过程的是无象思维。

从以上各种思维形式的划分中可以看出，划分的基本依据是思维活动过程中的意象属性，包括意象的产生方式、类别特征和运行方式。反映性思维活动，包括抽象思维与形象思维，其意象都是主动构建的意识映象，运行方式都是间接的、概括的、客体化的；而呈现性思维活动，意象都是自然呈现的，运行则是直接的、具体的、主体化的。这些以意象属性为依据的思维形式划分，可以不涉及思维内容。例如，同一思维主题，可以用不同的思维形式进行思考。这在本章第三节论证具象思维的科学实验中有所提及。

再讨论一下不同思维形式之不同操作特征的形成机制。反映性思维是意识对事物的映象所做的加工活动，在这类思维活动中，意识映象的性质决定了加工的方式。这是因为，大凡客体化的操作活动，无论是物质的还是意识的，所针对的都是客体，即被加工的对象，而加工的方式由加工对象的性质所决定。例如对物质材料进行加工，如果加工的对象是木材，其加工的形式就是锯凿砍削；如果加工的对象是钢铁，加工的形式则是车钳铣刨。那么，对意识材料的加工，例如在反映性思维活动中，意识所加工的对象是什么呢？有哪些种类呢？答曰：所加工的对象是映象资料，主要有两种，即抽象的映象、形象的映象，也就是概念和表象。概念是意识对事物抽象为符号的映象，表象是意识对事物抽象为形象的映象。意识运演不同类型的映象资料时，需要有与之相应的方式，例如运演符号映象需要按时间顺序，运演表象映象需要按空间排列。如此，两种不同的思维形式得以产生，即抽象思维和形象思维。心理学教科书上所介绍的思维形式主要就是这两种。

呈现性思维是意识对其自身的加工活动或意识自身存在过程的自显意象。这类思维活动的形成机制比反映性思维活动要复杂和深在。由于意识对自身加工活动的自显意象是主体化的、自然发生的，且在涉及具体感受时，是未经抽象概括的感知觉本身的直接呈现，故其意象远比形象思维的表象鲜明生动。本书将此类意象称为物象，因物象的运演而形成的思维就是具象思维。由于物象产生是意识的工作过程并存在过程，即既是意识自身操作活动的呈现，又同时是操作结果的呈现，而且兼具心理和生理属性，故可以具有呈现与反映的双重性质，具象思维也就有了相应的特殊性：它属于呈现性思维活动，但又可以兼具一些反映性思维活动的特征。本章第三节介绍具象思维形式时将就此进行详细的讨论。在呈现性思维中，那些仅仅自显意识自身存在过程的思维活动也有其特殊性：其思维过程不在意识中表征，而在意识之外完成，意识中不显现被操作内容的意象。此类思维过程在意识中空无所见，其意识境界只是一无所有的心理空境及其延续，故属于无象思维。还用上述那则不大准确的自动摄像机做比喻，无象思维就如同那台用透明组件制成的摄像机自拍自家机身，拍摄的全过程没有什么可以显象一样。本章的第四节将展开介绍无象思维。

在上述谈及的抽象、形象、具象、无象四种思维形式中，抽象思维与形象思维在日常生活或在现代心理咨询与治疗过程中均最常用，但在基于中华传统文化的移空疗法中，主要使用的思维形式是具象思维和无象思维。这正是在具体介绍移空疗法之前，专门以整章的篇幅探讨思维概念与思维形式的主要原因。

当然，思维形式除了依据思维过程中意象的不同属性去划分和命名之外，还可以依思维的其他属性划分。例如心理学教科书和一些心理学书籍上列出的目标思维、逆向思维、聚合思维、发散思维、归纳思维、演绎思维、灵感思维、顿悟思维，等等。它们分别以思维的指向、逻辑、速度等因素作为划分依据，且大都是抽象思维形式的功能性区分，均有其特定的使用价值。但以我个人之拙见，与思维活动的本质联系最密切的思维形式划分，仍然是以意象属性差异为依据的划分。

此外还应该认识到，所有思维形式的划分都是依实用或研究目的的需要而做出的，所陈述的都只是思维活动、思维过程中某一或某些侧面的特征。并没有哪一种思维形式的划分能够说明思维活动或过程的全部特征，每一种思维形式都是思维这一为解决问题而进行的意识活动的一种实现方法与过程。

第二节　抽象思维与形象思维

抽象思维与形象思维是心理学教科书上介绍和论述较为详尽的两种思维形式，也是成年人日常生活中最常用到的思维形式。本章介绍它们是为了在现代心理学的思维形式理论与出自中华传统文化的思维形式理论之间，做理论建构上的承接和过渡，故仅用一节文字对二者做简要介绍。读者如果想要详细了解抽象思维和形象思维形式理论，还是要去学习思维心理学教科书。

一、抽象思维

《思维心理学》教科书定义的思维概念："思维是一种指向问题解决的间接和概括的认知过程。"抽象思维是与之最相应的思维形式，也是人们最熟悉、日常应用最多的思维形式。抽象思维活动所运演的映象资料主要是概念，而形成概念是意识进入认知过程的起点。概念是意识对事物及关系进行抽象概括而得出的基本思维单位。这个表述来自德国标准化协会发布的 DIN 2342–1:1992（术语词汇.基本概念），此标准将概念定义为一个"通过使用抽象化的方式从一群事物中提取出来的反映其共同特性的思维单位"。这个定义不大像心理学术语，但是准确。所谓"思维单位"，对抽象思维而言，也就是符号。形成概念就是对事物及关系以符号进行命名。众所周知，文字语言是最广泛应用的约定俗成的符号体系，命名主要用词语表征。因此，抽象思维与语言文字紧紧地联系在一起。虽然手语、旗语、莫尔斯电码等非文字语言的符号系统也可以作为抽象思维活动的映象资料，但它们的应用范围毕竟要小得多。

人们在日常生活中思考各种各样的问题时，主要是用文字语言进行，思考时头脑中的意识流即是词语概念的声音或字形的映象之流。存在于社会生活中的任何个体，几乎时时刻刻都要用到抽象思维，甚至在睡梦之中也可能有意无意地运用，否则人们怎么会说梦话呢？语言文字也是社会交流和传播思想的主要媒介，无论是新闻广播还是报纸杂志，乃至电脑、人工智能（AI）的使用，都离不开语言文字，也就都是在潜移默化地强化抽象思维活动。

有鉴于此，曾有不少学者认为，"语言是思维的物质外壳""词与言语是思维赖以进行的载体"等，将思维与文字语言完全等同起来。为此，心理学界曾展开过争论。其实，以此观点阐述抽象思维是可以的，但如果认为以文字语言为操作对象的思维活动就是思维的全部，那就有以偏概全之嫌了。因为抽象思维只是思维的一种形式，而非唯一形式。例如形象思维也是思维形式之一，在曾经的争论中，一些只承认抽象思维，反对形象思维提法的学者，把"语言是思维的物质外壳"这句话绝对化了。如今形象思维作为一种思维形式早已普遍为心理学界所接受，关于文字语言与思维形式的关系就未见再有争议了。

然而，文字语言与思维形式还有其他方面的关联和影响，不同的文字语言体系或多或少会与不同的思维形式有不同的相关性。例如，拼音文字与象形文字是不同的语言体系。拼音文字只是其所表征事物的符号，而象形文字则与所表征的事物样貌有直接或间接的联系。从文字构成的方式看，拼音文字更为抽象，象形文字更重现实。在这个意义上，使用拼音文字更接近抽象思维，而使用象形文字则接近形象思维。抽象的表达更需要逻辑作为骨架，形象的表达则更重丰富和美感。中华传统文化所应用的汉字属于象形文字，其造字法有"六书"之说，即象形、指事、会意、形声、转注、假借，六书的基础是象形。从中华文化的典籍看，叙述史实的篇章较多，例如有全世界独一无二的"二十四史"，而言说理论体系的篇章较少。这反映在思维形式上，或可表明古人使用形象、具象和无象思维较多。而由于具象、无象思维难以用语言表达，往往只能借助形象思维表达一二，故古籍中形象思维形式的体现较多就不足为奇了。

二、形象思维

形象思维操作的映象资料是表象。心理学术语中的表象，是指意识对于事物直接映象的回忆或想象，这种映象中的事物并没有被抽象为概念，而是保留了事物本身的形象特征，所以以表象作为映象资料的思维形式被称为形象思维。但表象也是意识抽象反映事物的一种方式，只不过抽象的程度小于概念。概念将事物抽象成为符号，表象则抽象为形象，故表象表征的形象并不是事物自身形象的全部，而只是一些基本特征。例如，脑海中想象苹果的形象时，其清晰、细腻和色泽艳丽的程度不会像真实看到苹果那样鲜明，大多数人脑海中的苹果表象都只是有大致的轮廓和色彩。因此，形象思维也有抽象性质，它仍然是间接认识事物的方式。

一般认为，形象思维在文学艺术的创作中最为多用，例如，文学家在小说创作过程中构思情节的时候，头脑中所运演的意识流往往并不是或不仅仅是语言概念，而是流动着的形象表象。文学家可以"看到"他所要描述的人物活动的情境，然后再将这些仿佛是看到的情节用优美的语言表达出来。同样，一些画家在绘画之前能在洁白的画布上"看到"他那尚未画出的画图轮廓，音乐家在谱曲的时候可以"听到"他那正在谱写的旋律。雕塑家米开朗基罗说他的工作只是"去掉多余的东西"，如此，工作时他头脑中当然已经具有想要雕塑出的作品的三维立体形象了。故表象有不同的类型，例如有视觉表象、听觉表象、触觉表象，等等。形象思维也可以因之划分为视觉思维、听觉思维等。其实，运用形象思维的不仅仅是艺术家，社会生活中的每一个体也都离不开形象思维。想想看，当你思念某个亲人或朋友的时候，脑海中不是会浮现出他或她的这样、那样的形象映象吗？当你布置新居之前，你难道不是预先就想象好了每件家具的具体位置吗？这些思念和预想所运用的就是形象思维形式。

如果探讨抽象思维形式与形象思维形式的关系，会发现形象思维或许是比抽象思维更为基本的思维形式。因为抽象思维所操作的概念其实也需要落实为语言的文字或声音表象，即文字符号映象的表象上，才能够进行运演，故抽象思维意识流中的映象本质上是符号表象。例如，苹果一词的文字或声音映象是其抽象思维概念的表象，而苹果本身形象的映象是其形象思维的表象。抽象思维、形象思维作为意识的反映活动，所运演的意识映象其实都是表象，只是二者表象的属性不同。在这个意义上，抽象思维可以看作运演符号表象的形象思维。所以，从思维运演的意象本质看，我以为形象思维形式比抽象思维更为基本。

在结束这一节的时候，略谈一下表象与物象的差别。物象是下一节所述具象思维形式的意象，这里先提出一下，以显示此问题之重要。只有一句话：表象是意识对事物感知觉映象的回忆或想象，故是对事物的间接意识映象；物象是意识对其自身构建事物的感知觉映象的呈现，即是感知觉产生过程的直接意识显象。正是因为物象与表象的不同，才区分出了形象思维与具象思维。

第三节　具象思维

本节介绍基于中华传统文化心理学思想而提出的具象思维形式。具象思维形式的提出，参照了现代心理学中抽象思维、形象思维形式划分的依据——思维过程所操作的意象属性，以此从学术理论的立论依据上承接了现代思维形式理论的观点与思路。在提出具象思维形式的理论之后，我和我的硕博士、博士后研究团队还对这一理论做了大约 10 年的科学实验，通过比较不同思维形式的脑电、肌电变化以论证具象思维理论的真实性。我们以"研究具象思维活动"的主题完成了三项国家自然科学基金课题、一项教育部博士点课题，均获得了较有说服力的结果，发表了多篇学术论文。2014 年，《具象思维理论构建与实验研究》获得了中国中医药学会颁发的科技进步三等奖。

完整陈述具象思维的理论体系与实验研究需要另写一本专著，本节的介绍仅以满足对移空疗法作用机制的理解为目的，故只是"述要"。为节省文字而又能提供比较系统和清晰的陈述，本节的介绍引用了若干发表过的论文和实验结论，再辅以简要的说明。

一、理论研究

正所谓"有意栽花花不发，无心插柳柳成荫"，具象思维理论的研究发端于20世纪80年代"气功热"时对"意守丹田"技术的研究。意守丹田是中华传统各家各派修炼方法中流传最广、最为常用的实修操作技术之一。按照中医理论，丹田是脐下一寸半之处的穴位。然而，中医的穴位无形无象，是虚指，仅指那个大体位置，并非指那里的皮肤或肌肉。于是问题来了，意守丹田守什么呢？无形无象之处，既形不成概念也形不成表象。换言之，意守丹田的意识活动既不能用抽象思维，也不能用形象思维，那该如何进行呢？经深入研究发现，其思维操作的本质是用意识诱导出丹田部位的某种感受，修炼者多称为"气感"。按中医气功理论，意守丹田的过程就是"意到气到，气到力到，力到技到"。而从现代心理学、生理学的视角看，则是心理作用于生理的过程。于是，具象思维理论的萌芽就此诞生。

如前所述，抽象思维所操作的意识映象是概念，形象思维所操作的意识映象是表象，而具象思维所操作的意识映象是物象。物象是具象思维理论中的核心关键词，我在发表的文章中首次使用这一术语，是在1988年第9期《自学》杂志刊登的《试论感觉思维》一文中，并将物象与概念、表象并列作为思维活动的操作对象。物象不是意识对事物表征的表象或符号等间接映象，那么，它是怎样的意象呢?

物象是意识对事物的直接映象，即意识对事物未经抽象、概括而产生的当下映象。例如，直接看到的色彩、听到的声音、嗅到的气味的映象就是物象。请注意，由于物象是直接映象，其产生过程就是意识自身操作感知觉活动的过程。故物象既是意识对感知觉活动的映象，又是意识自身操作感知觉活动的显象。简言之：意识的直接映象即是其自身显象，映象与显象合二而一，正如同透明组件制成的相机在呈现其拍摄照片的过程。因此，物象的发生具有生理和心理现象的二重性：在生理方面，即在"身"或"物"方面，感知觉是感官对于外界事物刺激的反应，强调的是感知体验过程；在心理方面，即在"心"或"意"方面，感知觉是意识对感官感知形成直接映象，强调的是意象产生过程。例如，对苹果产生的视觉、嗅觉、味觉等感知觉，一方面是眼、鼻、舌等感官受到苹果刺激的反应，另一方面又是意识对上述感官刺激反应产生的直接映象。反应与意象是同时在生理与心理两方面发生的不同接纳方式与过程：生理方面形成感觉，心理方面产生物象。感觉与物象的重合再加上抽象思维的参与便形成知觉。此外，物象还可以反向发生：即它不仅可以由外界事物唤起，还可以主观构建，即感知觉可以在没有外在刺激物的情况下由意识主动诱导产生。也就是说，具有生理与心理现象二重性的物象，既可以由生理影响心理而产生，也可以反过来，由心理影响生理而产生。故物象的发生是心身活动，而不仅仅是心理活动，它体现了心身、心物的一体观。这既是中华传统文化对心身、心物关系的既有认识，也符合当代认知科学的发展趋向。例如20世纪80年代具身认知理论的提出，就与具象思维有相通之处。

物象与形象思维中的表象有本质区别，但也有密切联系。二者的区别在于：表象是意识对感知觉活动所进行的抽象、概括的间接反映，属意识映象；但物象则是感知觉活动本身直接成象，是意识映象与显象的合一。二者的联系在于：表象是对物象的回忆或想象。由于物象是意识对事物的直接映象，一旦事物消失，物象即不复存在，无法贮存于记忆。为了尽可能贮存事物的直接映象，意识便对直接映象进行抽象、概括的加工，以形成可以进入记忆的符号或表象等间接映象。表象是对事物形象的间接映象，其清晰度小于物象，但能够进入记忆，用于形象思维运演。做个简单的比喻：走进公园，亲眼看到绚丽的鲜花形象即是物象，给鲜花拍个照片就是表象。离开公园，鲜花的物象就消失了，但其照片可以长期保存，还能用于剪辑加工。区分了表象与物象，也就区分了形象思维与具象思维。

为了简要和比较完整地呈现具象思维理论，以下先全文附上我于1991年首次发表在内部刊物《思维科学通讯》上的《论具象思维》一文（后收入1994年人民体育出版社出版的《禅定中的思维操作》一书）。虽然这篇文章问世已经有30多年，超越了四分之一个世纪，但其基本观点与我当今对具象思维的认识仍无违和。

然而有两点需要说明：第一，由于思维的概念在本书已有所调整，按调整后的概念，原文的第一段应该重写。但考虑再三，我并未做此修改。一方面，我希望使读者看到具象思维理论的真实发展历程。任何一种理论的出现都会有曲折的发展过程，具象思维理论自然不会例外。另一方面，原文第一段仍然认为思维是意识的反映活动，而本书的思维概念指出了思维既可以是意识的反映活动，也可以是意识的呈现活动，还可以是呈现与反映"二合一"的意识活动，故完全可以包含原文第一段的内容，与之并没有不能相容的冲突。第二，基于本书的思维概念和关于具象思维理论的实验研究结果，现已经认识到具象思维的物象实际上既是意识的显象也是直接映象，但原文对物象的表达还仅仅是意识映象。对此变化亦未加修改的缘由同上：现今对物象的认识并未否定先前，而是包容了先前，且更为准确充实。如果先前的观点被否定，我就不会不做修改而原汁原味地引用全文了。

论具象思维

本文在如下的意义上使用"思维"这一概念：思维是个体对其意识中的映象资料进行有目的加工（构建、运演、判别）的操作活动。此概念未包含无象思维。

所谓映象资料，指意识中可以察知的各种各样的因反映形形色色的事物而形成的主观信息。它们是思维的材料，是思维活动得以进行的媒介或凭借。根据各种映象资料与被它们所反映的事物之间的不同联系，大体上可以把它们划分为三类，即抽象的、形象的和具象的。抽象的映象资料是关于事物的概念，形象的映象资料是关于事物的表象，具象的映象资料是关于事物的物象。概念以词语为标志，表象是对事物的直观感知映象的回忆（记忆表象）以及在回忆基础上的加工（想象表象），物象即对事物的直观感知映象，即感知觉。

根据思维活动中所凭借的映象资料的不同类别，思维可以被划分为三种形式，即抽象思维、形象思维和具象思维，它们所凭借的映象资料分别是概念、表象和物象。这三种形式的思维既互相区别又互有联系，它们是总体思维活动的不同侧面。

本文旨在讨论具象思维，特别是高层次具象思维的形成过程，操作程序及其在理论与实践方面的意义。

一、具象思维的确立

为阐明具象思维是与抽象思维、形象思维并列的思维形式，须明确它的概念，追溯它发生发展的历程，且将它和那些与它相近的思维类型相区别。

（一）具象思维的概念

具象思维是个体对其意识中的物象资料进行有目的加工（构建、运演、判别）的操作活动。

物象是具象思维操作的媒介。意识中的物象资料依其自身的不同属性，可以划分为感觉的、情绪的和动作的；依其产生时的不同由来，可以划分为心源的和物源的；依其被意识运演的不同方式，可以划分为摹写的和想象的。与这些物象的种类划分相对应，具象思维也就有了种种类别。

感觉思维、情绪思维和动作思维是具象思维的三个分支，其中每一分支又有其各自的子系统，例如感觉思维便包括视觉思维、听觉思维，等等。在这三个分支的具象思维中，感觉思维是基础与核心，因为情绪体验往往取决于人对其机体内外环境的感觉变化，而人把握其动作，也往往凭借于对动作的感觉。具象思维的其他分类含义如下：心源的具象思维是由意识主观操作而发生发展的，物源的具象思维是对客观事物变化活动的反映；摹写的具象思维是连续摄影事物变化活动的形态，想象的具象思维则是意识对事物变化活动的形态进行主观的变革加工。

由于具象思维的每种划分均以其属性之一为依据，要全面地描述和把握一个实际的具象思维操作过程，便需要把各种划分组合在一起。在理论上各种组合可以是随意的，但在实践中常见的是三种组合，即物源的、摹写的具象思维，心源的、想象的具象思维和物源的、想象的具象思维。

本文认为，在这三种组合中，第一种属于低层次具象思维，第二、三种属于高层次具象思维，因为后两者实现了意识直接对于物象进行主观的变革加工。

（二）具象思维的沿革

思维发生学和思维发展心理学认为，无论是人类种系还是个体的思维发生发展过程，均要依次经历直观动作思维、具体形象思维和抽象逻辑思维三个阶段。

如此按思维发生发展的阶段性划分的三种思维类型，与本文所述的三种思维形式是大体相通的。从思维材料或媒介的对应联系看，直观动作思维可属于具象思维的一部分，而具体形象思维和抽象逻辑思维基本上就是形象思维和抽象思维。

直观动作思维又称感知运动思维、直观行动思维或动作思维，它是低层次的具象思维。在个体思维发展过程中，直观动作思维首见于三岁前的幼儿期。幼儿的直观动作思维是在行动中，在具体生活情境即客观事物的变化活动中进行的，一旦感知与动作中断，思维即行终止。故这种思维的材料或媒介即是对事物的感知觉以及手、眼等肢体器官的运动，也就是感觉物象与动作物象，因此它属于具象思维。由于直观动作思维不能脱离客观事物的变化活动，也不能以意识去主观变革思维中的物象，它只是物源的、摹写的具象思维，即低层次具象。

思维发展心理学指出，直观动作思维有两个发展方向：一是逐步消退，逐渐让位于儿童期的具体形象思维，之后再继续发展为抽象思维；二是走向成熟，逐步发展为成人期的高度发达的直观动作思维，或称技术思维、操作思维、实践思维。成人期高度发达的直观动作思维虽然在熟练程度和深度广度上远远超过了幼儿期的同类思维，但它仍然是物源的、摹写的具象思维，在思维形式的层次上并没有提高。

本文认为，直观动作思维还有另外一个发展方向，即向高层次的具象思维迈进，发展演变为心源的、想象的具象思维及物源的、想象的具象思维。除少数独具天赋者之外，这个发展方向对于大多数人来说是潜在的，但在学习和掌握了基本的操作程序之后是可以实现的。有关的操作程序将在下一节探讨，这里仅指出，向高层次具象思维迈进的发展方向在本质上符合直观动作思维内在的、欲主观驾驭物象变化活动的发展趋势。这一发展方向的实现对具象思维形式的确立至关重要，只有实现了高层次的具象思维操作，才能够按思维目的的要求对物象进行主观的变革加工，具象思维才足以作为一种独立的思维形式与抽象思维和形象思维并驾齐驱。

（三）具象思维的鉴别

1. 具象思维与直观动作思维：已如前述。

2. 具象思维与具体思维：具体思维是具体形象思维的别称，它的思维材料或媒介主要是表象，故属于形象思维范畴。

3. 具象思维与形象思维：二者从概念上不难区分，但在具象思维未曾确立时，属于具象思维的许多内容大都被划归于形象思维之中，故造成形象思维的内涵过于庞杂，概念不够清晰和准确。这种情况已经对思维的科学研究构成障碍。因此，将具象思维独立划分出来，明确它与形象思维的界限，实在非常必要。

区别具象思维与形象思维的关键在于区别物象与表象。物象是感知觉本身，它与物质现象的变化活动有直接关联，而表象是意象或心象，是"纯粹的"精神现象的变化活动。一些心理学文献把梦境中的景象看作"逼真的表象"，这就是混淆了物象与表象。梦境的景象由真实的感知觉构成，而并非由对感知觉的回忆或在此回忆基础上的加工构成，故梦境是物象并非表象。正因为如此，梦境中的情人可以依偎在一起，而回忆和想象中的情人却依然远在天边。

二、具象思维的操作

低层次的具象思维操作，即幼儿期与成人期的直观动作思维操作，易于把握且在许多心理学文献中已经涉及，本文不再赘述。这一节主要探讨高层次的具象思维操作。

上一节曾指出，对大多数人来说，虽然高层次的具象思维能力是潜在的，然而经过学习便可以实现。这是因为，高层次具象思维的雏形在日常生活中广泛存在。例如，睡眠中的梦境即是心源的、想象的物象运演过程，尽管这种物象运演是无意的、无目的的，尚不是思维；然而许多人也做过"清醒的梦"，即自知自己在做梦的梦，在这样的梦境中，便有可能在某种程度上有意和有目的地操作其中的物象，因而也就在某种程度上实现了高层次的具象思维操作。在觉醒状态下，视觉后象，无论是正后象还是负后象，均表明即使是物源的物象，也有其主观生灭的过程；在这个意义上，它们带有心源的、想象的成分，包含着少许高层次具象思维操作的因素。在气功态、冥想状态以及一些宗教体验中产生的种种幻觉大都是心源的、想象的物象，训练有素的练功者或信徒可以在相当程度上以意识主观操作这些物象，这已经是在不自觉地运用高层次具象思维操作了。另外，精神病患者、吸毒者所出现的幻觉也多是心源的、想象的物象。总之，说几乎人人都具有潜在的然而是呼之即出的高层次具象思维操作能力，是言之不虚的。

如何呼唤这种潜在能力，使它破土而出呢？方法是学习和掌握必要的操作程序。高层次具象思维操作的基本程序包括构建物象和运演物象两个步骤，以及贯穿于这两个步骤始终的判别物象。以下在介绍这两个步骤、三项内容时附有一个具体例子，这是一个心源的、想象的感觉思维操作过程，是比较容易实现的高层次具象思维操作。把握了这个例子，便可举一反三，把握其他的高层次具象思维操作。

（一）构建物象

物源的物象一般容易构建，无须有意操作，下意识即可完成。心源的物象则大都需要一个包括如下环节的操作过程。

1. 设立中介意念：此处意念的含义是有指定意义的思维片段。为构建心源的物象，往往需要在意识中首先设立一个抽象或形象的意念作为中介，它常常是一句短语或一帧情景表象。

本文的例子是：有位先生感到周身燥热，准备以感觉思维操作的方法使自己凉爽。他应做的第一步，即是在意识中设立一个能够诱导出凉爽感觉的中介意念。他可以采用"周身凉爽"的短语，或想象他自己站在海岸边的礁石上，凉爽的海风迎面吹来的景象。现假定他选用了后者。

2. 诱导物象产生：这是构建物象的关键环节，即借助已经设立的中介意念去诱导相应的体验，也就是以词语概念的意义或情景表象的意境为媒介，引发出所需要的特定感受。

在本文的例子中，那位先生在想见了自己站在岸边礁石上为海风吹拂的景象之后，便应借助于这一情景表象的意境去诱导身体被海风吹拂的感觉。一旦凉爽湿润、心旷神怡的感觉（伴随着情绪）油然而生，这一步就完成了。

3. 舍弃中介意念：物象既已建立，中介即须舍弃。非此则不能使意识直接把握物象，而仍须以概念或表象作为过渡，那就是未曾步入具象思维的大门，而只在门边徘徊。本文例子中的那位先生在获得了凉爽感觉之后，即应把那帧想象中的海边图景忘掉，让意识直接和完全沉浸于凉爽的感觉之中，如此才利于对它进行进一步的加工。

（二）运演物象

运演物象是对已经建立起来的物象进行变化加工的过程，它是一切具象思维，包括高层次和低层次具象思维操作的主要内容。但高层次具象思维是以意识主观变革物象，而低层次具象思维则是通过变更客观事物的变化活动而变革物象。运演物象的内容是无限丰富的，但就其操作的基本领域而言，不外对物象的时空运演和属性运演两个方面。

1. 物象的时空运演：物象的时间运演是延续或中断物象的每一个变化状态，乃至延续或中断物象变化的全过程。物象的空间运演包括确定物象的方位，扩大或缩小它的范围，旋转它的角度，使它做种种运动，等等。

在本文的例子中，那位先生把凉爽的感觉从前胸扩展至后背，从体表深入于体内，属物象的空间运演；而他延续或中止全身或某一局部的凉爽感觉属物象的时间运演。

2. 物象的属性运演：这包括质和量两项。运演物象的质的属性，即变革它的规定性特征，使一种物象演变为另一种类。运演物象的量的属性，是指增减它的强度，改变它的程度等。

本文例子中的那位先生在增加或减弱凉爽感觉的强度时，是对物象的量的属性做了运演。如果他变凉爽的感觉为其他感觉，如柔滑感，便是运演了物象的质的属性。

（三）判别物象

判别物象的操作贯穿于具象思维的全过程，它对构建物象和运演物象起监督控制作用，以保证整个思维进程按预期的具体目的发展。判别物象与思维的目的性直接相关，涉及思维的深层本质，本文注重探讨具象思维的形式，故仅介绍它的操作内容。

判别物象的操作内容即根据思维目的的要求，限定构建物象和运演物象两个步骤的方向、规范、规模、进度。它具体落实于这两个步骤之中，而又超越于它们之上，对它们实行全面驾驭。

在本文的例子中，那位先生无论是在诱导凉爽的感觉产生时，还是在对已产生的凉爽感觉进行扩展收缩、增强减弱的再加工时，均时时以他心目中所向往的凉爽状态为标准，直至他如愿以偿。

三、具象思维的意义

具象思维的确立和实现在理论与实践双方面均有重要意义。

（一）理论意义

具象思维开拓了认识心物关系（本文尤指心身关系）的新视野。它对于心如何作用于物，精神现象如何作用于物质现象提供了心理学的理论基础及操作程序。

具象思维即意识对感知觉进行有目的的加工操作。它首先需要人们对感知觉有新的认识角度。以往的心理学和哲学主要是将感知觉作为意识对直接作用于感官的物质现象变化活动的反映来研究，而很少从意识主观操作方面去探讨感知觉的发生与发展。虽然心理学和精神病学等学科对这种现象已经有所观察，但由于未曾转换认识角度而对它们的理解有所局限。例如所谓幻觉，被认为是"一种没有现实刺激物作用于相应感受器官而出现的一种虚幻的感知体验"，这即是把实际上是心源的物象仍从物源的角度去观察而做出的结论。倘如明确这些感知觉是心源的，就无所谓"幻"了。

物象即感知觉，它是具象思维理论中的一个核心概念。具象思维理论认为，物象是心物的结合体。作为物本身的形态，它有物的一面；作为意识中关于物的可察信息，即"象"，它又有心的一面。物象的两面性决定了它的发生发展有两个显著特点：第一，它可以源于物，也可以源于心；它既可以为物质现象的变化活动所操纵，由物及心，又可以为意识的主观调控所驾驭，由心及物。第二，它的任何发展变化必然同时既是精神现象的又是物质现象的，是心物变化活动的重合与统一。对物象的这种认识是具象思维理论的基点，也是对以往感知觉理论的补充。

此外，作为一种独立的思维形式，具象思维在认识论上有一定程度的世界观意义。任何独立的思维形式都具有这种意义，因为当人们以不同的思维形式去认识世界时，世界呈现于意识中的是它的不同层面。抽象思维发掘世界的本质规律，形象思维展现世界的形态情境，而具象思维所给予人们的是对于世界的体验与感应。远古的人类是以具象思维为主的，受这种思维形式的影响，古代文化，特别是古代东方文化，具有浓重的体验与感应色彩。那些文化中的精髓往往并不是以抽象或形象思维所能完全把握的，这便是它们显得神秘的重要原因之一。应该说，只有以古人的思维形式和世界观去理解古人的文化，才可能通晓其奥义。

（二）实践意义

具象思维理论可在如下的学科领域中应用于实际。

1.心理学与医学：具象思维理论能够比较圆满地说明心理暗示的心理操作机制，故可以应用于生物反馈技术、催眠术、心理咨询和心理治疗，从而对精神医学、心身医学、行为医学有所助益，可望开阔诊断思路，改进治疗方法。具象思维的世界观意义对学习和研究中医学有一定启示作用。中医学是古代东方文化的一部分，它的基本理论的形成与人对大自然的体验与感应有密切联系，故对它的把握除了需要抽象思维和形象思维之外，也离不开具象思维。

2. 文艺与体育：艺术家在创作过程中不但大量运用形象思维，而且运用具象思维。他们往往需要再现出真实的感觉、情感，入于其中而进行创作。演员进入角色的过程可以说是完整的具象思维操作过程。故具象思维理论对于探讨文艺创作的心理过程有独特意义。在体育运动中，运动员可以应用具象思维操作的训练方法增加力量，克服失误，协调和统一心身。我国传统武术中的许多项目都很重视这种训练方法的应用，并积累了丰富的经验。

3. 宗教与文化：各式各样的宗教体验是宗教信仰得以成立的重要基础，而宗教体验的产生与具象思维操作有密切关系。如能应用具象思维理论科学地阐释宗教体验产生的心理过程，将有助于科学地认识和研究宗教。在文化方面，如前所述，古代文化特别是古代东方文化的形成受具象思维形式影响较大。然而现代人特别是西方人，习惯于主要以抽象思维形式去认识一切。故古今观念的差异，东西方文化的区别，除其他原因之外，与各自所应用的思维形式不尽相同有关。具象思维理论或可在这些差异和区别的鸿沟上架起一座桥梁。

4. 气功与潜能开发：具象思维理论能够阐明气功

态的各种感觉、情绪与自发动作是如何被意念操作而产生和发展的，故可以有效地指导人们去把握这些气功现象。这对于学习和研究气功，防止和纠正气功偏差均十分重要。人体潜能的开发与具象思维直接有关，具象思维能力本身即属人的潜在能力，且它的开发应用还可能成为发掘其他潜能的基础。目前有所争议的一些人体特异功能现象，如从具象思维角度研究，会有新的见解。

具象思维还可应用于教育、军事等学科领域。总之，它的用武之地非常广阔。对具象思维进行深入的研究是有价值的、必要的，这项事业将启迪人们的心灵并直接造福于社会。

以上全文中"二、具象思维的操作"中的"（三）判别物象"节段，有这样一句话："判别物象与思维的目的性直接相关，涉及思维的深层本质，本文注重探讨具象思维的形式，故仅介绍它的操作内容。"在此对这句话做一些解释：其中所说的"思维的深层本质"是指抽象、形象、具象思维形式的深层关系。实际上，这三种思维形式并不能截然分开，在深层次上是联系在一起的。从物象的引导过程中设立中介意念、诱导物象产生、舍弃中介意念的步骤中就可以看出它们的联系。判别物象需要对物象进行鉴别、比较和确定，其操作显然包含有抽象思维的因素，也就是包含认知因素，而认知就是抽象、概括，虽然在判别物象的运演过程中，认知未必表达为概念。此外，按普通心理学的划分，人的心理活动过程包括知（认知）、情（情感）、意（意志）三大内容，思维活动属于"知"的范畴。但这里判别物象的意识操作过程实际已超出其范围，而涉及了"意"的范畴。由此也可以看出，人的心理活动过程本质上是统一的，是完整而不是零碎的，各种活动内容和过程划分都有相对性，只是为了说明和理解不同的问题。

具象思维的理论研究还在继续进行，还需要不断发展。近年来，我团队的相关理论研究主要是梳理、归纳、总结物象形成的心理过程。待更深入的研究结果出现，具象思维理论会得到进一步的补充和完善。

移空疗法中移空技术静态作业阶段对靶症状建构象征物、承载物，以及动态作业中清洁与置放、初始移动、可见移动的操作流程，就体现出了这一方面研究的阶段性成绩。在临床应用移空技术的过程中，引导和带领来访者进入具象思维状态，对取得良好的疗效至关重要。虽然移空技术的上述操作流程在来访者处于形象思维状态时也能完成，但疗效无法与其处于具象思维状态时相比。移空技术初学者与有经验治疗师的疗效差距，往往就在于带领来访者从形象思维进入具象思维的能力。

二、科学实验

对具象思维开展现代科学的实验研究是在具象思维理论提出之后，大约开始于15年前。迄今为止，立项并完成的从国家级到大学院校级别的大大小小的相关科研项目有二十余个。为了集中和简要介绍关键的实验成果，避免罗列冗长的数据、表格，使阅读较为轻松，以下以综述的方式统一介绍我的科研团队已经完成的主要实验项目的思路与结论。介绍中所涉及的科研资料主要来自2007～2012年间完成的4项级别较高的研究课题，它们分别是：《气功锻炼中具象思维的脑电地形图及相关的生理心理特征研究》（高等学校博士学科点专项科研基金，项目编号20060026006）、《少林禅修功夫内外双向设计的生理心理实验研究》（国家自然科学基金，项目编号30772846）、《禅修技术探寻"治未病"新法的生理心理特征研究》（国家自然科学基金，项目编号30973781）和《基于意境作业诱发

ERP 的具象思维养心安神机制研究》（国家自然科学基金，项目编号81150038）。围绕这些研究课题，已经发表了数十篇学术论文，包括博硕士与博士后毕业论文十余篇。

从以上研究课题的题目中也可以大致看出，具象思维形式的探索内容主要来自中华传统文化，特别是来自对传统中医气功和佛家禅修技术的研究。如前所述，这一思维形式的提出最早起源于对中医气功修炼中"意守丹田"操作技术的探索，从而发现传统修炼技术的"意守"并不是心理学上的"注意"。它所需要唤起的，不是对丹田的部位或特点的认知（实际上那里什么都没有，只是虚拟的位置），而是对那里或在那里的感受。故"意守"的正确操作需要使用区别于抽象思维、形象思维的思维形式才能完成，于是产生了探索其他思维形式的研究方向。

以上研究课题主要通过比较不同思维形式在思维过程中的脑电、肌电变化，论证具象思维是一项独立的，可与抽象思维、形象思维并列的思维形式。下面简要介绍二则科研检测过程的实例，以展示基本的研究思路。

（一）实验一

实验一旨在通过检测不同思维形式的脑电地形图特征，探索具象思维是否是一种可以与抽象思维、形象思维并列的独立思维形式。此实验设计了若干个思维主题，培训受试者分别用抽象、形象、具象思维形式逐一思考每一个思维主题，同步记录受试者思考过程的脑电地形图，而后进行统计分析。

所设计的思维主题之一是："我右手的食指正在肿胀。"对这个思维主题的实验检测流程是：首先让受试者用抽象思维形式思考这个思维主题，即默念这 10 个字组成的句子，默念过程中记录该受试者的脑电地形图。休息片刻后，让该受试者用形象思维形式思考这个思维主题，即想象自己右手食指正在肿胀的画面，想象过程中记录其脑电地形图。再休息片刻后，让受试者用具象思维形式思考这个思维主题，即感受自己的右手食指正在肿胀，感受过程中记录其脑电地形图。受试者在之前的培训中已被叮嘱尽量保持思维形式的单一性，即抽象思考时脑海中尽量不出现画面，食指不出现感觉；形象思考时脑海中尽量不出现词语，食指不出现感觉；具象思考时，脑海中尽量不出现词语和画面，只体会感觉。数十名受试者均采用同样的实验检测流程，完成同样的思维操作程序和脑电记录过程。所有的受试者均逐一完成了所设计的全部思维主题的实验检测流程。

上述实验检测完成后，研究人员对检测结果进行了频带分布、绝对功率以及频率三个方面的比较与分析。以下的分析数据来自上述举例的思维主题。其他思维主题的数据变化趋势与此主题类似，不再一一叙述。

1. 频带分布

（1）对每一个思维主题中三种思维形式进行比较，发现在 θ 频带，三个思维主题的具象思维形式分别与形象思维形式和抽象思维形式均有明显的差异（$P < 0.05$，$P < 0.01$，$P < 0.001$）。

（2）对不同思维主题中同一种思维形式进行比较，发现六个频带（δ、θ、α1、α2、β1、β2）三个思维主题的具象思维形式之间、形象思维形式之间、抽象思维形式之间，分别进行两两比较，均无显著性差异（$P > 0.05$）。

（3）对三个思维主题中三种思维形式进行比较，发现 θ 频带和 α1 频带，三种思维形式均有显著性差异（$P < 0.05$，$P < 0.01$，$P < 0.001$），三种思维形式并列，而无线性交叉，界限清楚。

2. 绝对功率

在绝对功率值的比较中，三种思维形式表现出显著不同，分布呈明显的分离状态，以具象思维形式的功率最高，抽象思维形式次之，形象思维形式最低。具象思维形式在 FP1、F7、T5、Pz 的功率偏高；抽象思维形式在 T5、FP1、F7、Pz 的功率偏高；形象思维形式在 T5、Pz 的功率偏高。三者的低功率点集中在 F8、T6。

3. 频率

在频率的比较中，三种思维形式间均有显著性差异（$P < 0.05$，$P < 0.01$，$P < 0.001$）。具象思维形式的优势频率集中在 14.25 ～ 14.50Hz，形象思维形式的优势频率集中在 13.75 ～ 14.00Hz，抽象思维形式的优势频率在 14.75 ～ 15.00Hz。

4. 结论

综上得出如下研究结论：三种思维形式中，具象思维形式的操作强度最大；具象思维形式和抽象思维形式在左前额区（FP1）、左前颞区（F7）出现高功率现象；α1 频带在左中央区（C3），具象思维形式呈现去同步化；具象思维形式的优势频率集中在 14.25 ～ 14.50Hz，属 β 波；具象思维形式在 FP1、C4、F7 高频率，在 C3、O2 低频率。故具象思维形式、形象思维形式、抽象思维形式之间相互独立，具象思维形式是独立于形象思维形式和抽象思维形式之外的思维形式。

（二）实验二

实验二旨在通过检测不同思维形式的肌电特征以及关联肌电与脑电的检测信息，探讨具象思维与抽象思维、形象思维各自在心身关系方面的特征。

此实验设计了与实验一不同的若干思维主题，其中之一是："我右脚心的外侧被叩诊槌从后向前划了多次。"在实验检测过程中，所有受试者完成对此主题的抽象思维、形象思维、具象思维的操作程序同实验一，但检测指标是右小腿胫骨前肌和趾长伸肌的表面肌电。实验完成后，研究人员首先对肌电信号波幅的强度、偏度和峰度系数进行了分析，之后分析了不同思维形式的肌电信号与脑电信号的协同关系。

1. 波幅强度

抽象思维、形象思维与安静态比较，波幅均值小于安静态，波幅的标准差和极差均大于安静态，但各指标均未显示出统计学差异。具象思维与安静状态相比较，波幅均值大于安静态，然无显著性差异；但波幅的标准差存在显著性差异（$P < 0.01$），极差存在极显著性差异（$P < 0.001$）。

2. 波幅偏度

抽象思维、形象思维与安静态比较均无显著性差异。具象思维与安静态比较有显著差异（$P < 0.01$）。

3. 波幅峰度

抽象思维、形象思维与安静态比较均无显著性差异。具象思维与安静态比较有显著差异（$P < 0.01$）。

其他思维主题的肌电数据变化与思维主题一的趋势很相似。

4. 结论

表面肌电信号分析结果表明，与安静态相比，具象思维时肌电波幅强度波动较大，波幅分布与安静态相比更为离散，有显著性差异。抽象思维或形象思维时肌电波幅强度波动不明显，波幅分布与安静态波幅分布相似，无显著性差异。故具象思维的肌电活动特征不同于抽象思维或形象思维，构成特异性。

（三）脑电信息与肌电信息的关联分析

这一步分析是将实验一与实验二的结果进行关联思考的结果。实验一已经从脑电特异性上论证了具象思维是独立于形象思维和抽象思维之外的思维形式。实验二又提出了具象思维的肌电特征不同于抽象思维和形象思维，更进一步论证了具象思维的独立性。

从思维主题的设计看，脑电信号是心理活动的反应，而肌电信号是生理活动的反应，具象思维活动能够直接引起肌电信号的变化，说明了心理与生理的相关性、同步性，以及心理直接作用于生理的可能性。抽象思维和形象思维作业时，生理与心理指标的同步变化不明显；而具象思维作业时，控制肌肉运动状态的神经电流活动明显，心理和生理指标发生了明显的同步改变。如此可以说明，抽象思维和形象思维是心理活动，而具象思维是心身活动，是以心身合一为特征的独特思维形式。

以上，实验一通过脑电检测论证了抽象思维、形象思维、具象思维是三种各自独立的思维形式；实验二通过肌电论证了具象思维是心理生理联动，因而是心身合一的思维活动。可以说，这两个实验为具象思维形式的确立奠定了现代实验科学基础。

在上述已往的实验过程中，曾设计完成了同一思维主题的脑电、肌电同步检测方案，技术上的困难已经克服，但终因实验经费有限，实验仪器的提升难以到位而未能实现，故感到很遗憾。以上实验一、实验二的关联思考与分析虽然也能论证具象思维的心身统一性，但终不如二者同步检测更有说服力。望对此项研究有兴趣、有能力的学者能够实施为盼。

三、具象思维与具身心智

探讨具象思维与具身心智的异同是一个很有意思、很有深度的课题，因二者在一定程度上展示了东西方怎样在各自的视角上探究人类的意识活动。虽然此课题不是本书探讨的主旨，因此这里不做展开，只做简要提示，但做这个提示很有必要，遇此传统与现代、东方与西方研究高级意识活动的交叉点，且二者问世的年代还很相近，放过着实可惜。

"具身心智"也称"具身认知"，尽管这两个术语的确切含义似乎不甚清晰，但对它的研究代表了 20 世纪 80 年代在西方认知科学领域逐渐兴起的第二代认知科学研究思潮。在质疑二元论、倡导一元论的前提下，其核心观念可以表述为心智的具身性、情境性和生成性。例如广州大学心理系叶浩生先生认为："具身"是当代心理学和认知科学领域的热门话题，其基本含义是指认知过程对身体的依赖性，但如何精确地理解"具身"，尚存在不同解释。经典认知科学主张"非具身"，认为认知是一种信息的表征与加工，本质上与承载它的身体无关。"弱具身"强调了认知对身体的依赖性，但认为认知的计算和表征功能并无此依赖。"强具身"则主张认知是被身体作用于世界的活动塑造出来的。具身的性质和特征表现在 4 个方面：①身体参与了认知，影响了思维、判断、态度和情绪等心智过程。②人们对于客观世界的知觉依赖于身体作用于世界的活动，身体的活动影响着关于客观世界表象的形成。③意义源于身体，抽象的意义有着身体感觉—运动系统的基础。④身体的不同状态倾向于造就不同的思维和认识方式。

具象思维是 20 世纪 90 年代从中华传统文化的中医领域提出，是在心身合一哲学认识论基础上对思维的概念与形式做出的一种拓展，提出了思维发展进程的新方向和路径。具象思维与具身认知相似之处在于，二者都强调心身关系密不可分；但在心身的相互作用的方式、主次关系上，强调的侧重又有很大不同。

具身心智的研究强调认知过程对身体的依赖性，即研究意识活动如何受制于身体活动，其研究强调人的认知过程不仅是抽象的符号加工，而且是人本身和环境的互相作用结果，人本身和环境是心智活动两个相互作用的重要因素。但具象思维，尤其是高层次的具象思维，强调的是意识活动如何能驾驭身体活动，即研究心理活动如何在一定程度上主动塑造和改变生理反应，突出的是意识活动的主观能动性。故二者的研究方向与思路上有很大差别：就身心关系而言，具身心智强调意识活动的被动性，具象思维强调意识活动的主动性。

放长远看，具象思维和具身心智的研究都在积极推进，在各自的方向上都有广阔的尚未开垦的处女地，也都有长处和不足。具身心智的研究涉及意识活动的方方面面，已经使心理学界对心身关系的认识产生了颠覆性的改观。然"具身心智"或"具身认知"的释义尚不很清晰，各种观点虽有交叉沟通，但尚缺乏统一的含义界定。有研究者因此认为，围绕这一议题所开展的研究，"不能成为一种理论，而仅能称为一种研究纲领"。具象思维理论则在意识活动的思维领域提供了一个探索心智发展的有针对性的新视角，且提出了"双向设计、关联检测、相互释义"的方法来设计实验。从已经完成的实验结果看，具象思维是一种对心身的直接经验进行加工的思维形式，对于心身一体前提下心如何作用于身、心理如何作用于生理，提供了理论依据与具体操作技术。但此理论尚需进一步完善，在实验研究上有进一步深入的余地，具身心智所采用的一些实验方法也可以借鉴。

第四节　无象思维

按本书的思维概念，无象思维不是意识对外在事物的反映活动，而是意识显示自身操作的呈现活动。由于意识是完全"透明"的，故其呈现自身活动时没有意象可以表征，名称中"无象"的含义即是指思维过程没有意象出现。前面也已经说过，本书使用"意象"一词，包含意识映象和意识显象双重含义。故原则上，无象思维应该是指思维过程既无意识映象也无意识显象的思维活动。但若按心理学教科书上的思维概念或定义，意象仅指意识映象，那无象思维就仅指思维过程不产生意识映象的思维活动。所以，按不同的思维概念，无象思维这一名称的内涵并不一致，且关键在于意象一词的内涵究竟如何。

本节使用无象思维这一名称，除了考虑作为思维形式划分基本依据的意象属性之外，还考虑到了如何使源于中华传统文化的思维形式命名与现代心理学的相关术语有所联接。对心理学感兴趣的人们大都知道，现代心理学史上曾有过名噪一时的关于无意象思维的争论。那场持续多年的争论可以说明，对没有明确意象的思维活动或思维形式的研究早已有之，本书提出无象思维的概念并非空穴来风。那场历史争论的焦点，其实就是如何认定思维过程中的意象：鲜明的意象存在自然不难认定，但模糊的、不清晰的、难以确认的意象，是否还算是意象？这一争论中的意象概念内涵与本书所提出的虽然有所不同，但都是在讨论思维过程中意象的不同属性，以及如何依据意象属性的差异划分思维形式的问题。于是，本节就借用"无意象思维"的术语，缩减为"无象思维"作为思维形式的名称，以期心理学界的同仁或可由此回忆起历史上关于无意象思维的争论，从而提起了解无象思维理论的兴趣。从以下论述可以看到，出自中华传统文化的无象思维与心理学史上的无意象思维所研究的虽然是同一个方向，但在视角、观点、方法、结论上又有明显差别。

一、无意象思维

正所谓温故而知新，学习和研究相关的历史，会有助于深刻地理解与其关联的现实。以下先对心理学史上关于无意象思维的研究和争论做一简要回顾，再进一步探讨本节提出的无象思维。

在心理学史上，有一场长达 15 年之久的关于无意象思维是否存在的争论，那场争论曾吸引了当时世界上许多著名的心理学家，从而促进了对无意象思维的研究。虽然那场争论以没有圆满结论而告终，但它的影响深远。无意象思维的概念和理论因此青史留名。

那场争论大约发生在 20 世纪初，当时对无意象思维做出开拓性研究的是以德国心理学家屈尔佩（Oswald Külpe，1862—1915 年）为首的符兹堡（Würzburg）学派。这个学派提出了在思维过程中存在着无意象思维的学术观点。提出这一观点的依据是实验，比较著名的是马尔伯（Karl Marbe，1869—1953 年）与瓦特（Henry Jackson Watt，1879—1925 年）的两个实验。1901 年马尔伯做了重量判断实验，他先后给受试者两个重量不同的物体，让受试者判断哪一个更重，并报告判断的意识活动过程。实验结果说明，在比较物体轻重的过程中，受试者虽然也有意象，但这些意象与判断并无关系。做出判断所依据的意识活动内容受试者报告不出来，因为察觉不到。于是马尔伯认为，思维中存在着无感觉、无意象的意识内容。这些内容包括怀疑、犹豫、期待、坚信，等等，模糊不清、难以捉摸的意识经验，马尔伯称为"识态"，即"意识态度"。1904 年瓦特做了词语联想实验，他给受试者一个词语作为刺激词，让受试者答出从属于这个词语的下属词或这个词语所从属的上属词，并让受试者报告词语联想时的意识活动过程。例如，从"房"这个词想到"门"，从"树"这个词想到"枝"；或者反过来，从"门"想到"房"，从"枝"想到"树"，等等。实验中从接受刺激词到想出反应词之间，受试者的感觉、意象内容的意识活动没有什么可以报告。瓦特认为，这是由于受试者在实验开始之前已经了解了任务的要求，意识中已经确立了按任务要求进行反应的"心向"，即"决定倾向"。一旦给予了刺激词，这一预先的心向便可使受试者立即答出正确的反应词，而无须其他可以觉察的意识活动。除了这两个有代表性的实验之外，这个学派还提出了思维中存在的"关系的基本过程"也是无意象的。所谓"关系的基本过程"，是指"假如""和""但是"等概念出现在意识中时发生的意识感受。由此可见，符兹堡学派提出的无意象思维是以识态、心向和对事物间关系的意识感受作为思维活动的操作凭借和内容的。对符兹堡学派的无意象思维学说持否定态度的是构造主义学派的心理学家冯特（Wilhelm Wundt，1832—1920 年）和铁钦纳（Edward B. Titchener，1867—1927 年）等，他们认为符兹堡学派的实验方法不可靠。例如冯特认为用内省的、自我观察的方法来研究思维活动这样的高级心理过程是靠不住的，也反对思维过程中存在无意象内容的观点。与冯特不完全相同的是，铁钦纳接受了符兹堡学派的某些实验方法，例如分阶段做自我观察的方法，只是不同意符兹堡学派的结论。他认为内省的方法虽然不够可靠，但是通过严密控制的自我观察，还是可以得出一些正确意见。于是，经过他自己的实验，他得出结论说：“所有报告都表明了同样的特征：视觉表象（不论是形象的还是符号的）、内部语言、动觉表象、器官感觉，没有任何无表象成分的迹象！”至于“关系的基本过程”，铁钦纳认可是一种意识状态。铁钦纳在他的名著《心理学教科书》中说：“例如，问受试者‘伦敦之于英国就像巴黎之于——？’或‘眼睛之于脸就像湖泊之于——？’要求其根据前一对词得出的关系回答这些问题，然后提出对全部经验的内省说明。所得的结果可以分三类：在指导语的压力下无须任何关于关系的意识就能填写；转移的关系可能由视觉表象或内部语言所传递；最后，这种关系也可能不带有任何形象成分而仅仅作为一种‘无表象思维’在意识中存在。然而从这些结果得到的结论是：‘对关系的感受和对感觉质的感受是同等级的，每一关系感都是一种简单质。’”他还认为，识态，即意识态度，是可以分析的，那些模糊不清的期待、犹豫等意识态度最终都可以还原为各种各样细微的动觉或机体觉。如此，铁钦纳完全排除了思维过程中的无意象内容，得出了无意象思维不存在的结论。

如前所述，那场争论以没有得出清晰的结论而告终。至于为何难有结论，我个人的看法是：无论是符兹堡学派还是构造主义学派，二者实验中认定的思维活动都属于意识的反映活动，尚未涉及意识的呈现活动。故所有实验的思维活动所操作的对象都是意识映象，且以意识映象之有无来判定思维形式的有无。然而，事物的从有到无或从无到有往往都采取渐进的逐级变化方式，甚至可能采用犹如"无级变速"汽车换挡一样的无痕对接方式，分辨不出变化的层级。在心理活动过程中，意识对意识映象的分辨能力是有限的，并有很大的个体差异，指望受试者能够清晰地分辨出意识活动中的每一帧意识映象确实不大可能，更何况符兹堡学派和构造主义学派对意识映象概念的内涵认定还不一样。例如，符兹堡学派认为对"心向""关系"等意识经验的感受不属于意识映象，但构造主义学派则认为那些意识经验应等同于意识映象。如此南辕北辙的评价标准，怎么可能得出统一的实验结论呢？

此外，我认为美国心理学家加德纳·墨菲（Gardner Murphy，1895—1979 年）和约瑟夫·柯瓦奇（Joseph K. Kovach，1929—2016 年）著的《近代心理学历史导引》一书对于无意象思维争论的评价言之有理，书中说："还可以说几句话作为对符兹堡运动总体的评价。态度和定向的概念已经大大影响了全部心理学。虽然对于决断和思维进行实验研究的努力很明显是适宜的，但是新的研究并没有提供合乎理想的方法。甚至关于简单的感觉、表象和情感，也已经证实很难从内省法得到无可辩驳的佐证。……内省法在勾画心理活动的主要轮廓方面可能是适用的，但作为一个精密工具就不够了，它的作用似乎有一定的范围，超出这个范围，要把握思维的细致微妙而又迅速变化的过程就无能为力。"简言之，该书认为，未得出清晰结论是囿于实验方法的局限。

二、无象思维

本节探讨的无象思维，主要出自对中华传统各家修炼技术和移空疗法的思维形式研究。按本书的思维概念，无象思维是思维过程中不产生任何意象（包括意识映象或意识显象）的思维活动。因此，在无象思维活动过程中，脑海中只可能是一片持续的空白，或者用心理学术语表达，称为心理空境。然而，这样的表达也并不准确，因为一片空白的心理空境也可以被看作是一种意象，一种特定的意识映象或意识显象，真正的无象思维过程应该连脑海中的空白状态都没有，只有为解决问题而进行努力的全无表征的意识经验。然而，本节所介绍的无象思维均以心理空境为起点，故理论上还不是彻底的无象思维。本节不介绍或讨论彻底的无象思维。一方面，它超出了移空疗法中对无象思维的运用尺度，移空疗法所用的无象思维尚不需要那样的深度，进入浅层次的就够用了；另一方面，它也超越了语言文字能够表达的内容，很难对它进行表述。那么，有没有彻底的无象思维活动呢？答曰：有的，它确实存在。但在我所了解的知识和见识范围内，它只存在于中华传统文化的高层次修炼境界中，日常生活乃至移空疗法中都不存在。移空疗法中引导来访者所到达的心理空境是初步的，不究竟的，但以其缓解或消除心身症状已经够用。故或许可以认为，彻底的无象思维只是高层次修炼状态特有的思维形式。

无象思维可依其"无象"的究竟程度分为多种，以下介绍两种比较常见的、处于起步水平的无象思维，可以之学习移空疗法。

1. 内隐性无象思维

举一个在日常生活中可以见到的无象思维操作实例：你在大街上或某次聚会上偶遇一位久未谋面的友人，对方已经向你微笑，甚至还叫出了你的名字，你却一时想不起对方的名字了。为避免尴尬，你会搜肠刮肚忙不迭地加紧思索对方的姓名。此时你的思维活动强度很大，头脑紧张地运行，有明确的为解决问题而进行意识努力的经验，但努力过程中脑海里并不出现任何关于对方名字的文字或声音表象，只是一片空白，直到对方名字的表象突然从意识的空白中蹦出来。此过程是思维吗？依本书的思维概念，当然是——你一直在为解决问题而进行主动的、有目的的、探索性的思考活动，而且非常努力。但这种非常努力的思考过程既不是意识的反映活动，因为脑海中是一片空白，并没有意识映象出现；也不是意识的呈现活动，因为意识并不知晓自身在做什么，故没有什么自身活动可以显现。这一思维活动直到对方名字的表象从意识的空白中蹦出来，或者因长时间没想起来而主动放弃才会终止。本书将这种既非意识之反映活动也非意识之呈现活动的思维操作过程，称为内隐性无象思维。它就像计算机的操作程序只在后台运行，屏幕上并不显示一样。

内隐性无象思维有两个基本特征：第一，思维过程中的意识状态是一片空白，并不出现与思维操作相关的意识映象或显象。这用心理学的语言表达，就是出现了心理空境。虽然可以认为此心理空境也是一种意象——意识的空白映象或显象，但此意象并不是思维活动所操作的内容，而只是其操作活动的前台幕布或遮盖，充当了让思维过程隐身的工具，与思维操作活动无直接关联。故此种无象思维过程是下意识的操作活动，其活动过程被意识中的心理空境所遮掩，并未被表征。第二，此心理空境的意象非理性非感性，是直接的、具象的。在这个意义上，它也可以被看作是一种特殊的、与思维活动无关的物象，故内隐性无象思维包含有少许具象思维的因素。

日常生活中自然出现的无象思维大都是内隐性无象思维。例如一些心理学教科书上描述的灵感思维也属于此类无象思维，其思维过程也是空白的，不出现与思维操作直接相关的意象。但灵感思维的操作过程似乎更为内隐，它通常并不出现在紧张的思维活动过程中，而是在意识放松状态下自发完成的，甚至是在睡梦中实现的——例如人们所熟悉的德国化学家凯库勒（Friedrich August Kekulé von Stradonitz，1829 年 9 月 7 日—1896 年 7 月 13 日）发明苯环结构的灵感获得，连意识努力的经验都觉察不到。然而，灵感出现的过程仍然可以被归结为一种思维活动，因为它仍然是为解决问题而进行的主动的、有目的的、探索性的意识活动，只不过其实现过程是长时间的、轻松的、下意识的。各种内隐性无象思维无须经过习练就能掌握，它是意识为解决问题而进行的一种本能的、自发的思维操作活动。

2. 自显性无象思维

如果说内隐性无象思维活动是意识的隐身操作，那么自显性无象思维就是意识自身操作活动的直接表征与呈现。然而，为何自显性无象思维的意识经验既有呈现而又无象呢？关键在于，意识自身活动过程对于意识是无象的，即意识"自己看不见自己"，如果非要看，那只是持续的心理空境。还记得上文中那台用完全透明组件制成的摄像机比喻吗？该摄像机在自拍自身工作过程的时候，是拍不出影像的，只能显像出一片空白。但自显性无象思维的心理空境与内隐性无象思维不同，它不是思维活动过程的遮挡物，而是思维活动的直接现身——活动过程本身就是持续地形成或创造可以意识到的空白。理论上，其思维过程中不同时刻的意识空白并不一样，例如或许有区域大小、强弱明暗的变化，这些变化大都极细极微，需要有极为清晰纯净的意识才能觉察到。

由于本书思维形式划分的依据是思维活动中所操作的意象的属性，故这里有必要更细致地讨论一下不同思维形式的意象差别，以期在比较中对无象思维形式有更深入的了解。从理论上说，抽象思维活动的意象是符号，形象思维的意象是表象，具象思维的意象是物象，无象思维的意象是无象，大原则是清晰的。但由于意象分为两大类：源于意识反映活动的意识映象和源于意识呈现活动的意识显象，不同思维形式的意象就有了不同的属性。抽象思维、形象思维都属于意识的反映活动，二者的意识映象都是对客体事物的间接表征，比较容易分辨。具象思维就比较复杂，它本质上属于意识的呈现活动，因为物象是意识自身活动的直接表征。然而由于具象思维是心身合一的思维形式，物象具有心理生理活动的二重性：一方面，物象直接呈现了心理作用于生理的操作活动；另一方面，物象又间接反映了生理被心理作用的操作活动。故物象即是意识呈现其反映活动的意象，当物象产生之时，意识的呈现与反映活动是同一个操作过程。做一个简单的比喻：意识呈现其反映活动，正如同透明的相机呈现其制作照片的过程。具象思维运演的意象是物象，故它是意识反映活动的呈现活动。无象思维的意象是无象，即完全没有意象，但完全没有意象的意识状态无法用语言表达，也就无法在心理学领域立足，于是本节将无象思维的起点落实在心理空境上，让心理空境作为"无象的意象"而存在，以期使之能够落户于心理学。但心理空境的内涵与作用也还有不同。例如，内隐性无象思维的心理空境是工具性的，其作用只是遮挡，让思维活动隐身；而自显性无象思维的心理空境则是该思维活动过程的直接呈现。

如上，各种思维形式中的意象内涵可分为如下两大类五小类，各类意象与不同思维形式的对应关系如下。

第一大类：间接表征意识对客体事物的反映性意象。

符号意象——抽象思维

表象意象——形象思维

第二大类：直接表征意识自身活动的呈现性意象。

工具性心理空境意象——内隐性无象思维

呈现性心理空境意象——自显性无象思维

呈现意识反映活动的物象意象——具象思维

有了以上比较，自显性无象思维的无象意象内涵就比较清楚了。它是意识显象的一种：是无象运演的思维活动显象。自显性无象思维在日常生活中很罕见。这是因为，日常生活中意识所关注的事物都在意识之外，即都是客体化的，意识鲜有自然进入主体化境界以呈现自身活动的时刻，即使偶尔出现无象思维，也只是片段的、与其他思维活动交织在一起的内隐性无象思维。例如上面举的思索人名和产生灵感的无象思维例子。但在传统修炼的入静过程中，修习者必须将意识关注的对象从外在转入意识自身，于是，自显性无象思维的用武之地出现了，其操作在那里是连续的、完整的，不再是支离破碎的，体现了作为一种思维形式的独立性，发挥出了独特的、无可替代的作用。自显性无象思维是修炼者为达成天人合一境界进行主体化意识运演而采用的思维形式，其起点就是心理空境。而心理空境这一术语是将中华传统文化心理学观念引入现代心理学领域的一个双方都可以接受、在理解上歧义比较少的概念。

大约在一千多年前，禅宗六祖惠能的那首著名偈子"菩提本无树，明镜亦非台，本来无一物，何处惹尘埃"，就已经非常生动地描述了脑海中空无一物的意识状态。姑且可以认为，它就是中华传统文化对心理空境的描述——尽管它比移空疗法所涉及的心理空境还要空。因为心理空境作为一种意识显象，其含义是脑海中的一片空白，但惠能的境界连空白都没有。然而，现代心理学所研究的思维必须包含有反映或呈现的意象，故在此将惠能所言之意识的空无状态借言为无象思维之落脚点和起点的自显意象之心理空境。也由此可以理解，中华传统文化中的心理学思想只能近似地"翻译"成现代心理学理论，但二者并不能完全等同。

之所以选择这首偈子所描述的境界作为本书所言之自显性无象思维的起点，还因为在通向天人合一境界的修炼过程中，抵达"本来无一物"的意识状态是高层次修炼的起点，相当于站在了百米赛道的起跑线上，并做好了起跑的姿势。据《坛经》的记载，惠能写这首偈子的时候并没有开悟。他的开悟是五祖弘忍为他说法《金刚经》至"应无所住而生其心"之后。开悟时他说的偈子是:"何期自性,本自清净;何期自性,本不生灭;何期自性,本自具足;何期自性,本无动摇;何期自性,能生万法。"这首偈子的意识境界比前一首有很大的发展和提升。前一首偈子相当于只说了开悟时偈子的第一句"何期自性,本自清净"。所以,空无一物的意识空白状态仍然有待深入。但空空如也的意识状态如何再深入呢?答曰:以无象思维的方式深入,故自显性无象思维的起点正是此心理空境。

以下举佛家四禅八定修习中的"空无边处定"与"识无边处定"两种定境的意识状态来说明,从具象思维进入自显性无象思维的操作。下文的叙述虽然除个别专用术语外,均尽量采用心理学语言,但读者若有些中华传统文化的佛学知识,阅读会更容易。

四禅八定是佛家诸多修炼法门中一个历史悠久、较为成熟的系列修法,由初禅、二禅、三禅、四禅与空无边处定、识无边处定、无所有处定和非想非非想处定组成,为该系列修法的八个阶梯,如同是这一修炼过程的路线图和路标。这八个阶梯修炼的基本思路就是每一阶都舍弃一些意识内容,直至最后舍尽入空,抵达开悟所需要的天人合一境界。八个阶梯中的前四阶叫四禅,后四阶称四空定,前后合称为四禅八定,其中八定包含四禅,意即四禅也属于定境。四禅八定之表达所用的修辞方式如同四面八方、四通八达,其中八方包含四面、八达包含四通。修习四禅(包括初、二、三、四禅)主要应用具象思维形式,这里就不展开了。四空定(包括空无边处定、识无边处定、无所有处定、非想非非想处定)的修习则主要运用无象思维。以下对四空定中的前两定即"空无边处定"和"识无边处定"的操作过程略做论述,意在说明如何从具象思维进入无象思维,可以看作是无象思维从发生到进入运演的应用实例。

到达"空无边处定"时的意识状态,大体上就是在"本来无一物"的心理空境中定住,且能出入自由,即想进就进、想出就出,是可以主动驾驭的心理空境。而到达"识无边处定"，则是在意识到空无边处的意识上定住，且能出入自由。如前所述，四禅的修习基本上都是具象思维操作，意识还是在进行心身合一的呈现性反映活动，还在运演物象意象，例如各种动触。而进入空无边处定时，意识的活动状态开始发生重大变化。四禅修习中所获得的静定感受，大致可以认为是人在安静时刻心身合一的自我存在感，此时意识已经不再反映身体之外的事物。心理学认为，自我存在感主要是由机体内脏的各种细微感知觉所组成。虽然这些细微的感知觉并不是身体之外的事物，但相对于个体的意识，它们仍然是意识之外的事物。空无边处定要舍弃的正是意识对这类事物的呈现性反映。这一步舍弃完成之后，意识对其外一切事物的反映才完全中止，至此意识回归其本体或自身，进入了没有自显意象的状态，也就是空白的心理空境。之后再深入发生的意识活动，就是意识主体或自身的活动了。因此，在思维形式的变化上，从四禅到空无边处定的转换即是从具象思维到无象思维的转换。

识无边处定和空无边处定紧密联系在一起，但在静定的层次上高于空无边处定。从空无边处定进入到识无边处定，缘于意识活动方向的掉头一转，将意识活动的指向从向外转到向内，是意识自身的自我操作。在空无边处定中，由于意识不再反映其外的一切事物，故不再产生任何意识映象。然而，此时意识虽然不再反映其外的事物，但意识的方向还是向外的，故所呈现的是意识之外漫无边际的虚空，即外向的心理空境。理论上，这个心理空境还是客体化的、第三人称的。识无边处定则是在此基础上将意识活动的方向从向外转为向内。为什么要做如此转向呢？缘于修炼者在此外向之心理空境中的一悟。悟到了什么呢？悟到了在空无边处定中，之所以会意识到无尽虚空的存在，是因为意识到达和充满在那里，否则意识怎么能够觉察到似乎是其外在的虚空呢？当修炼者领会和体验到这一点之后，就会恍然大悟：原来意识之外的虚空其实还在意识之内，是因为意识本身存在、充满在那里才显现出来的，故并不存在脱离意识、在意识之外的虚空。有了这样的领悟，意识便不再关注那个实际上并不能脱离它自身而存在的虚空，于是"空无边处"坍塌了，被舍弃了，意识转向了能够意识到虚空的意识自身，并可以在那里出入自如，这就走进了识无边处定。识无边处定的"识"即可以理解为是意识自身，即第一人称的主体化意识。在物理学中，空间是物质存在的形式，没有物质的存在也就无所谓空间；同理，在心理学中，倘若没有对虚空的意识在虚空中存在，虚空也就有名无实了。

识无边处定的意识活动是把空无边处定中指向外的意识转为指向内，即指向意识自身。这一转向是为解决问题而进行的思维操作活动，转向活动本身并无特殊意象出现，脑海中仍然是心理空境，就好像一辆汽车掉头转向后还是那辆车一样。但意识活动转向前后的心理空境却有了质的变化：方向、位置不同了，第三人称与第一人称属性不同了。而且，空的程度加深了：指向内在的空比指向外在的空要更为纯净、本质。

意识自身的操作还有很多种，例如有意识的宽广度、清晰度、纯净度的变化，等等，可见于四空定中无所有处定、非想非非想处定的定境。由于那些定境与移空疗法关系不密切，就不一一介绍了，对修炼技术感兴趣的读者，可以参阅拙作《禅定中的思维操作》。但需要知道，无象思维的内容也是丰富多彩的，并非仅仅是一个心理空境的表述就能够穷尽的。在四空定的修习中，每经一次定境的转换，心理空境的深度就增加一层，直至最终心理空境也消失殆尽。

此外，因心理操作而获得的心理空境，是心理学意义上的虚空，其与佛学理论中万法皆空的虚空有所不同。二者既有量的差别，也有质的差别。万法皆空的虚空是世界观意义上的，不仅仅是或者不是心理操作意义上的。故虽然这两种虚空有一定的相关性，但并不等同。

在此结束这一小节文字时想着重指出，无象思维活动与抽象思维、形象思维和具象思维一样，也是一种独立的思维形式。但由于无象思维活动不产生意象或者只产生无象之象的意象，因而不容易被意识到。而且，无象思维在日常生活中罕见，其主要存在于进行中华传统文化的修炼过程中，应用人群不广。故它的存在很难体现出独立性。再者，由于无象思维是主体化、主观化的思维活动，其思维过程难以提供可供测量的客体化对象，故心理学和思维科学对它进行研究也不容易找到适当的切入点。现在大学的普通心理学、思维心理学等教科书均未论及无象思维，思维科学中思维形式的分类也未包括无象思维。但是，此处再次重复刚才说过的话：它确实是独立的存在。其实，在无象思维活动过程中，仅从脑海中不存在可以觉察到的"意识流"、意识中不出现思维操作痕迹这一特征，就可以确定它是一种有别于抽象思维、形象思维和具象思维的独立思维形式。

三、无象思维与无意象思维

说清楚起源于中华传统文化心理学思想的无象思维与心理学史上的无意象思维有何异同，在二者之间搭起桥梁，应有助于实现古今东西在思维心理学术研究领域的沟通。

在符兹堡学派提出的无意象思维中，其思维操作的意识表征或经验是识态、心向和"关系的基本过程"，这些意识表征的共同特征是不清晰，无法判断是否属于意象。其中识态是指意识反映其外事物时所持的犹豫、等待等态度，心向是指意识在选择不同客体对象时预先给定的"决定倾向"，此二者都是意识在进行决断过程时的体验、经验。而"关系的基本过程"是指意识对外在事物之间"关系"的反映，由于"关系"不具备可见形象，所以无法出现清晰的意象。

其实，在那场关于无意象思维的争论中，即使是铁钦纳等持反对意见的心理学家也并不否认那些模糊不清意象的实际存在。因此，提出作为以运演模糊不清意象为操作内容的无意象思维形式，实际上是得到双方认可的。

双方的分歧其实仅仅在于，符兹堡学派认为那些模糊不清的思维内容不能算作意象，而构造主义学派认为它们虽然模糊不清但仍然应该算作意象。例如识态，符兹堡学派认为它在意识中是模糊不清的，不能被认为是感觉或表象，因而是非意象的，是意识的新状态；而构造主义学派认为它仍然可以还原成细微的感觉群，因而还是感觉或表象，故并非没有意象。这两种意见看上去针锋相对，但它们实际上并无本质矛盾。因为符兹堡学派虽然认为识态算不上是成形的意象，尽管它有点面目不清，但认为它还是一种客体化的意识内容或经验；构造主义学派认为识态是"细微"的感觉群，等于明说了识态是一种"细微"的意象。请看，二者的意思不是很接近吗？都是说识态中有某种程度的意识映象存在，不过一个反着说、一个正着说罢了。符兹堡学派正是用了通常用于意识鲜明意象的意识状态，去意识这种微妙不清的意象，所以得出无意象的结论。而构造主义学派的心理学家们因为拼命想要证明有意象，便竭力去意识那些模糊细微的映象，而在这竭力意识的过程中，他们实际上已经知道此路难通。对此铁钦纳曾在其《心理学教科书》中谈道，必须将识态"作为注意的焦点在环境所容许的限度内受到尽可能仔细的审查"，才能够觉察它。这不是已经指出了以通常处理意象的意识状态去意识识态等细微模糊的意识经验是行不通的吗？由此可见，心理学史上的无意象思维其实还是有反映性意象的，只不过其意象是细微和模糊的罢了，所说的无意象只是相对的。

与上述无意象思维不同的是，本节提出的无象思维之操作起点是心理空境。虽然心理空境的无象程度还不够深，也可以被看作是一种意象，但它是意识自身活动之显象，属于自显性意象，而深层次的彻底的无象思维则是自显性意象亦消失。而无意象思维的识态、心象或"关系的基本过程"等三种意识经验或表征还都出自意识对外在客体事物的反映活动，是三种清晰度不高的反映性意象。如果深入探讨这三种意识活动的性质，心向与识态都含有意识自身操作的成分，即它们的模糊意象中有呈现性内容，可以算是具有少许具象思维因素。但"关系的基本过程"完全是意识对外界现象的反映，只是未形成清晰的反映性意象。故无意象思维本质上不是无象思维，深浅层次的都不是；无象思维也并非从无意象思维发展而来，而是另起炉灶，别树一帜；但二者的研究方向一致，都是在探讨意象属性与思维形式的关系。此外，从历史上关于无意象思维的几个实验看，其思维活动是附着于抽象思维、形象思维的片段性存在，还不是完整的思维过程，并不能真正独立。无象思维则是完整独立的思维形式，包括内隐性和自显性无象思维，乃至完全不存在任何意象的思维。

关于二者在名称上的联系：无意象思维中"意象"一词的含义，应与它在当前心理学书籍中的用法基本一致，即是指形象思维中的形象表象和抽象思维中的符号表象。而此意象含义的背书，还是认定思维是意识的反映活动，这符合现代心理学思维概念的历史发展传统。无意象思维在有些心理学书籍中被译为无表象思维，这个表象当然是包括了形象及符号的两种表象。无意象思维也有译为无象思维的，这时无象思维中的"象"仍是反映性意象之意，无象只是无反映性意象的简称，故这个无象思维和无意象思维同义，只是翻译用词的区别。而如前所述，本书中的意象概念，包括思维过程中所有相关的意识经验，即除外反映性意象，还包括呈现性意象和呈现性反映意象。本书意象概念的背书是认定思维既可以是意识的反映活动，也可以是意识的呈现性活动，或者是二者合一。所以，本书的无象思维与心理学史上的无意向思维的区别，从根本上是它们依据的思维概念背书不同。本书的无象思维认可思维活动中有多种意象，而心理学史上的无意向思维则未言及除反映性意象之外的其他意象。但是，符兹堡学派的心理学家彪勒（K. Bühler，1879—1963 年）曾提出过以无象思维的名称取代无意象思维，这就未必是翻译用词的问题了，有可能是他多少看到了在思维活动中除了形象的和符号的表象之外，还可能有其他意识经验，用无意象思维这个术语并不能排外它们，而用无象思维一词则无此弊，可望将没有任何意识映象的思维状态及过程表达得更准确。当然，这只是我的猜测，至于彪勒当时是不是真的这样想了，现在和将来，都已经无从得知了。

除上一节提出的具象思维之外，无象思维是移空疗法中主要采用的又一种思维形式。移空疗法中引导来访者抵达心理空境的过程需要采用无象思维形式，用其他思维形式无法进入。这主要体现在移空技术第八个操作步骤"超距移动"的实现过程中，来访者在心理空境中仍然需要继续向远方移动在其心理视野中完全看不见，乃至也感觉不到的象征物和承载物。这样的心理作业只有无象思维操作可以完成，其结果是将来访者引导至越来越深入的心理空境，也就是没有问题的地方。移空疗法中的持空技术也需要用到无象思维，且比在移空技术中的运用更多。

在结束本章之际，这里再次提醒和指出，移空疗法中的心理空境与佛家、道家修炼中的虚空境界有本质不同。心理空境还是可描述的，故仍然有对象化因素，也因此可以成为一种心理疗法的治疗目标。如果进入不能用语言表达的彻底虚空，那就超出了心理学的范围。因此，移空疗法所达到的心理空境只是借鉴了中华传统修炼文化中的目标、方法和技术，可以说是一种技术性的借鉴与模仿，并没有进入修炼境界。

中篇 临床应用

基于中华传统文化心理学思想与实践而提出的移空疗法，在临床使用上既是一项心理咨询与治疗技术，也是一项促进人格发展的自我成长技术。目前移空疗法的疗愈目标有二，分别由两项操作技术达成：其一是处理来访者的问题，即化解其心身症状，并在化解症状的同时，将来访者带到没有问题的地方，即抵达心理空境；此即移空疗法第一层次移空技术要到达的目标。其二是让来访者能够在心理空境中停留足够长的时间，以确保疗效的稳定和深化；这是移空疗法第二层次持空技术要到达的目标。

　　心理空境是意识的纯净状态，即意识未处于作业状态的自然存在。它既是心身症状的疗愈状态，也是一种有别于日常的人格状态。由于这种意识状态在来访者自身的心灵深处，尽管治疗师可以给予各种帮助，但来访者只能自行抵达，并不能假以外求。在这个意义上，移空疗法的本质是自我成长技术，心身症状的疗愈只是在抵达心理空境路途中的副产品。移空疗法应用于临床，应先由治疗师指导和带领来访者使用；在经过多次咨询或治疗，并辅以适当的专项训练之后，来访者可以自行使用。这就是既授人以鱼，又授之以渔。

　　以下介绍移空技术和持空技术两个层次的操作内容、操作特点及心理机制，另在附件中介绍作为移空技术普及版的"清空心身诀"——那是一项供非医学专业人员使用的大众保健技术。

第三章　移空技术

移空技术是移空疗法的第一层次。作为一项心身治疗技术，移空技术的疗愈目标是缓解或消除来访者的靶症状，并在处理来访者靶症状的基础上将来访者带到心理空境。临床上这两个目标同时完成，即缓解或消除靶症状的过程同时也是抵达心理空境的过程。但二者并不是一回事，靶症状的缓解或消失是心理空境形成的必要条件，但不是心理空境本身。

第一节　操作方法

移空技术共有 10 个规范化的操作步骤，其操作内容主要来自传统中医养生功法中的"存想"与"入静"技术，而操作流程是借鉴了现代心理治疗行为疗法层层推进的结构形式。故移空技术是一种借鉴古今、融合东西的心身治疗技术，就好像是"用人头马的瓶子装了二锅头"。

一、操作定义与关键术语

移空技术是由治疗师引导来访者进行有步骤的深度想象，先将选定的疾病症状象征性物化，并放入与其相匹配的承载物，而后在正前方不同的心理距离上来回移动置放了象征物的承载物，使之渐行渐远，消失于远方的心理空境，从而缓解或消除症状的心身治疗技术。

以下对此定义中的若干关键术语做一些讲解。

1. 移空

"移空"有"移动至空"和"移动致空"双重含义。移动至空表明，移动的目的地是心理空境；移动致空表明，移动的操作导致了心理空境的形成。故移空既是治疗目标，又是治疗手段，目的与方法合一。

2. 深度想象

这是对传统中医养生功法中"存想"技术的心理学语言表述。存想，也称观想，大体相当于心理学的深度想象，即对事物进行清晰具体、栩栩如生的想象。例如，当一个人在清醒状态时想到母亲，脑海中母亲的形象就是想象；而如果在熟睡时梦见母亲，脑海中母亲的形象就是存想。很明显，这两种母亲形象的清晰和具体程度有很大差别。

从思维形式的区分看，想象中的意象是表象，故想象的过程属于形象思维；而梦境中的意象是物象，属于具象思维。形象思维和具象思维在心理作业上可以认为是想象深度的区别，后者更加深入。形象思维唤起了对母亲具体感知觉的回忆，即表象；而具象思维则唤起了对母亲的具体感知觉本身，即物象。在梦境中，可以听到母亲的声音，感受到母亲的体温；但在日常想象的时候，脑海中出现的只是对母亲声音和体温的回忆，不是它们本身。移空技术着意于运用意识的想象功能，开展象征性的治疗作业，需要引导来访者进入深度想象，即进入存想过程。如果来访者在作业过程中止步于一般的日常想象，咨询和治疗也会有效果，但难以达到显效。

3. 疾病症状

移空技术治疗针对的是来访者的心身症状，而不是疾病的诊断。心理障碍或心身疾患大都涉及一系列症状，移空技术通常选择一个主要的、当下的症状，这个症状可见于不同的疾病诊断。在这个意义上，移空技术不存在基于诊断的适应证和禁忌证。

移空技术所针对的症状即来访者的主观负性感受（包括与之相关的非正常行为，如强迫行为），可以分为心理、生理两类：心理症状主要是负性情绪，例如焦虑、抑郁；生理症状主要是负性感觉，例如疼痛、麻木。生理症状可以是心理障碍的躯体化表征，也可以是心身疾病或生理疾病的症状，例如感冒头痛、痛经。但对前者的治疗效果会更好一些。

感觉和情绪都是感性的，或可以认为，感觉比较强烈、集中，情绪比较淡薄、弥散。故感觉有具体的身体部位，情绪则没有。移空技术直接处理来访者的负性感受，将其象征性地移空，不诉诸理性，不通过认知去分析感受。在感性层面处理感性问题是移空技术的特征之一。

4. 象征性物化

移空技术是意识的象征性作业过程，其治疗并非直接干预症状本身，缓解或消除症状是通过存想来构建和变革症状的象征物而实现的。将症状象征性物化的心理作业过程，就是把选定的负性感受想象为具体事物，即对负性感受做拟物的表征。例如把愤怒想象为火焰、疼痛想象为针刺，等等。在象征物出现之后，还需匹配与其相应的承载物，使象征物有所安置。象征物与承载物即是来访者的症状与其对症状承受能力的象征性表达。

5. 心理距离

移空技术中移动置放了象征物的承载物时，所移动的距离是来访者心理视野中的距离，未必与客观的物理距离相应，甚至可能相差甚远。移动时不必要求来访者遵循或参照物理距离，按照来访者自己感受的心理距离移动已经够用。这也可以看作是移空技术与来访者共情、以来访者为中心的一种方式。

6. 心理空境

心理空境取自中华传统修炼技术中的"入静"。入静是中止一切意识活动的意识状态。作为名词，入静指意识活动中止后的意识空白状态，即心理空境；作为动词，入静是指逐渐中止意识活动的整个过程。思维活动是意识活动的一种形式，但不是唯一形式，例如还有情绪活动、意志活动等。思维活动乃至情绪等所有的意识活动即便都中止，意识也仍然存在。心理空境就是指一切意识活动中止后的意识存在，也可以说是意识的非工作状态，即意识的静止状态。故传统修炼技术称为"入静"。

二、10 个操作步骤

移空技术共有 10 个操作步骤，分为两个作业阶段：静态作业和动态作业。静动二者相对，指来访者进行想象活动的两种操作任务和作业状态。静态作业时来访者想象的对象静止不动，任务是构建对象；动态作业时来访者想象的对象动态变化，任务是变革对象。区分这两种不同的意识作业状态，有利于治疗师指导来访者时把握好不同的作业重点。就移空技术的治疗进程而言，静态作业是动态作业的准备阶段。

第一阶段：静态作业

静态作业包括：三调放松、确定靶症状、存想象征物、存想承载物和填写记录纸 A，共 5 个操作步骤。

1. 三调放松

三调是指中华传统修炼技术中的调身（调节身体的姿势、动作）、调息（调节呼吸的节奏、形式）、调心（调节思维与情绪）。做三调放松的目的是达成心身统一的放松和平静，使来访者从日常生活的身心状态过渡到接受咨询或治疗的状态。三调操作按调身、调息、调心的顺序进行。

（1）调身：要求来访者坐椅子的前三分之一，端正坐姿，伸腰直背，双手掌心向下平放于大腿上，双目轻合。

与坐靠在沙发上相比较，挺直腰身的坐姿不能懒散，需要打起精神，是形正体松。如此可以稳定来访者的自我感，加强其平和地调控身心的能力，有助于其完成移空技术的后续操作。

（2）调息：嘱来访者做缓慢的深呼吸，只注意呼气，不管吸气。要求不要完全呼尽，需适当留有余地，使一次呼吸能够平缓地过渡到下一次。可以鼻吸口呼，也可以鼻吸鼻呼，前者更好些。

吸气兴奋交感神经，呼气兴奋副交感神经，而副交感神经兴奋有利于情绪平静、身体放松，故注意呼气是调息的重点。要求不能吸满或呼尽，是避免形成过度换气，要使呼吸节律平稳，呼吸之间的衔接转换自然顺畅。

（3）调心：让来访者跟随呼气将头脑中的一切意念，包括思绪和情绪排出于脑海之外，如同是将它们"呼"出去，每呼一次，念头就减少一些。

这是借呼气的外放之势清理思绪，使意识状态归于平静。此项操作的借势很有用，让呼气带走杂念，是顺势而为，如同顺水推舟，比单纯用意识排除杂念要有效很多。

告知来访者当感觉到心身已经放松，头脑比较清爽，处于安静平和状态时，就可以缓缓睁开眼睛，结束操作。通常2～3分钟完成。

三调放松直接取自传统中医气功修炼的预备式，放松心身的效果良好，也给了治疗师观察来访者自我调控能力的窗口与机会，这对于与来访者共情并建立恰当的治疗关系有重要作用。在其他心理治疗过程中也可以使用此项技术作为接诊来访者的起始方式。先让来访者放松心身，能够平静地面对和提出自己的问题，对于任何心理治疗都不啻是一个良好的开端。

在移空技术的 10 个操作步骤中，三调放松占了 2 个，足见它的重要。且在临床的治疗过程中，三调放松还可以增加次数。例如当来访者的情绪不稳，或者治疗过程一时卡壳而进行不顺时，都可以加做三调放松，以安定来访者的情绪，也给治疗师提供思考对策和调整治疗节奏的时机。实践表明，不少来访者仅仅做了三调放松，影响度的分值就有明显下降。所以这个步骤虽然只是前奏，却也不无治疗作用。

2. 确定靶症状

确定靶症状包括三个环节：选择靶症状、测量症状影响度和量化选择标准。

（1）选择靶症状：疾病的症状就是患者的主观负性感受，移空技术关注和针对感性，所针对的靶症状即指来访者的主要负性感受，包括负性的感觉和情绪。前者如焦虑、抑郁、沮丧、愤怒等，后者如疼痛、麻木、酸楚、重滞等。可以认为，负性的情绪侧重于心理，负性的感觉侧重于生理。故移空技术可处理的症状不仅是心理的，也可以是生理的，其生理症状不但包括心理障碍的躯体化表征，对于生理疾病的同类症状也有相应的疗效。移空技术针对的疾病症状可来自不同的心理障碍或心身疾病，故其适应与禁忌范围不与诊断直接挂钩。

使用移空技术的治疗师，需要着重了解来访者因不同的生活事件或问题引起的负性感受，而不是去分析那些事件或问题的来龙去脉、是非曲直。须将事件或问题的影响落实在具体的心身症状上，并从那些同时存在的心身症状群中确定当下的主要症状，即靶症状。确定了靶症状，才是确定了移空技术需要处理的具体对象。选择靶症状的过程，即是治疗师与来访者共同探讨、商议，选定一种需要当下优先处理的负性情绪或感觉。

（2）测量症状影响度：选定靶症状后，还需要评估靶症状影响度，即该症状对来访者身心干扰的程度。分值从 0 到 10，0 为无影响，10 为最大影响。分值由治疗师询问来访者给出，是来访者对其症状影响度的主观感受评分。大部分来访者给出的分值都是整数，但有些会给出到小数点后一位，例如 7.3、8.4，这表明来访者的感受比较细腻，可以接受。但如果来访者给出 3 位及以上的小数，或表明其有强迫症倾向。

应注意症状影响度并不是症状的严重程度。尽管二者通常呈高度正相关，但并不是一回事。例如，年轻女性脸上长了一两个青春痘，可以给出 7 或 8 的影响度分值；而同样的青春痘长在年轻男性的同样部位，给出的分值可能是 2 或 3。临床上也有症状并无大改善，但影响度大大降低的案例。例如某位来访者的靶症状是肥胖，做一次移空治疗后，肥胖依然，但对肥胖的厌恶分值从 10 降到了 3。

症状的严重程度和症状的影响度有时不易区分，在大多数情况下，也无须严格区分。但治疗师应知晓两者不是同一个概念，不是同一个评估维度。在根本意义上，移空技术处理的是症状的影响度，而非症状本身。因为从心理治疗角度而言，症状的影响度才是问题，症状本身如果没有影响度，未必需要治疗。故移空技术判定疗效的关键指标是症状影响度分值下降。

（3）量化选择标准：临床上使用移空技术，通常选择 1 个影响度分值 ≥ 7（至少 ≥ 5）的靶症状进行处理。原则上，1 次移空技术治疗只处理 1 个症状。如来访者还有其他症状，留待另次处理。

但也有例外，即可以选择 2 ～ 3 个影响度分值 ≤ 5 的同类症状一起处理，若如此选择，总分值仍应 ≥ 7。何为同类症状？一位大学生来访者的问题是与两位同寝室的室友有矛盾，靶症状都是愤怒，影响度分值分别是 3 和 4，同类症状可以同时处理，加起来是 7。但如果来访者的问题一个是与寝室同学的矛盾，另一个是考试失利，靶症状是愤怒和沮丧，分值也是 3 和 4，就不能一起处理，因为两者不是同类症状。为什么只有同类症状可以一起处理？因为移空技术一次只能移动一个承载物。理论上，同类问题的象征物可以置放于同一个承载物，而不同类问题的象征物则难以如此。

3. 存想象征物

移空技术并非直接处理靶症状，而是处理靶症状的象征物，故属于象征性心理治疗技术。但移空技术所要求的想象需要运用超越形象思维的具象思维，以使想象过程达到栩栩如生的程度，即中华传统修炼技术的存想。将靶症状存想为具体事物，是移空技术展开治疗过程的首要环节。而所存想的象征物是否鲜明生动，会直接影响疗效。

（1）将靶症状表征为具体事物：存想象征物的第一步是引导来访者对靶症状做拟物的表达，即将其表征为具有物理属性、可以被移动的具体事物，包括物件、物体、物品，例如石头、乌云、铁球、菜刀；也可以是具有生物属性的动植物，例如蝎子、老虎、枯叶。临床实践表明，几乎人所能想见的事物都可能被用作象征物。但应注意，不宜被装载和移动的事物应该避开，例如高山、沼泽、激流。如遇到此类象征物，需要用其他方法变通处理。此外，由于象征物只存在于想象之中，因此不必一定是生活中实际存在的事物。想象虽然源于实际，但可以天马行空，比实际更丰富多彩。例如可以想象一端是铁制，另一端是木制，铁木之间自然转换属性的粗棍，空气做的烧水壶，等等。临床实践表明，那些能够想象出现实中不存在的事物作为象征物的来访者，象征物与靶症状的关系往往更清晰明确，疗效也大都更好。

将靶症状想象为具体事物是一个治疗师与来访者的互动过程，并不是由来访者单独完成的心理作业。通过提问引导来访者发现与靶症状相关的具体事物，是移空治疗师的首要基本功。在咨访互动过程中，治疗师的工作是针对和围绕靶症状进行多角度、多方面的提问，启发来访者的联想，使其得以用具体事物的形象替代靶症状的负性感受。学习和掌握引导象征物的提问技巧并没有很固定的模式，每位治疗师都需要从临床案例的实践中经受磨炼和取得经验，在不断的积累和总结过程中逐渐摸索出自己的思路与方法。临床上一个较常用的提问思路，是引导来访者将靶症状的负性感受躯体化，而后询问躯体化症状的具体部位，以及可能引起相应感受的物理因素，从而引导出象征物。例如，假定某位来访者的靶症状是焦虑，询问其躯体化症状是偏头痛，再询问疼痛的性质是针扎样痛还是火烧样痛，如果确定是针扎样痛，就可以将那根针作为象征物了。

应当注意，靶症状的象征物并不具备唯一性。不同的治疗师，由于提问的思路、风格不同，可能针对同一来访者的同一靶症状，询问引导出不同的象征物，但都有疗效。也由此可见，在很大程度上，象征物是治疗师问出来的，不是来访者想出来的。治疗师提问的最佳技巧和效果，就是让来访者能将靶症状的象征物不假思索地脱口而出。如果让来访者独自冥思苦想象征物，其实是治疗师的失职。临床实践表明，咨访互动过程中自然出现的象征物大都是靶症状的真实表征，来访者刻意想象出来的则往往欠佳。

（2）象征物的辨析与简化：准确、简明是移空技术对象征物的基本要求。

有些被引导出来的象征物并不能准确地表征靶症状。例如，原则上移空技术的象征物应该是靶症状的象征物，而不应是引起靶症状之生活事件的象征物。但不少来访者往往分不清楚这两者，给出的是后者而并非前者，或者是两者的混合，这就需要治疗师有所辨析并妥善处理。临床实践表明，由于靶症状与引起靶症状之生活事件的关系紧密复杂，完全分离清楚这两者时常并不容易做到，需要具体情况具体分析。

不过，包含有生活事件的象征物，甚至仅仅是生活事件的象征物，也并非完全不可用，移空之后也大都会有一定效果。再者，也有些象征物与靶症状并没有直接联系，只是由靶症状引起的自由联想。这样的象征物移空之后也可以有一定疗效。因为任何象征物，即使是与靶症状全无联系的象征物，也能够经过移动过程引导出心理空境。故在遇到并非是准确表达靶症状的象征物时，治疗师需要斟酌，是重新构建象征物还是继续进行下一步。如果继续进行，治疗师应知晓此次治疗难求显效，也要适当降低来访者的疗效预期。例如可以告知来访者此次移空只是练习性的，目的是熟悉进入心理空境的操作过程，不必太介意影响度分值的变化。这样的处理方式对于初学者很有用。

简明就是清晰单一。有些来访者给出的象征物很复杂，包含有多种事物，此时治疗师应指导来访者选择其中一种事物重新构建象征物，其余的留待下一次治疗时处理。例如一位来访者给出的象征物是一团夹杂着许多物体的龙卷风，经询问，那许多物体中最大的是一张桌子，于是就用这张桌子作为象征物继续下一步。前面已经说过，移空技术原则上一次只处理一个靶症状，故其落实为象征物时，也应该只是一件具体事物。

（3）对象征物进行深度想象：这一步是进入存想的关键环节。存想与想象的重要区别在于深度，存想可以理解为深度想象。引导象征物之初所运用的想象还可以是日常形象思维的表象，而对已经引导出来的象征物进行深度想象的环节，就需要将表象水平的象征物加工至物象水平，即从形象思维进入具象思维，也就是深入想象，进入存想。

如何能使处于表象水平的象征物意象达到物象水平呢？移空技术采用的方法还是提问，但这个环节的提问与引导象征物环节的提问方向不同，是目标明确的诱导性提问。有两类主要的提问方式供治疗师使用：一类是细节诱导性提问，另一类是感觉诱导性提问。细节诱导性提问是多角度、多方面询问象征物的细节，例如一只木箱，除了整体的形状颜色、里面外面等问题之外，可以问有没有包角，如果有的话，再问包角是铜的还是铁的，是圆润的还是尖锐的，是新的还是旧的，是否上了漆，是否生了锈，等等。还可以问箱子有没有商标、产地，商标是什么颜色，文字是哪国语言。总之，可提问的细节可以多不胜数。通过这样越来越细的提问，可以使整个箱子的形象越来越清晰、越来越具体。感觉诱导性提问是提出涉及多种感官感觉的问题，如视觉的、听觉的、嗅觉的、触觉的、味觉的，至少要提出三种不同感官的感觉。还以木箱为例，视觉的可问形状、颜色、大小，触觉的可问粗糙还是平滑、凉还是温，嗅觉的可问是否有原木味儿或油漆味儿，等等。通过感觉诱导性提问，唤起多种感官通道的感觉体验，可以使象征物越来越生动、越来越鲜活。最终使木箱在来访者的脑海中形成宛如客观现实的心理现实。

理论上这两类提问的数量可以是无限的，但临床上并不能无限度地问下去。究竟问多少问题，问到什么程度，有赖于治疗师心中对来访者症状及其象征物的理解与评估，治疗师需要心中有数。提问所遵循的基本原则是尽量提出与靶症状相关性强的问题。例如，如果靶症状是针刺样头痛，象征物是那根针，那么与刺痛相关性强的主要细节和感觉诱导性提问应包括针的尖锐程度、光滑程度、材质、重量、粗细等问题，而针的颜色、气味、光泽、受弹击时发出的声音等问题相关性就比较弱。当治疗师认为象征物的具象程度已足以充分表达症状，也足以供之后的治疗过程使用，就可以结束这个环节。

象征物的构建、辨析简化与深度想象过程往往交织在一起，相互促进和完善。这三个环节并没有严格的先后顺序，可以同时或交叉进行。

4. 存想承载物

有了栩栩如生的象征物，还需要有与之匹配、能够置放象征物的承载物，即引导来访者想象一件适合置放象征物的载体、容器。承载物是象征物的容身之所，承载物的出现表明象征物可以脱离来访者而另有去处，可以被妥善安置。这是让象征物与来访者分离、被来访者接纳的必要条件。承载物又是象征物在后续移动过程中的保障，能使象征物不受其他因素干扰，被准确地加工处理。所以承载物的引导并非可有可无，而是不可或缺的。

在心理治疗意义上，承载物是来访者对自身问题的承受、把控能力的象征，具有这些能力是进一步解决问题的前提条件和内在资源。有些来访者引导象征物比较顺利，具体鲜明，但引导承载物很困难，甚至想象不出承载物。这就表明其自身尚不具备解决问题的条件，或者其内在积极的、正向的资源不足。如果用中医的术语表达，那就是这些来访者的"正气"不足。

（1）由象征物引导承载物：承载物的出现依然需要治疗师通过有技巧的提问引导，但由于已经有了象征物，承载物的引导通常比较容易，往往可以顺水推舟，随着治疗师的提问应声落地。例如，象征物的构建完成之后，可以很自然地询问来访者：把它放在哪里合适？并可以解释说，因为下一步骤要移动，为了确保象征物在移动过程中平稳不散落，需要把它放置稳妥，故需要一个适合的容器或其他适合的收纳装置来协助完成移动任务。如此引导能为大部分来访者接受并给出承载物。但有小部分来访者由于"正气"不足的问题，还需要治疗师进一步帮助其发掘内在的资源，才可能构建适当的承载物。

承载物与象征物一样，也不必一定是实际的现存事物，可以是想象之中的非现实事物。例如只有香烟盒大小的多功能运输工具，能在海陆空和外太空自如飞行。当象征物是非现实事物时，承载物大都也是，但也有二者不同的案例。如果象征物很现实，承载物非现实但功能强大，说明这位来访者内在资源丰富且运用灵活。

（2）承载物的辨析、修补与更换：来访者所构建的象征物需要辨析，承载物也一样，目的是确定承载物是否与象征物相匹配。匹配适当的承载物通常在规模上（体积、重量、强度等）大于象征物。临床上常见的不匹配有两种：一种是承载物的规模远远超出了置放象征物的需要，另一种则是其规模不足以置放象征物。如果发现承载物与象征物明显不匹配，特别是后一种不匹配，就需要考虑是否帮助来访者修补或更换承载物。例如，象征物是一块很重的，有几个尖角的石头，承载物是一个旧的牛皮纸袋。很明显，这个牛皮纸袋无法安放这块有尖角的重石，用它包装一下或许可以，但用它承载象征物进入移动过程，就很容易破损。这就需要引导来访者加固或更换承载物，可告之牛皮纸袋在移动过程中很可能破损，石块会掉出来，询问可否更换为木箱或其他结实一些的包装，以确保移动过程顺利进行。此外，也可以缩减象征物的规模来匹配承载物，前面将包含许多物体的龙卷风缩减为其中的一张桌子，也可以看作是缩减象征物规模的例子。

如上所述，承载物是来访者对其问题的承受、把控能力的象征，来自其内心的积极资源。如果不匹配是第一种，说明来访者有充分的能力处理自己的问题，有望取得较好的疗效。只是有点杀鸡用牛刀，大材小用了，可以略加调整，但用也无妨。除非承载物的规模过于巨大，不便移动，可建议来访者适当缩小规模。后一种不匹配就是来访者"正气"不足的问题，这时需要启发来访者修补或更换承载物，即补其"正气"。例如将上述案例的牛皮纸袋换成木箱或者铁笼。但修补或更换承载物一定要来访者自行完成，不能是治疗师给予。治疗师只能启发引导，不能越俎代庖。然而，临床实践经验表明，承载物的修补与更换大都达不到理想水准，故有改善即可以接受。治疗师应当知晓的是，象征物与承载物不匹配的案例虽然也可以有效，但难以达成显效。

（3）对承载物进行深度想象：与对象征物进行深度想象的方法一样，仍采用系列的细节诱导性、感觉诱导性提问。在治疗师与来访者的交流过程中使承载物逐渐丰满鲜明，从表象发展为物象。

承载物的出现、辨析、修换与深度想象过程往往交织在一起，没有严格的先后顺序，可以同时或交叉进行。

5. 填写记录纸 A

记录纸 A 的填写完全由来访者完成，治疗师可给予指导，但治疗师或他人不应代笔，否则准确度不能保证，也不是临床第一手资料。如果是远距离通话做移空治疗，有条件的应先传去记录纸，如条件不允许，可嘱来访者自行准备纸笔，完成治疗后寄回或拍摄发回记录资料。

（1）标注影响度分值：嘱来访者将症状影响度分值标注在记录纸 A 的标尺上。通常标注整数，可准许有一位小数，如遇此情况，可在两格之间填写具体数字。如果来访者给出的分值包含 3 位以上的小数，应考虑有强迫症倾向。

（2）画出象征物与承载物：将问题的象征物和承载物分别画在记录纸 A 的相应位置，画得越细致越好，并填写自己认为最重要的三至五个特征（颜色、重量、气味等）。如果有其他需要说明的问题，可以写在画图旁边。可告知来访者填写记录纸的时间不超过 10 分钟，大部分来访者会在 5 分钟左右完成。

填写用签字笔完成较好。不宜用铅笔，因其笔迹较易模糊变形，不便保存。

第二阶段：动态作业

动态作业是静态作业的深化、强化、动作化。尽管静态作业也有治疗意义，但移空技术的治疗作用主要体现在动态作业上。动态作业的加工过程是在存想状态下对象征物和承载物进行干预和变革。由于象征物与承载物表征的是来访者靶症状和接纳靶症状的资源，对它们的干预和变革会直接影响疗效。这也就是移空技术处理和解决问题的方式。

动态作业包括：三调放松、清洁与置放、移动与空境、移回与评估、填写记录纸 B，也是 5 个操作步骤。

6. 三调放松

作业内容同静态作业 1，可以参阅前述，这里就不重复了。

此项动态作业的三调放松，内容与静态作业虽然完全相同，但作用有区别。作为静态作业的第一项，其三调放松是为了让来访者平静下来，从日常生活状态进入到接受心理咨询或治疗的状态。此处作为动态作业的第一项，三调放松的目的是在咨询或治疗过程中，让来访者稍事休息和做好准备，实现从静态作业到动态作业的过渡，因为动态作业的意识活动强度要远大于静态作业。

7. 清洁与置放

此步骤是引导来访者主动干预、变革象征物与承载物的开始，非常重要，但容易被初学者忽视。临床上不少来访者完成这个操作步骤后，影响度分值已经明显下降，甚至无须再往下进行就可以结束治疗。故须认真对待动态作业的这一步骤，知晓其并非可有可无。

（1）检查、清洁象征物与承载物：检查就是仔细审视。首先让来访者仔细审视象征物，看看有否杂质与污垢，要求上下左右、边边角角、颠过来倒过去地看。凡发现有不洁之处，均嘱来访者予以细致描述。之后让来访者采用自己认为适合的方式方法，将象征物清理干净。可以使用任何需要的工具，抹布、毛巾、扫帚，或者喷水枪、净化器，总之干擦湿洗、化学去污，怎样都可以。清理完象征物后，再审视与清理承载物，需要同样认真细致。承载物如果是容器，要求内外都打扫干净，特别是里面的角落、缝隙。此外，应注意这一环节是分别处理象征物与承载物，此时不要将象征物放入承载物。

这一环节的心理治疗意义首先是更为精细地增强象征物的准确性、简明性，以及与承载物的匹配性。而让来访者对象征物进行初步加工，去掉附着于上的琐碎枝蔓与污浊，又是通过具体的操作行为增强了来访者对象征物的主宰和操控能力。对承载物的同样干预，也使来访者更好地把握和使用自己象征物的处置能力和资源。

在引导来访者清洁象征物、承载物时，无论是用抹布擦、用掸子拂还是用笤帚扫，都可以让来访者描述清扫过程，以期使之栩栩如生。如果来访者在描述过程中出现了相关的动作，说明其已进入具象思维的作业状态。

（2）将象征物置放于承载物：做完清理之后，要将象征物置放于承载物。这是一个具有仪式感的操作步骤，它标志着来访者与其问题的正式分离、其问题已经另有安置，因而是取得疗效的关键环节之一。不少来访者在完成置放之后，如释重负，症状立刻缓解，以至于不想再继续做后续的治疗步骤。在心理治疗意义上，象征物被置放于承载物，意味着问题已经不再属于来访者，不再与主体共存，而是已经被客体化，此过程自然会产生疗效。

有些来访者的象征物在体内，遇此情况，治疗师必须想办法让来访者自然而然地从体内取出象征物并置放于承载物，否则不仅达不成让来访者与其问题分离的效果，还影响后续的移动。最好不动声色地完成分离与安置，例如只询问是否取出来了，是否放好了，而不问取出与安放的过程，让来访者觉得这些都是顺理成章的事情，无须刻意操作。这也是在调动来访者下意识的创造性。但遇到来访者不知怎样才能取出象征物的时候，治疗师就必须给予协助和引导了。例如可以告诉来访者，采用存想自己做手术的方式取出象征物，不会有痛楚，不会伤及身体，出血就存想止血，疼痛就存想止痛。取出象征物后，还可以存想缝合伤口，使伤口瞬间痊愈。总之，在想象的心理时空完全可以天马行空，做任何有益于治疗的事情。

将象征物放入承载物后，还要确保安放稳固，如此才尘埃落定，足以让来访者安心放下问题。例如，如果是一块石头放进木箱，需要询问石头是不是完全放进去了，箱子的内在空间是否足够大。得到肯定的回答后，再询问石块周边与箱子之间的缝隙如何处理，是否需要用适当的材料充填，告知如果不适当充填，下一步移动的时候石块可能会在箱子里摇滚冲撞，不能安稳。充填的材料由来访者决定，治疗师可提示使用塑料泡沫、木屑、纸团或其他。注意需要细致地询问充填材料的种种细节，如材质、颜色、重量等，依然要求使之从表象演变成为物象。

（3）锁定与加固：将象征物放入承载物后，还需要询问是否要从承载物外部锁定或加固，告知这是为下一步移动做准备。例如加各种锁具，或者用绳索、铁丝、焊接等，加固放入了象征物的承载物。当然，锁具、绳索、铁丝等用品也需要通过细节和感觉诱导性提问而物象化。加固好的承载物就像是一个打好包的快递包裹，为日后运输做好了充分准备。这个环节的心理学意义仍然是强化来访者的承受、把控能力。

在以上三个环节中，主要环节是置放。清理和加固是将象征物放入承载物的准备和善后工作，虽然它们是辅助性的，但却是使主要环节顺利完成的重要保证。

8. 移动与空境

移动已加固好的、置放了象征物的承载物，逐渐进入心理空境，是移空技术的两个连接在一起的核心治疗环节。心理空境通过移动的引导而产生。移动过程按距离远近划分为初始移动、可见移动和超距移动。超距移动是进入心理空境后的移动。

（1）对来访者进入移动环节的要求

①移动过程始终在来访者的正前方与视线平齐的心理视野中进行，纵向往返，没有其他方向。

②移动过程中要求来访者只看移动物（置放了象征物的承载物），心理视野中尽量不出现任何其他事物或风景。如出现其他，嘱一律忽视。

③移动过程通常闭眼，但如来访者要求，也可以睁眼进行。

④移动的距离是来访者感觉或估算的心理距离，可能与物理距离相距甚远。治疗师应适应、接受来访者给出的心理距离，这是移空技术治疗过程中与来访者共情的一种方式。

（2）对治疗师发布移动口令的要求

①治疗师给出的口令要清晰、果断，不拖泥带水；声音不用很大，但要坚定有力。另外，口令不用动词，只用数量词，如1米、10米、25米；到可见移动后，可以只用数词，量词也可以省略，如20、50、100。

②口令的数字只用整数，不用小数，除非移动物很小，最远距离不足10米，可以考虑用到小数点后一位，例如3.5米、4.5米。整数的进退大都用5、10，很少会按个位进退，如11、12、17、18等数字。因为心理距离比较粗略，太细了感受不到差别。

③治疗师的口令发出后，要看到来访者的回应，以确保执行到位。应预先与来访者约定回应的方式，可以选择点头或抬手指。例如告知来访者：听到口令，将移动物移到指定米数并看清楚后，点头示意。

（3）初始移动：从眼前开始，通常在1～3米的近距离移动。之所以说是通常，是因为移动的距离要参照移动物的大小。例如移动物是一艘装载了象征物的航空母舰，1～3米就需要改为1～3公里或海里。

①嘱来访者存想将移动物放在眼前，停顿片刻，看清楚。

②指令来访者在正前方近距离内将移动物往返移动。例如移至 1 米→ 3 米→ 1 米，每次移动之间停顿片刻。然后移回到眼前。如此重复 1 ～ 2 次。移动后可询问来访者的身体感受，如果来访者感觉到移动物从眼前移开时有轻松感，预示可能取得良好疗效。

（4）可见移动：在心理视野可见的范围内，在正前方不同距离往返移动。

①先做约 10 次往返移动，例如 3 → 10 → 15 → 20 → 30 → 25 → 40 → 30 → 40 → 50。而后可询问来访者有无最佳距离。最佳距离指来访者感受到移动物到达某一距离时，觉得舒服、合适，放在那里就可以，不想再向前移了。治疗师可以如此发问："在刚刚移动的过程中，有没有一个距离，移动物停在那里你觉得挺舒服，不想再移了？"

理论上，象征物是靶症状（即负性感受）的表征，移动过程中来访者应该觉得越远越好，直至消失，不出现最佳距离。如果出现了最佳距离，大体说明两种情况：其一是象征物不够准确，并不完全是负性感受的表征，而是掺杂了一些需要保留、不想舍弃的因素；其二是有些问题不可能彻底解决，需要有所保留，例如亲人之间的冲突关系、考试焦虑等。就考试焦虑而言，如果完全处理到 0，反而有可能考不好；保留一二分焦虑，可更有利于正常或超常发挥。但如果是这两种情况，最佳距离往往比较远。如果出现较近的最佳距离，几乎可以断定是象征物不准确。此时需要斟酌是否重新构建象征物。但重新构建象征物是推倒重来，治疗师与来访者均会有挫折感，且耗费时间，难以在一次治疗时长中完成，故不建议轻易采纳。大多数此类情况可以继续完成移空，但治疗师要心里有数，知道疗效未必很好。

由于最佳距离的问题对象征物有重要的鉴别意义，故治疗师必须询问，不能忽略。

②再反复移动约 10 次至能看到移动物的最远距离。例如 50 →
60 → 70 → 65 → 60 → 75 → 85 → 90 → 100（最远距离）。其米数可
询问来访者确定，可如此发问："在什么距离上移动物看起来只是一
个小点，再远就看不见了？"

最远距离是来访者能够看到移动物的最远点，超越这个距离，
移动物就看不见了，所以它是可见移动与超距移动的交界点和转折
点。由于可见移动时来访者的心理视野中只有移动物，一旦移动物
消失，心理视野中即空无一物，于是心理空境出现了。治疗师应注
意与来访者共同确定清晰的最远距离点位，这对引导来访者进入心
理空境至关重要。

询问来访者有无最佳距离和确定最远距离是可见移动过程中必
须完成的两项工作任务，治疗师需谨记。

（5）超距移动：超越最远距离，进入心理空境后的移动为超距
移动。由于超距移动看不见移动物，是无物可见的移动，所以距离
感不明显，故需要加大移动的单位距离以增加来访者的距离感。移
动单位可以是可见移动的 5 倍、10 倍、百倍或更多。例如 100 米（最
远距离）→ 500 米→ 1000 米→ 5000 米→ 10000 米。超距移动的距
离理论上可以到无限远，可以是几千、几万米或几万、几十万公里，
甚至几亿、几十亿光年。但通常不大使用"无限远"或"太空中"
之类的指令，因为这类没有确切距离的指令有可能会使来访者丧失
距离感，起不到将距离拉远的作用。

超距移动的总次数因人因事而异，因不同的来访者、不同的移
动物而有较大的差异，可以从几次到几十次，原则上可以控制在
二三十次。移动时可以减少往返的次数，基本上一往直前，往返一
两次就可以了，这也是因为超距移动的距离感不够明显。从思维形
式上看，由于超距移动是没有参照物的移动，意识中并没有移动物

运动的意象，故这时的意识活动属于无象思维——不凭借意象而进行的思维活动。

在确认来访者已经看不见移动物之后，需要问来访者两个问题。其一是：虽然看不见了，你感觉它是否还存在于远处的什么地方？如果回答还存在，就继续做大尺度超距移动，直至回答感觉不到远方的存在。之后再问其二：看不见了，也感觉不到了，你心里还惦记它吗？如果来访者回答还惦记，就继续向更远的前方移动，直到来访者说已经不惦记。第一个问题的心理治疗意义是：如果回答还存在，说明来访者对象征物仍有挂念，其意义仍然如可见移动时的最佳距离一样，表明象征物欠准确或者问题的性质决定不可能彻底解决，但这时来访者牵挂的程度远较可见移动的最佳距离为小。第二个问题的心理治疗意义也大略相似。当来访者回答不再惦记时，表明靶症状在其心理层面的痕迹已经完全被消除，这正是移空技术终极治疗目标实现的指征。

在超距移动之初，来访者看不见移动物的那一刻是进入心理空境的标志。之后经过一系列移动与问答，心理空境的质量，即它的空净品质会有大幅度提升。当来访者回答对移动物已经毫无牵挂不再惦记时，心理空境的品质即达到了移空技术所要求的技术标准——进入了没有问题的地方。

（6）空境体验：引导来访者经过超距移动进入高品质的心理空境后，要嘱其安定下来，体验心理空境中的轻松、无念、空灵，在其中停留片刻，形成对心理空境感受的身心记忆，特别是身体记忆，例如舒适、放松、愉悦、满足等，以便在之后需要时再次唤起。理论上让来访者在心理空境中停留的时间越长越好，但通常初次进入的来访者只能停留很短的时间，从数秒钟到一二分钟，之后脑海中很快就会出现其他事物。但也有少数来访者可以长时间停留，例如三四十分钟。在来访者脑海中出现其他事物之前就结束这个体验环节为好，以保持体验的鲜明与准确。

如前一章所述，应注意使用移空技术所达到的心理空境与传统佛家、道家修炼所达成的空无境界并不相同。这个阶段的空无境界用于心理咨询和治疗，处理来访者的负性感受，有良好的效果，已经够用，但并不究竟，不要让有一些修炼体会的来访者对此产生误解。

9. 移回与评估

在空境体验停留之后，治疗师需要询问来访者是否想要移回置放了象征物的承载物。是否移回它们由来访者确定。如不需要移回，略过此步骤，直接询问来访者此时的影响度分值；如需要移回，按如下操作后，再询问影响度分值。

（1）移回承载物：按超距移动、可见移动、初始移动的顺序及移动尺度，用较快的节奏反向回移置放了象征物的承载物，可以减少移动和往返的次数，且移动的速度可以较快。例如从10000米处移回承载物：10000 → 1000 → 100 → 500 → 100 → 20 → 10 → 3 → 10 → 1 米→眼前。

移回后依象征物、承载物的变化评估定性疗效。先看承载物的变化，再看象征物的变化。

（2）察看承载物、象征物：嘱来访者仔细察看眼前移回的承载物，外观有何变化，例如大小、轻重、颜色、形状、材质、新旧等变化，要求给予具体描述。之后，嘱来访者开启承载物，仔细察看其中的象征物有何变化，例如大小、轻重、形态、性质等变化，要求给予具体描述。

（3）定性评估：象征物变化的心理学意义如下：

①规模缩减：象征物的体积缩小、重量减轻、形状坍塌。表示靶症状已经减轻，属治疗有效。

②性质改变：象征物变为他物，例如石块变木块、铁砂变黄沙。

表示靶症状趋向温和，属治疗有效。

③完全消失：象征物不见了，承载物内里空空如也。表示靶症状已经缓解，属临床治愈。

承载物变化的心理学意义：依临床所见，移回后的承载物最常见的变化是规模缩小、重量减轻，并变得陈旧，与象征物的变化相呼应。此变化的心理学意义，应该是在靶症状减轻、缓解后，承接、包容靶症状的内在资源也已完成使命，不再被需要。

另应询问来访者的身心感受，包括病患部位的感觉变化、整体情绪变化、对问题认识和态度的变化等，要求给予具体描述，以检验和落实以上定性评估的实效。

10. 填写记录纸 B

记录纸 B 由来访者与治疗师共同填写。先嘱来访者完成其填写内容，治疗师填写的部分可在治疗结束后完成。

（1）标注影响度分值：填写要求同静态作业记录纸 A。但记录纸 B 的影响度分值标尺增加了"+"的标识。这是因为少数来访者在完成移空作业后，可给出 +1 或 +2 的分值，故记录纸 B 的标尺就向左延长，增加了"+"。应注意由负转正的影响度分值说明疗效尤佳，但尚未见过高于 +2 者。如果过高，或有其他问题，例如应警惕来访者有否双相情感障碍倾向。

（2）画出移回后的象征物与承载物：填写要求同静态作业记录纸 A。

（3）记录个性化事件：此项内容由治疗师填写，主要内容是记录治疗过程中出现的个性化事件。例如来访者哭泣、三调放松次数的增减、治疗步骤的次序变化等，也可以记下治疗此个案的心得体会。这类有感而发的随想大都具有启发性，有保存价值，不及时记录下来会很快忘记。

三、疗效评估

以上介绍完移空技术静态作业、动态作业共 10 个操作步骤之后，在此给出移空技术疗效评估的定量标准如下。

定量评估依据来访者填写记录纸 A、B 的症状影响度分值计算。A 为治疗前症状影响度，B 为治疗后症状影响度，以后者减去前者，依分数下降的比率确定。大体上，分值下降一半及以上，评显效；下降三分之一及以上，评有效；下降不足三分之一，计无效。

1. 日常临床评估

A 为任意数，B 为 0，临床痊愈。

A 为 7，B 为 3 及以下，显效；5 及以下，有效。

A 为 8 或 9，B 为 4 及以下，显效；6 及以下，有效。

A 为 10，B 为 5 及以下，显效；7 及以下，有效。

2. 科研统计评估

A 为任意数，B 为 0，临床痊愈。

（A–B）/A $\geq$ 2/3，显效，可精确到小数点后两位。

（A–B）/A $\geq$ 1/3，有效，可精确到小数点后两位。

第二节　应用须知

在临床使用移空技术之前，必须了解该技术的适用范围、咨访关系、技术特点、治疗形式、疗程设置和治疗流程等内容，才能够顺利开展移空技术的咨询和治疗工作。

一、适用范围

移空技术所针对和处理的是来访者的靶症状，采用的是象征性治疗方式，故其适用范围是所有能够引导出象征物的身心疾病症状，而其禁忌范围，就是无法引导出象征物的疾病症状。据此，如前所述，移空技术原则上不依据临床疾病的诊断划分适应证和禁忌证，其适应或禁忌处理的靶症状均可以来自任何一种有或没有明确诊断的疾病，包括心理和生理疾病。

只要能够引导出象征物，移空技术不禁忌干预生理疾病的症状。从传统中医心身合一的观点看，人体的心理和生理现象并不能截然划分，任何疾病的症状都包含心理和生理两种成分，并非只有其一。因此，治疗任何症状都可以从心理或生理角度切入，并非只能选其一，就好像切一根香肠，从两端的任何一端开始都可以切碎一样。例如常见的各种痛症，头痛、胸痛、胃脘痛、腹痛、腰腿痛、痛经等，无论是心因性的还是生理性的，只要能够引导出鲜明生动的象征物，应用移空技术都可以取得不错的疗效。当然，有些症状心理成分多些，有些生理成分居多，前者可能更适于从心理角度切入治疗。例如移空技术治疗心因性躯体障碍导致的疼痛，可能比治疗腰肌劳损引起的疼痛更好些，但这并不绝对。临床上采用移空技术治疗如压缩性骨折、脊椎狭窄等生理因素引起的疼痛，取得良好、持久疗效的个案已有多例。但应注意，为了避免出现医疗差错，在处理生理性症状之前，一定要告知来访者，无论移空技术的干预有效与否，都要去正规医院做进一步的检查；并且初始访谈时，此要求应当写在知情同意书中。

虽然移空技术原则上不依据临床疾病诊断划分适应证和禁忌证，但这并不等于它不重视疾病的诊断。移空技术的治疗师仍应询问每位来访者的相关就医史，包括疾病诊断和治疗史。虽然并不依据它们确定是否采用移空技术，但这些信息可以帮助判断移空技术的治疗方向及预后，有益于临床诊疗。当然，临床上也没有绝对一刀切的判断标准。迄今为止，至少有一种已知明确诊断的病症 Aphantasia，译为"心盲症"（或译为"想象障碍""幻象可视缺失症"），禁忌使用移空技术。且无论是用于治疗心盲症还是心盲症患者的其他病症，都无法使用，因为这种病症的患者无法在大脑中想象具体事物的形象。心盲症病名的翻译逻辑应该是：看不到眼前的事物形象是眼盲，不能想象事物的意象就是心盲了。据记载，英国的一名心盲症患者，无法在脑海中想象未婚妻的长相，甚至连朝夕相处的父母长相也想象不出来。心盲症并非新近发现，而是早在 1880 年就已被英国科学家弗朗西斯·高尔顿（Francis Galton，1822 年 2 月 16 日—1911 年 1 月 17 日）爵士观测到并首次提出。据估计现在世界上 2% 的人患有心盲症。

心盲症之所以禁忌移空技术，是因为其症状所表达的是一种意识活动能力缺失，这种缺失会导致移空技术的心理作业无法完成。临床上移空治疗师正是依据来访者是否具有实施该技术的操作能力，而不是依据疾病诊断，去评估个案是否适用移空技术的。由于引导象征物是移空技术心理作业的起点，所以这一步如果做不到，就不能采用移空技术。但这个评估依据，尤其是初学者，切忌泛用。

如前所述，象征物是治疗师问出来的，不是来访者冥思苦想出来的。理论上有靶症状就一定会有象征物，而临床上绝大部分象征物引导不出来和物象不生动的情况，都是治疗师的提问技巧欠缺，不能轻易归咎于来访者的想象能力缺失。上述心盲症患者在人群中只有大约 2%，即 98% 的人都没有脑海中想象不出事物形象的问题。

此外，移空技术的心理作业除外运用具象思维，还需要运用无象思维。缺乏无象思维能力的人应该也有，目前尚未见相关的研究，但理论上应该比缺乏形象、具象思维能力的人更少。顺便说一句，也是理论上的推断：心盲症患者由于缺乏形象、具象思维能力，其无象思维能力或可能高于常人。

临床上不同来访者的形象、具象和无象思维能力确实差别很大。

从实践经验看，移空技术的心理作业能力通常是女性优于男性、青少年优于中老年，儿童为最佳。心理作业能力的个体差异的确会在不同程度上影响移空技术的施术进度与质量，但只要给予有针对性的、灵活的提问与引导，绝大部分来访者都能够顺利完成移空技术的静态和动态心理作业，这正是对移空治疗师专业胜任力的考验。

二、技术特点

移空技术起源于中华传统文化，与目前占主流地位、来源于西方文化传统的各种心理咨询和治疗技术相比，有些独特和鲜明的技术特征。现择其要者简述如下。

1. 象征性与具象性

象征性与具象性在西方许多心理咨询与治疗流派中也经常使用，但移空技术对它们的使用仍然有些与众不同。

移空技术的干预对象是心身疾患的靶症状，但它并不直接处理靶症状，而是处理靶症状的象征物，故属于象征性治疗。移空技术所处理的象征物是将靶症状外化、虚拟化的替代品，可以说是从实化虚；但在存想象征物过程中，又通过细节诱导性和感觉诱导性提问的技术手段，将此虚拟的替代品具象化，使之从不甚清晰的表象转化为栩栩如生的物象，又可以说是从虚化实。通过化虚化实的两次转化，有效地将靶症状的生理、物理的感性现实转为了对等的、同样是感性的心理现实，为直接缓解和消除来访者的负性感受做好了从心理角度进行干预的准备和铺垫。众所周知，心理咨询或治疗首当其冲的和擅长干预的是心理现实，难以直接干预生理、物理现实。

移空技术引导象征物、承载物的存想以及清洁、移动等操作过程，都需要在高度具象化的水平上进行，也就是需要让意识进入运演物象的水平。这就需要转换来访者的思维形式，使之从形象思维进入具象思维。尽管形象思维也是具象化的，且仅以形象思维完成移空技术咨询或治疗过程也可以有疗效，但形象思维的具象化程度远远比不上具象思维，即表象的具象程度远不及物象。移空技术的临床实践表明，操作过程的具象化程度越高，疗效就越好；若想取得显效，不进入具象思维几乎是不可能的，改变来访者的思维形式是取得良好疗效的关键因素之一。为此，移空技术设计了系列的细节诱导性提问和感觉诱导性提问，作为引导来访者从形象思维转入具象思维的技术手段，将提高具象化水平的操作过程标准化、程序化，易于掌握且有很强的实用性。

此外，正如同移空技术操作的具象化水平得到有效提升一样，其操作的象征性范围也被大大拓展开来，乃至可以达到天马行空、随心所欲的程度。移空技术咨询与治疗过程中引导出来的象征物和承载物都可以不是生活中可见的事物，不受生活现实和物理世界观念的局限。例如，象征物可以是没有形状但是很沉重的混凝土雾气，承载物可以是超越光速飞行的高科技仪器；又如超距移动的最远距离可以到银河系之外的几亿光年，也可以从时间上退回到宇宙诞生之前的空无之境，等等。总之，只要能够确切地表达被象征的靶症状以及其缓解、消失的过程，任何心理物象的出现和演化都可以被接纳。如此被拓展的象征性，一方面，大大扩展了移空技术的适用范围。原则上，凡能够引导出靶症状之象征物的心身症状，移空技术都可以尝试处理。而且越是离奇和生动的象征物、越是遥不可见的心理视野极致，往往越有良好的疗效。因为在这种情形中，来访者的主动性和创造性被更好地调动起来应对其自身的问题，这如何能不取效呢？另一方面，也大大丰富了移空技术的心理干预手段和措施。可以在具象化的想象中跳出感官感知的局限，只要能想到的、有效的方法都可以不拘一格地采用。正如同伟人毛泽东的诗句，"可上九天揽月，可下五洋捉鳖"，也有点像古典名著《西游记》里的孙悟空，七十二变均可用。或许，只有那些能够将心理现实、心理时空的变化灵活运用至极限的象征性疗法，才完全摆脱了生理、物理治疗范式的影响，不做它们的附庸，而成为真正充分发挥出独立性和独特性的心理治疗手段吧。

2. 心理空境

引导来访者进入心理空境是移空技术中最富于中华传统文化特色的治疗目标和治疗过程。所有采用移空技术进行临床干预的个案，即无论处理任何靶症状的象征物和承载物，共同和终极的目标都是让它们消失于心理空境。简言之，所有症状的处理都采用同一种治疗方式，都指向同一个治疗目标。以一驭多、万法归一，这是移空技术区别于其他心理治疗技术的最主要特征。

以统一的心理空境终结所有的心身症状，表明移空技术的干预不是问题取向，而是境界取向。境界可以理解为环境、背景，心理境界即是心理问题产生的心理环境、心理背景。移空技术的干预不局限于处理一个个心理问题，而是旨在改变问题产生的心理环境，以变革、提升心理环境解决一切问题。如果采用弗洛伊德、荣格都用过的海水冰山的比喻，一个心理问题或心身症状就像是一座漂浮在海上的冰山，海面上会有许多大小形色不同的冰山。问题取向的干预就是选定一座冰山，测量其方方面面，再选择或打造一个适合于打碎这座冰山的特定工具，而后用工具将其摧毁。如此，在理论上，为保证干预的准确与效率，有多少冰山就需要有多少工具，做多少治疗。而境界取向的干预则不然，它只做一件事情：提升海水的温度。只要海水的温度被提升到零度以上，所有的冰山迟早都会自然消失，因为冰山存在的环境改变了。如此干预无须测量，也无须针对冰山打造工具，更不用去一座一座处理。当然，提升水温也需要工具，但此工具与摧毁冰山的工具不是同一类。移空技术引导来访者进入心理空境的过程，就相当于是在使用相应的工具提升海水的温度。而心理空境的抵达，就是海水的温度已经超过了零度。因此，心理空境可以疗愈一切心身症状，而且疗效确实。

倘若不用比喻，如何从心理状态和心理行为机制上解释心理空境的疗愈作用呢？一言以蔽之：这是由心理空境所表征的意识状态所决定的。心理空境即放空意识，是不包含客体化内容、未进入认知过程的意识状态，即意识处于无作业的空净状态。如果用英语表达，心理空境是意识的 being 状态，不是 doing 状态。此意识状态有如下一些非常鲜明的特征。

其一，心理空境没有明确的边界，理论上无限广阔，亦即提供了无限的包容和化解问题的心理空间。治疗师引导来访者抵达心理空境，并未直接处理问题，而是把问题放到了更为广阔的背景之中，问题会自然消亡，不用特别处理。一勺盐放进一杯水里，水会很咸；放进一桶水里，水的咸味会很淡；放进一个淡水湖里，水不会有咸味。同理，一种身心障碍的象征物被置放于广阔的心理空境，它就会自动消失。当然，心理空境的包容化解能力与进入空境的深度、广度、纯度呈正相关，有大小、深浅、粗细之不同。初入心理空境就会产生疗效，但如果想获得疗效的彻底、持久和稳定，需要来访者在心理空境中停留足够长的时间。因此在移空技术干预的后期，治疗师让来访者学习移空技术的自我操作。如若更进一步，就需要学习和把握下一章所要介绍的持空技术。

其二，心理空境的意识状态非主动非被动、非积极非消极，没有对立，是意识的自然存在状态。由于其中没有对立，故境界自然平和，不存在矛盾或问题，是一种没有烦恼的纯粹的精神和情绪状态。如果用数学表达，其境界所表征的非正非负状态，相当于意识的 0 点或 0 界面。数学上 0 似乎没有意义，但又比任何数字有更多的意义。任何数字后面加 0 或者被放在 0. 后面，其变化立刻有 10 倍之增减。

迄今为止的现代心理学似乎尚未关注对意识的 0 点或 0 界面的研究，但古人对此境则早已有理论与实践双方面的精深探讨，并早就将其应用于临床疗愈。佛家的《心经》说："照见五蕴皆空，度一切苦厄。"这句话译为心理学语言，即心理空境可以处理一切心身障碍。中医典籍《黄帝内经》说："恬淡虚无，真气从之，精神内守，病安从来。"意思与《心经》一致，只不过是以医学术语表达。其中的"病"包括了那个时代的一切病患。移空技术于现代追随古训，将干预一切心身疾病靶症状的终极目标，明确为将来访者带到心理空境。有必要指出，进入心理空境并非启用防御机制，来访者的问题或靶症状并没有被排斥或修饰，它们并未被否认、压抑、投射、逃避、转移、替代或升华，而是直接被心理空境所包容和化解。这是非对抗性处理问题的思路：问题无须被克服，可以自然消失。在心理治疗意义上，这是帮助来访者消除其问题或症状所产生的心理痕迹。移空技术的操作步骤，尤其是超距移动，可以看作是一个有意识彻底消除负性感受记忆符号的努力过程。诸子百家修炼方法中的既是道家也是儒家的"坐忘"，就描绘了有意识忘却的操作："堕肢体，黜聪明，离形去智，同于大通，是谓坐忘。"这段话的大意，就是放下身体感受，舍弃精神意识，接通于宇宙虚空，就是忘却一切烦恼。注意，有意识的忘却不同于各种失忆，失忆并非由意识把控，无法用作治疗手段。其实，抹去负性感受的心理痕迹，实在是最自然和彻底地解决心身问题的方法。

心理空境也不属于积极心理学范围，它既非消极也非积极，是跳出积极、消极对立的心理状态。如果用一个简单的词描述这种心理状态，这个词应该是"平和"。

其三，心理空境不假外求，是每一位来访者自然存在的意识状态，是其可以利用的最大的、无尽的疗愈资源。且经过适当的训练，大部分来访者都可以自行抵达。在心理咨询与治疗领域，这一闪耀着中华传统文化的智慧与光芒的意识境界还是一片广袤的、尚未被开垦的处女地，实在可以大有作为。心理空境在西方心理学里鲜有提及，从根源上看，这与西方心理学对人格的认识有直接关系。如前所述，中华传统文化中的心理学思想对人格的认识包括生物、社会、宇宙三个层次，而西方心理学只有生物、社会两个层次。心理空境对应的是宇宙层次的人格存在，因为只有在人格这一层次，意识状态才可能不产生对待、对立，实现于一切存在的合一，即天人合一。既然西方心理学对人格的认识缺少这一层次，其触及不到心理空境也就顺理成章了。

移空技术是借助操作移动物的心理距离远近，引导出心理空境的。其操作过程的治疗意义可谓一体两面：一方面，运用具象思维，借助渐次向远的移动，起到让移动物消失的作用，处理了靶症状的象征物，相当于去掉了选定的冰山；另一方面，运用无象思维，借助移动物的消失，让心理空境显现，提升了海水的温度。两方面的操作一气呵成，以求实现《移空技术操作手册》扉页上的那句话："不仅处理来访者的问题，更要把来访者带到没有问题的地方……"

3. 感性和主动性

移空技术旨在消除来访者的负性感受，故其操作过程强调咨访之间感性的沟通与互动，在思路上与以理性分析为主导的诸多心理治疗流派有所区别。其实，意识的感性活动在相当程度上并不能被抽象化，即并不能用理性去表述和解释。例如，疼痛的感受是物象，其物象并不能被疼痛的概念表述。例如，针扎的疼痛、火烧的疼痛、抽筋的疼痛其实并不是同一种感受，但被抽象为疼痛一个词后，这个词就成为内涵模糊不清、失去了鲜明感性特征的概念。感性是活生生的、物象的、当下的，一旦被抽象为符号和表象，就会失活，就像是动物被做成了标本。尽管老虎的标本也是老虎，但与活生生的真老虎相比，只是徒有其表。

允许不用理性分析去理解感性，直接以感性的互动去影响和变革感性，是移空技术操作的基本特点之一。这一特点体现于咨询过程中，特别强调只在当下，因为感性只存在于当下。治疗师需要与来访者的当下互动，例如对于靶症状，只问与当下感受有关的问题，只问是什么、是怎样，不问为什么。因为一问为什么，就离开了当下而指向了过去，变成了对靶症状的来龙去脉进行理性分析，脱离了来访者对靶症状的具体感受。只有贴着来访者的感性提问，才能实现感性对感性的互动。

再就是需要注重觉察来访者的细微肢体语言。肢体语言是行为的物象，不是其形象表象或抽象概念。观察来访者的肢体语言可以直接判断其是否进入具象思维状态。例如，在初始移动、可见移动和超距移动的过程中，可以观察来访者头部的姿势。深入到具象思维状态的移动过程，在初始移动时，来访者往往有点低头，因为移动物就在眼前且稍稍低于视平线，在移动物体积较小时尤其如此。当进入可见移动，来访者的头会微微抬起，处于平正状态，因为移动物逐渐远去，需要放远放平视野。而进入超距移动后，随着距离大幅远去，来访者大都会微微仰头向上，如向远方眺望的样子。如果治疗师观察到了来访者头部这些细微的变化，就基本可以断定这些移动是在具象思维水平上进行的。如果来访者在做这三种移动时头部姿势没有变化，都处于同一位置，这些移动大概率只在形象思维水平，甚至是抽象思维加形象思维水平上进行的。而思维形式如果未用到位，疗效肯定会打折扣。此外，来访者在咨询过程中有意无意地皱眉、微笑等任何细微的肢体语言，都对判断其是否进入具象或无象思维状态有重要意义。更不用说哭泣、坐立不安、走动等更为激烈的肢体语言了。具象思维是心身活动，并非仅仅是心理活动，对于来访者出现的任何肢体语言，治疗师都需要意识和感受到这一点，如此才能正确地理解它们在咨询中的意义。

进入心理空境也有明显的肢体语言。那就是可以清晰觉察到来访者身心放松、安静、舒适的状态。例如进入心理空境后，来访者的身体松动了，有些脱离原来固定的姿势，肩垂下来了，眉头舒展了，表情松开了，甚至流露出浅浅的笑意。这时候如询问来访者有怎样的感受，语言上的回答往往就是放松、愉悦等词汇，远不如从观察肢体语言了解得更丰富和具体。

尽量引导来访者操作的主动性也是移空技术非常重要的特点。常有初学者问起移空技术与催眠的异同，我觉得二者最主要的差别之一，就是移空技术的操作均由来访者主动完成，而催眠的操作很大程度上是由治疗师完成的。我常说催眠是暗示，移空技术是明示，即是此意。在移空技术操作的全过程中，治疗师主要做的就是两件事：提问题，让来访者体会和思维，主要体现于静态操作过程；下指令，让来访者执行，主要体现于动态操作过程。二者的实质就是让来访者自己思维和处理自己的问题，治疗师只是引导，原则是"君子动口不动手"，只说不做，所有"做"的内容均由来访者实施。如此方能最大限度地调动其主动性。例如，在移动过程中，无论是初始、可见还是超距移动，治疗师的指导语是："将物体移到 10米……50 米……"即引导来访者操作脑海中的物象移动，逐渐远去。但如果是催眠，指导语会是："现在物体出现在 10 米的地方……50米的地方……"来访者的意识作业是看到移动物在远处出现。这就是明示与暗示、来访者主动完成与治疗师给予完成的差别。

本书在探讨人格成长的章节中曾已指出，主动性是人格的首要属性，动物与植物的主要区别，就是动物具有基本行为的主动性。人之所以可被称为高等动物，功能上的体现就是人类具有更多更广的行为主动性。在心理咨询与治疗领域，恢复、促进和发展个体的行为主动性，无疑具有本质的、积极的疗愈作用。移空技术在 10 个操作步骤中的每一步，都寻求落实于来访者主动的身心操作活动，而不由治疗师越俎代庖。即使在最简单的三调放松操作步骤上，也要求治疗师不要逐句带领来访者，而是先讲解调身、调息、调心的操作步骤，讲解的时候可以边讲边指导来访者练习，然后让来访者自行完成两三分钟的三调放松，治疗师只在一旁给予鼓励、指导。

时时注意调动来访者主动作业的方式，也十分有益于让来访者自己学习和运用移空技术。移空技术原本就既是临床咨询与治疗技术，又是个人成长技术，其临床使用的原则之一就是"既授人以鱼，也授之以渔"。如果不注意启发和调动来访者的主动性，其或许会认为有些步骤自己无法完成，必须求助他人。所以在临床使用移空技术之初就要告诉来访者，整个操作技术都可以自己完成，接受咨询的过程同时也是学习技术的过程。如此在临床咨询过程结束后，来访者就可以满怀信心，知道在日后遇到心身问题时，自己就可以尝试着运用移空技术处理。

三、诊疗设置

诊疗设置含三部分内容：治疗方式、咨询流程和疗程设置。

1. 治疗方式

移空技术在临床上有多种应用方式，近年来由于远程通信的便捷化与多样化，使用视频、音频远程操作的移空技术案例越来越多。

（1）面询：治疗师与来访者一对一、面对面移空，这是移空技术的基准应用方式，也是疗效最佳的应用方式。

（2）集体与团体：移空技术集体治疗的人数以 20～30 人为宜，治疗前治疗师应向参与者介绍移空技术操作的大致过程，让大家理解自己需要做什么，应该怎样做。

集体治疗有以下两种情况。

处理共同问题：同一生活事件引发的群体性心理障碍。例如灾后的危机干预、学生群体的考试焦虑。

处理各自问题：治疗师统一引导参与者各自处理自身问题。例如社区公益性心理健康服务。

应注意集体治疗与团体治疗有些差别。集体治疗是大家一起做，但成员各做各的，基本无互动；团体治疗也是大家一起做，但注重成员之间的互动。

移空技术的团体治疗近年来也有所发展，例如家庭移空团体、创伤移空团体、梦移空团体等。团体治疗的人数大致在 8～12 人，团体成员之间会对各自的象征物、承载物等进行讨论，也包含情感支持、认知调整等互动。

（3）视频：通过手机或电脑远距离进行，效果大体相当于面询。由于视频的界面有限，治疗师与来访者通常看不到对方面部以外的肢体语言，也不会有行为上的互动。如果治疗师与来访者异地，且需要做较长程的治疗，建议初始访谈和第一次移空治疗做面询，之后可以采用视频方式。

（4）音频：通过电话、微信语音等方式完成，不受距离限制，是最随意的治疗方式。治疗师与来访者都比较容易放松，也常能取得不错的疗效。但由于咨访双方都看不到对方的肢体语言，就需要适当加强口头语言的表达。例如治疗师要更加细致地提问，重要语句的语气也需要强化一些，且可以适当重复表述。

（5）自我操作：将移空技术作为自我成长技术，处理自己日常的负性感受。操作流程仍然依据 10 个操作步骤，但熟练之后可以逐渐简化。有些来访者在自我操作纯熟之后，可以只做三调放松就直接进入心理空境，且在其中停留半小时以上。

2. 咨询流程

移空技术的咨询流程始于初始访谈，终于随访，其中包含若干顺序步骤。

（1）初始访谈：移空技术初始访谈的主要任务是签订知情同意

书、建立咨访关系、评估来访者是否适用移空技术、向来访者讲解移空技术的操作过程、建立咨询设置、初步了解来访者想要处理的问题等。其中大部分内容与其他心理治疗技术的初始访谈类似，有特色的是对来访者进行是否适用移空技术的评估和讲解移空技术的临床操作流程。

评估来访者是否适用移空技术，如前所述，并不依据诊断，而是依据来访者是否具有完成移空技术操作的能力，也就是评估其进行具象思维和无象思维的能力，以及自我把控能力。这可以通过做一些相关的练习来实现。例如让来访者具体想象和描述一只苹果、一个水杯，也可以让来访者练习一下三调放松。相关的测试目前尚未形成具体的、标准化的测试量表，但有一定临床经验的治疗师可以通过对话做出八九不离十的判断。应该说不适宜做移空技术的人并不多，故评估不难完成。

向来访者讲解移空技术的操作流程，是为了让来访者知道咨询过程中自己应该做什么，应该怎样配合治疗师的工作。由于移空技术是一个近些年才提出的新技术，人们对它的了解还不多，再加上移空技术的操作思路与其他心理治疗技术有不少区别，对来访者讲清楚并不容易，需要依据来访者的文化程度、年龄、职业等因素采用适当语言给予说明。这一步讲解工作需要十分灵活地把握，因为受众的个体差异非常大。例如对儿童，可能不需要做任何解释，只说我们一起做个游戏就够了；而对于年岁较大的高级知识分子，则需要以其能够理解和接受的语言进行较为详尽的说明。需要指出的是，不需要让来访者相信移空技术，只要其能够认真操作就可以了。

初始访谈有时一次不能完成，需要两次甚至多次。此时治疗师需要有耐心，要与来访者充分沟通，不要急于进入移空操作。在准备不充分的前提下，移空咨询效果往往会不达预期。

（2）移空干预：通常在完成初始访谈的三天至一周内，约第一次移空咨询。按照移空技术的 10 个操作步骤顺序进行，大约 50 分钟可以完成。

首次移空咨询很可能出现各种各样操作不到位的问题，经验尚不足的治疗师往往会感到束手无策。此时可以加做一次三调放松以延续治疗节奏，同时考虑下一步的治疗策略。应注意即使进行得不很顺利，也要尽量完成治疗的全过程，不要卡在中途，发现的问题可以在下一次移空咨询中纠正。

一般说来，移空技术只要做完全程，即使有各种各样的不规范，也多少会有些效果，完全无效的情况并不多见。"沾边就有效"在临床上很常见，故即使是初学者也不必过分担忧疗效问题，坚持做到底就好。

（3）家庭作业：两次移空咨询期间可给来访者留家庭作业，以维持疗效和咨询氛围。最常用的家庭作业就是三调放松。可让来访者每日做一到二次三调放松，每次 5 ～ 10 分钟。也可以根据来访者在咨询过程中的表现，安排加强具象思维、无象思维能力的练习。例如具体想象、描述一只苹果。

家庭作业要求有简单的记录，嘱来访者下次就诊时带来。

（4）结束访谈：最后一次的结束访谈通常不做移空，而是与来访者交流整个咨询过程的体会，包括收获与不足。仔细倾听来访者的反馈至关重要，既是全面了解其诉求解决的状况，也是提升和完善移空技术临床操作水平的契机。

此外，这也是了解来访者是否已经掌握移空技术，是否可以应用移空技术自行处理自己问题的时机。如果来访者的自我操作尚有不足，结束访谈是指导其操作与使用的良机。

（5）随访：1 周、1 个月和 3 个月随访最常用。也有更长期的随访，例如半年、1 年、10 年。现有记录的移空技术个案随访最长为 2 年，经统计学处理已发表文章的随访为 1 周，目前正在参与的中国科学院心理所"心花计划"的科研项目设计是随访10年，现在刚过2年。移空技术已经设计了随访使用的记录纸（见后附），可以参考。凡在移空技术研究院咨询中心预约挂号的来访者有专人负责随访。

随访是确定移空技术远期疗效的重要方法。目前已经收集的大部分随访记录是1周到半年的。从总体情况看，移空技术的远期疗效有三种走向：影响度分值进一步下降，即疗效更佳；影响度分值无变化，即疗效巩固；影响度分值上升，即疗效衰减。其中第一、二类走向居大多数，第三类较少。当然，远期疗效的变化取决于多种因素。例如，不同的治疗师运用移空技术的水平有差别，能够引导来访者进入心理空境并停留一段时间的，远期疗效要优于未达到心理空境者。故对影响远期疗效的因素尚需深入研究，目前这方面的研究刚刚开始。

好在移空技术已经建立了电子案例库，这十分有利于随访工作的开展。也欢迎各地使用移空技术的治疗师和咨询师提交符合格式的案例报告，参与包括随访在内的移空技术真实世界研究。

3. 疗程设置

由于临床上应用移空技术，原则上一次处理一个靶症状，故移空技术的疗程设置与需要处理靶症状的数量直接相关，而与疾病的诊断乃至严重程度关系并不直接。例如，一位抑郁症患者报告了头痛、胸闷、失眠、无力4个靶症状，那么加上初始访谈和结束访谈，至少要安排6次咨询。而另一位抑郁症患者只报告了2个靶症状，感到生命无意义、失眠，理论上安排4次就可以。

但在许多情况下，一个靶症状未必一次移空就可以处理完毕，例如首次处理后影响度分值只下降到刚刚有效，就需要再次处理甚至多次处理。初始访谈1次也可能不够，尤其是遇到对移空技术不理解、具象思维或无象思维能力较差，需要给予详细说明的来访者。故在了解来访者需要处理靶症状数量的基础上，可多安排2～4次咨询。此外，也应该依据治疗的进程，与来访者保持对疗程设置的探讨。因为靶症状未必是稳定不变的，两个或以上的靶症状，经常会因为其中一个已经变化而影响到其他。例如有时一个靶症状经移空处理消失了，另一个也随之缓解，这时就可以减少咨询的次数，缩短疗程。移空技术最短的预约疗程设置是 3 ～ 4 次，第一次初始访谈，第二、三次移空咨询，第四次结束访谈。目前接诊的移空技术个案咨询，最长的疗程是 12 次。

两次移空咨询之间的时间间隔，1 周为宜，以给来访者一个适应和巩固疗效的时间，也可观察疗效的稳定程度。但初始访谈那一周可以安排两次，在初始访谈结束后的第三或第四天可以安排移空咨询，或者安排第二次初始访谈。

每次咨询的时长，无论初始访谈、移空干预还是结束访谈，以 40 ～ 50 分钟为宜，最长不超过 90 分钟。

四、咨访关系

咨访关系是治疗师与来访者的个人关系，良好的咨访关系是任何心理疗法取得疗效的重要因素，也是其技术手段得以实施与展开的前提。作为一种基于中华传统文化心理学思想的心身治疗技术，移空技术的咨访关系有如下一些特点。

1. 外刚内柔

移空技术的操作步骤和治疗目标明确、统一，施术全过程始终由治疗师以提问或指令的方式，引导来访者回答和操作，并把握治疗进程的速度与方向。故移空技术的咨访关系是治疗师处于指导者地位，表现为权威式。但这并不妨碍移空技术的咨询和治疗过程又始终以来访者为中心。例如，静态作业中治疗师引导象征物的提问，要依据来访者靶症状的特点提出，紧贴着来访者对靶症状的具体感受发问；而动态作业发出移动指令的速度和节奏，是在来访者做初始移动时摸索出来的。在移空技术操作过程中，治疗师除了与来访者进行语言互动之外，还需时时观察来访者的身体动作、面部表情等非语言信息，并给予适当和及时的反馈，例如在来访者哭泣时递上纸巾，等等。故移空技术的治疗关系是由治疗师主导而营造出来的一个让来访者能够充分表达内心需求的相互作用关系。换言之，这是一种外表是权威式，内在以来访者为中心的治疗关系。要建立这样的治疗关系，治疗师要有良好的共情能力，能够及时领会治疗过程中来访者每一当下的内在需求，并将其领会与应对技巧及时地运用于提问与指令之中。

另应注意，移空技术的初始访谈和施术期间的治疗关系有所不同。初始访谈时治疗师更多是和来访者平等协商，打开来访者的心扉，了解来访者的问题，探寻有哪些心身的负性感受，安排咨询时间、频次、疗程，介绍移空技术的操作要求等。此时治疗师的共情、倾听、无条件接纳就非常重要，很少用指令，提问也不很多。初始访谈如果一次做不好，可以做两次乃至多次。而一旦开始移空技术的咨询过程，治疗师主要是以提问和指令的方式指导来访者操作，而不是商量，这时的咨访关系就要外刚内柔了。

2. 两项信任指标

建立良好的移空技术咨访关系，治疗师的任务是取得来访者的两项信任。

首先是来访者信任治疗师。在移空技术的初始访谈中，治疗师要收集和了解来访者的个人简况、社会关系、创伤事件、诊断、用药、对咨询的期待等各方面信息，还要重点了解、掌握来访者具体的心身症状，这都需要治疗师取得来访者的充分信任。信任不等于喜欢，来访者信任治疗师的基础是治疗师表达出真诚的、以来访者福祉为先的善意和专业胜任力，以及能够洞察来访者内心，说出其想要表达而尚不知如何表达的真实需求，而无须讨好来访者或投其所好。此外，治疗师的语言和非语言沟通能力也是重要因素。衡量这项信任指标建立得是否良好，可以看来访者向治疗师坦诚说出自己问题的程度。

其次是来访者信任移空技术。初始访谈中，治疗师要根据来访者的身心状况评估来访者是否适合做移空。评估适合之后，治疗师会向来访者介绍移空技术的操作过程。这时治疗师就需要依据来访者的知识结构、文化程度、思维方式、生活环境乃至语言习惯等多方面因素，采用适当的解说方式，使来访者能够了解和信任移空技术。移空技术适用范围广，解说方式对男女老幼各不相同，例如面对儿童，可能说我们一起做个游戏就行了；而面对医学专业的博士生患者，或可以嘱其买本《移空技术操作手册》自学一下。取得来访者对移空技术的信任很重要，这是之后能够顺利使用该技术的重要铺垫和前提。衡量这项信任指标建立得是否良好，要看来访者按治疗师要求进行移空技术操作的投入程度。

3. 三个评估层次

依据以上两项信任度指标的达成状况，也就是来访者向治疗师"说"和跟治疗师"做"的程度，可以将移空技术咨访关系建立的水平大致分为三个层次：

（1）来访者勉强说、勉强做：这是来访者不拒绝跟治疗师合作，但出于某种原因对治疗师和移空技术心有疑虑，勉强把自己的问题说出来，勉强按照治疗师说的去做，是移空咨询可以进行之最低水平的咨访关系。

（2）来访者愿意说、愿意做：这是来访者接受治疗师和移空技术，愿意说出自己的问题，愿意配合做移空技术，是移空咨询可以顺利推进的较好的咨访关系。

（3）来访者主动说、主动做：这是来访者信任、主动配合治疗师的理想咨访关系，在这种咨访关系中，治疗师可以自如把握咨询节奏、进程，有所侧重、有的放矢，最大程度发挥出来访者的主观能动性，以取得最佳疗效。

以上三个层次的评估只是大致划分，临床中还会遇到很多种情况。例如有的来访者既不愿意说，也不愿意做，这可能需要不止一次的初始访谈；有的来访者对移空技术慕名而来，但不愿意说，可能是来访者不够信任治疗师；有的来访者愿意说，但不愿意做，这时就要想办法加强来访者对移空技术的信任。还有些个案开始建立的咨访关系并不算好，但做过几次咨询和体验移空技术后，来访者对治疗师和移空技术逐渐加深信任，于是逐渐敞开心扉，最终触及核心问题，遂取得良好的疗效。

咨访关系是一个貌似简单，实则深邃的问题。每位来访者都是独特的，每位治疗师也是独特的，每一次咨访关系的建立都是不同的、新的。即使是同一位来访者，在咨询的不同阶段，咨访关系也是动态的，是根据咨询需要而不断变化的，例如移空技术初始访谈和施术过程的咨访关系就有所不同。治疗师要时时把握住特定来访者的社会角色属性，跟每位来访者建立与其相应的咨访关系。一名合格的移空治疗师，除外具有较高的专业素养，还需要具有建立含有移空技术特色和中华人文色彩之咨访关系的能力。此能力在书本上难以学习到，需要在临床实践中积累经验，在自我觉察中不断提升。

第三节　案例报告

与许多其他心理咨询技术相比较，移空技术格外重视案例报告的撰写。这是因为移空技术案例报告的撰写在形式与内容方面都有自身的特点，这些特点使案例报告可能用于更多的使用目的。

一、形式

移空技术案例报告的表达形式相对规整，有半结构化的倾向，比较容易撰写。按照记叙内容的详略与使用目的不同，移空技术的单次案例报告有 4 种类型：即简述式、叙述式、叙述加关键对话式和逐字稿式（见后文附：案例报告模板）。此外，还有连续案例报告，是治疗师对同一位来访者所做的多次移空咨询案例报告，可能混用上述 4 种类型，最后做归纳总结。

1. 简述式案例报告

要求不超过 200 字。只简要介绍来访者的概况和诉求，列出靶症状、象征物、承载物的名称，说明移动是否到达心理空境，以及影响度变化的分值。特点是简明扼要。

2. 叙述式案例报告

要求较为详尽地先介绍对来访者进行初始访谈的情况，而后逐一介绍咨询中移空技术 10 个操作步骤的实施过程，以及疗效评估结果。此外还加上治疗师对此次咨询工作的反思，如果有来访者的现场反馈也需要写上。报告以第三人称的文字叙述完成，全文通常有 5000 ～ 8000 字，特点是概览全程。

3. 叙述加关键对话式案例报告

此报告是在叙述式的基础上增加了关键对话。所谓关键对话，就是咨询过程中治疗师认为对咨询进展具有重要意义的咨访对话片段，例如可以是对取得疗效有突破或转折作用的对话，也可以是咨询过程中卡壳的难点，记录下来准备寻求督导。案例报告仍然按照 10 个操作步骤实施的顺序展开，所增加的关键对话可能在一个或两三个操作步骤中。叙述加关键对话式案例报告的特点是突出要点，包括亮点或难点。故一份案例报告的关键对话不宜太多太碎，不超过三段为宜。如果有四五段，大都说明撰写者尚未能把握此次咨询的要点和主次。此类型案例报告篇幅大约在 10000 字，由于突出了关键对话，行文的叙述部分可比叙述式案例报告简略一些。

4. 逐字稿式案例报告

此报告是依据咨询全程录音整理的全文，特点是巨细无遗地呈现咨询过程的全貌。初学者或以为此类案例报告最容易撰写，其实不然。严格说来，逐字稿式案例报告还有两种：一种是咨询全过程的完整录音版本，包括语气词、语病和重复的语句，以及语句间较长的停顿时间（可以读分读秒）。另一种是稍加整理的逐字稿文本，即删去了语气词、语病等的文本。这两种文本的撰写各有难度，也各有作用。

第一种文本更完整、更准确地还原了咨询过程的原貌，对复盘讨论案例特别有用，也非常适用于治疗师的自我提升。但这种文本往往过于冗长，通常有大约 20000 字，其他治疗师读起来也很费思考，因为咨询过程中较为随意说的话和治疗师个人的语气词，可能分散或影响对案例的认识，所以并非很适用于督导。第二种文本阅读比较顺畅，也可以用于寻求督导。然第二种文本也有难把握之处，如果不是治疗师自己整理，哪些语气词和重复语句应该删掉，往往并不容易定夺。而这些需要删除的文字总量并不少，两种文本往往会相差几千字之多。所以不少移空治疗师有这样的感慨：听过看过了自己咨询过程的录音文字，才知道自己说了多少废话。

二、内容

无论是哪种形式的案例报告，基本的框架都是移空技术的 10 个操作步骤，只是详略程度不同。由于这 10 个步骤本身的内容和层次都清晰分明，以之为框架的案例报告就有了整体的基本轮廓。这是移空技术案例报告比较容易撰写的一个因素——直接借助了技术本身的形式和内容结构。

但移空技术的临床使用非常灵活，在不同的个案中，10个操作步骤未必都用，应用的顺序也可能有变化。例如，三调放松的应用可能超过2次，可见移动的次数可能减少。有个案做到清洁与置放的步骤时，影响度分值降到了0，就结束咨询，不再往下做了。甚至有极端的个案，首次三调放松持续了40分钟，然后来访者告知问题已经解决，尚未开始对话，咨询就结束了。故具体的案例报告要按实际发生的过程写，做到哪里写到哪里，无须拘泥于常规顺序的框架。

移空技术案例报告的撰写应该特别注意表达咨询过程中的非语言内容。如前所述，它们对于判断来访者是否进入具象思维、无象思维的意识状态非常有意义。故对来访者做出的相关肢体行为、表情动作需要给予准确细致地描述，尽管这部分内容的文字并不会很多，但应该视其为案例报告的基本组成部分之一。其文字表述可用加括号的形式插入相关行为发生时的前后语句之中。来访者在咨询过程中发生哭泣较常见，移空治疗师处理此种情况的典型做法就是递上纸巾，但并不中断咨询过程；除非无法进行下去，则之后在案例报告中将此作为个性化事件记录在案。捕捉来访者细微的非语言行为的能力，取决于治疗师觉察力的敏锐程度以及对不同思维形式理论的熟悉程度，很考验移空治疗师的专业胜任力。

案例报告中另有一个容易被忽略表达的内容，就是咨询过程中出现的较长时间停顿。咨询对话中正常的停顿会因咨访双方的语速、思维速度的快慢等个体差异，形成不同的节奏。如果来访者出现了与对话节奏不相符的停顿，往往说明其思考正在发生较大的变化，尤其是出现较长时间的停顿。有经验的治疗师面对这种情况，会用一些鼓励、宽慰等并没有太多意义的词语，维持对话的节奏，等待其回应。这时候要非常注意来访者的非语言表达，且此时的非语言表达往往具有重要意义。这样的停顿应该在案例报告中有所记录。

例如用括号注明此处停顿了几分几秒。

三、电子案例库

作为一种问世于 21 世纪的心身治疗技术，移空技术非常注重现代科学研究。而对移空技术进行科学研究的基本资料之一就是案例报告。移空技术真实世界研究电子案例库已经建成，迄今为止提交给移空技术研究院的案例报告都已进入该库，现有 2000 例左右。这个案例库具备相应的科研功能，可以对案例进行多种形式的统计分析。

移空技术案例报告的形式与内容设计已经考虑到了科研的需求，在案例报告的正文前后，还附有一些简表，例如"移空技术操作简评""移空技术随访记录"等。这些简表很容易填写，对于进行科研统计有重要意义，也需要每位治疗师和咨询师认真完成。案例库的资料和数据的使用对提交案例报告的治疗师和咨询师开放，这也是治疗师和咨询师深入学习移空技术和自主进行相关科研的一个十分有益的专业平台。

由此可见，认真撰写移空技术的案例报告并提交给案例库，不仅对治疗师和咨询师提升个人的专业水平至关重要，而且是直接在为移空技术的发展增砖添瓦。所谓"众人拾柴火焰高"，希望对移空技术感兴趣的治疗师和咨询师积极撰写和提交案例报告，让移空技术的发展落实于每位治疗师和咨询师的实际进步和科学研究成果的不断出现。

附：案例报告模板、操作简评及随访记录

移空技术咨询案例报告

编号

咨询日期_____年___月___日

简述式

来访者简况：（性别、年龄区间、职业、主诉，50字以内）

一、三调放松

二、靶症状

三、象征物

四、承载物

五、移动与空境

六、疗效（影响度前测、后测）

（说明：简述式案例报告总字数不超过200字）

叙述式、叙述+关键对话式

一、来访者基本情况及想要处理的问题

二、移空咨询过程

（一）三调放松

（二）确定靶症状

（三）存想象征物

（四）存想承载物

（五）填写记录纸 A

（六）三调放松

（七）清洁与置放

（八）移动与空境

（九）移回与评估

（十）填写记录纸 B

三、移空咨询效果

四、咨询过程中的个性化事件

五、咨询师反思

（说明：叙述式与叙述＋关键对话式框架相同，二者的区别在于：前者只做 10 个操作步骤的文字描述，后者需加入撰写者选定的 2～3 个步骤中关键问题的咨访双方对话。前者全文 5000～8000 字，后者 8000～10000 字）

移空技术咨询操作简评

1. 来访者对移空技术的信任程度□①高　□②中　□③低

2. 三调放松

　　三调放松：□①未做　□②做一次　□③做两次

　　　　　　　□④做多次

　　放松程度：□①深度放松　□②基本放松　□③不太放松

　　　　　　　□④不能放松

3. 靶症状（心理症状、生理症状一共只选一个）

　　心理症状：□①焦虑　□②愤怒　□③恐惧

　　　　　　　□④悲伤　□⑤无力

　　　　　　　□⑥其他，请填写_____

　　生理症状：□⑦疼痛　□⑧闷、堵、胀　□⑨寒

　　　　　　　□⑩其他，请填写_____

4. 象征物

　　象征物名称：_____

　　象征物的位置：□①体外（与身体无接触）

　　　　　　　　　□②体表（与身体有接触）

　　　　　　　　　□③体内

　　　　　　　　　□④不确定

　　象征物在身体上、身体内的具体位置：□①头　□②心

　　　　　　　　　　　　　　　　　　　□③胸　□④喉

　　　　　　　　　　　　　　　　　　　□⑤其他，请填写__

象征物种类：□①靶症状的象征物

　　　　　　□②生活事件的象征物　□③不确定

象征物的具象化程度：□①高　□②中　□③低

5. 承载物

承载物名称：_____

承载物具象化程度：□①高　□②中　□③低

6. 画象征物和承载物

是否画象征物与承载物：□①是　□②否

画象征物和承载物：□①非常细致　□②一般　□③较粗

7. 象征物与承载物的清洁及置放

分离象征物：□①没有分离　□②分离容易　□③分离困难

检查、清洁：□①未做　□②做得一般　□③做得仔细

8. 初始移动　□①能移动　□②移不动　□③其他，请填写_____

9. 可见移动

是否有最佳距离：□①有　□②无　□③没有问

是否确定最远距离：□①确定　□②没有确定　□③没有问

10. 超距移动

是否做超距移动：□①未做　□②做

空境层次：□①看不见　□②感觉不在　□③心里也不惦记

空境体验：□①1分钟以内　□②1～3分钟　□③3分钟以上

11. 是否移回承载物　□①未移回　□②移回

12. 影响度　前测 A____分　后测 B____分

13. 疗效

□①痊愈 [B=0]

□②显效 [（A－B）/A ≥ 1/2]

□③有效 [（A－B）/A ≥ 1/3]

□④无效 [（A－B）/A ＜ 1/3]

14. 形式

□①网络视频　□②面询　□③热线电话、网络语音

□①日常咨询　□②应急支持（心理援助）□③危机干预

□①正式咨访关系　□②非正式咨访关系（亲友等）

□③自我移空（自己给自己做）

□①免费　□②收费　　元 /　　分钟

咨询时长：□① 30 分钟以内

　　　　　　□② 30 ～ 60 分钟

　　　　　　□③ 60 ～ 90 分钟

　　　　　　□④ 90 分钟以上

移空技术咨询随访记录

随访时间_____年____月____日

随访人　□①咨询师、治疗师　□②预约员

　　　　□③其他，请填写_____

随访节点　□①治疗后 1 周　□② 2 周

　　　　　□③ 1 个月　□④其他，请填写_____

尊敬的来访者

您好！

您于_____年____月____日就_____（靶症状）进

行了移空咨询。

1. 现在该问题（或症状）对您的影响度是＿＿＿分。

如果该问题对您的影响由负性变为正性，请在"＋"上的（）填写正性的影响分。

（　）无影响　　　　　　　　　　　　　　　　　　　最严重

```
  +   0   1   2   3   4   5   6   7   8   9   10
```

2. 现在该问题（或症状）解决了吗？

□①完全解决　□②解决一半及以上　□③解决 1/3 及以上

□④未解决

3. 移空技术咨询后心身有无不良反应？

□①无

□②有轻微不适，没什么影响

□③有不适，已自行消失

□④有严重不适，不能进行正常工作生活

请具体说明＿＿＿＿＿＿＿＿＿＿＿＿＿＿＿＿＿＿＿＿＿＿＿＿

4. 移空技术咨询后心身有无其他改善？

□①无　□②有，轻松了　□③有，睡眠改善了

□④有，掌控力增加了　□⑤有，其他＿＿＿＿＿＿＿＿＿＿＿＿

5. 您觉得移空技术咨询（5 分最高，1 分最低）

有效性＿＿＿＿＿＿＿＿＿分

安全性＿＿＿＿＿＿＿＿＿分

性价比（免费者免填）＿＿＿＿＿＿＿＿＿分

其他反馈意见＿＿＿＿＿＿＿＿＿＿＿＿＿＿＿＿＿＿＿＿＿＿

谢谢您！

第四节　督导模式

心理督导是心理治疗师专业成长必不可少的关键环节之一，也是移空技术专业化发展的重要保障。移空技术专业人员的专业成长和认证均需要接受督导，故做好移空技术的督导工作意义重大。

移空技术是建立在中华传统文化基础上的心身治疗技术，有其不同于西方心理治疗流派的一些理论和临床特征。例如，移空技术的学习和应用特别强调实践，强调在行中知，先行后知，以行促知，行知合一。又如其理论深刻，但很简洁，并不复杂，突出感性直觉，带有东方灵感的色彩，不需要庞大的逻辑论证系统。这些特征也会渗透到移空技术督导模式之中。本节介绍的移空技术"知行意礼例"的督导模式，就是我和同事们在督导实践中学习其他心理治疗流派的经验，并结合移空技术的自身特征逐步摸索发展起来的。从督导类型的划分看，这一模式主要是胜任力模式，但也正朝着与区辨模式相结合的方向发展。

一、"知行意礼例"的督导框架

"知行意礼例"的督导模式在结构上多少受到了中华传统文化阴阳五行学说的影响，其框架由五种独立而又相互联系的事物所组成；在内容上，则有儒家思想的影响，例如对知行关系理解，对"礼"（古代社会符合等级制度的道德规范与行为准则）的概念的借鉴。

（一）知

知作为动词是"知道"，作为名词是"知识"。所以这个"知"，就是移空治疗师所需要知道的知识。学习和掌握移空技术所需要的基础和背景知识大致可以分为四大部分：中华传统文化知识、现代心理学知识、中医学知识和日常生活常识。这是因为移空技术治疗目标的心理空境来源于中华传统文化天人合一思想，而移空技术操作步骤直接来源于现代心理学认知行为疗法和中医气功学的修炼技术。此外，移空技术的运用十分贴近日常生活，象征物、承载物的构建多与来访者的生活情境相关。作为移空技术的督导师，应该对该技术产生的文化与知识背景有比较深入的了解。

面对初学移空技术的受督者，督导师可以按《移空技术操作手册——一项基于传统文化的心身治疗技术》提供的知识范围对其要求和考察。大体包括移空技术的文化渊源、操作定义、关键术语，基于中华传统文化的三层次人格发展理论、思维形式理论（注重具象思维与无象思维），移空技术操作步骤要点及其心理学含义，移空技术的咨访关系、疗效评价以及如何随访等。其中最重要的是理解和熟记移空技术的 10 个操作步骤，需要记得滚瓜烂熟，正确无误。

在督导时，督导师要留意受督者对移空技术的各知识点是否有缺项，有没有正确的理解和记牢。并应告知受督者，理论上初步的"知"虽然只是皮毛，但却是临床上"行"不偏离移空思路的前提，就好像是粗略的路线图。

在进行"知"的督导过程中，督导师主要是教师的角色。

（二）行

行是践行、实行，也就是做，即要把知道的操作步骤和理论知识落实到咨询的实践过程中。仅仅知道而不能落在行动上还不是真知，是纸上谈兵，能做到才是真知。中华传统文化强调知行合一、行而后知，如古人所言"纸上得来终觉浅，绝知此事要躬行""上士得道，勤而行之"。

移空技术的 10 个操作步骤及操作要点很清楚，加之移空技术的基本原理和操作技能均主要来自中华传统文化，又很贴近日常生活，故学习时并不需要掌握大量的西方心理学知识，比较容易上手。然而，要想在临床上熟练而灵活地运用移空技术，达到显著、持续且稳定的效果，却也并非易事。中华传统文化中的心理学思想在理论上并不复杂，且偏于感性，掌握它们主要靠多练习，而不是靠理解和记忆。例如移空技术中"存想"和"入静"需要运用具象思维和无象思维，与抽象和形象思维相比较，这两种思维形式都偏于感性，掌握它们主要靠治疗师自己的具体感受和对来访者细致觉察，这些都只能在临床实践和个人体验中获得，也就是要在"行"中获得，仅靠读书和死记硬背并无大作用。要知道，存想的具象思维活动几乎贯穿于移空技术咨询的全过程，入静的无象思维活动就是进入心理空境的超距移动过程。所以移空技术特别强调"行"，是该技术所运用的思维形式所决定的，主要不是为了加强对"知"的理解，而是为了更准确地操作完成移空技术所规定的意识作业。

在"行"的督导中，督导师可以向受督者讲解、展示每一个来访者、每一次移空咨询都是新的、当下的，因此必须有创造性地灵活运用 10 个操作步骤。移空咨询过程中会遇见各种各样的问题，例如，做三调放松时如何观察来访者是否放松下来？来访者同时有好几个症状，如何选择本次移空的靶症状？如何引导出更准确的象征物？如何判断来访者是否处于具象思维状态？来访者移不动了怎么办？如何判断来访者是否到达心理空境？移动时如何根据来访者的节奏下指令？如何把十个操作步骤做到位，而不是简单地走流程、读指令？等等。这些都是移空治疗师在"行"中常见的问题。督导时不仅是在知的层面进行，还需要根据受督者的水平、个案遇到的具体问题提出具体意见，有时一句话就能让受督者茅塞顿开、打破僵局。

对"行"进行督导的时候，督导师更像师傅或教练的角色。

（三）意

意即觉察，包括治疗师对自己的觉察和对来访者的觉察。前者如对治疗师本人的意向、动机、态度的觉察，后者是对来访者细微的动作、表情、停顿等非语言行为的觉察。

治疗师有了知识和技能，在咨询时还需要对自己的状态时时保有觉察。督导师要引导受督者觉察是否把"以来访者的福祉为先"的原则放在首位，是否想帮助来访者的意愿大过来访者希望的求助意愿。这在很大程度上，是觉察治疗师自身的施术意愿、动机是否是纯正的利他善意。例如，刚学完移空就急于给来访者做，是为来访者解决问题还是为了自己练手？一次移空咨询已经做了很长时间，来访者已经感到疲惫，治疗师还要坚持做完，是为了来访者，还是想要有好的疗效证明自己厉害？又如针对咨询过程中治疗师被来访者带跑的情况，要引导受督者觉察是怎么被带跑的？来访者的问题是否触动了受督者自身的问题？等等。

而对来访者非语言行为的觉察，是考验受督者能否成功引导来访者进入具象思维和无象思维状态的试金石。由于具象思维是心身活动而不仅仅是心理活动，所以进入具象思维过程必定伴随或粗或细的行为表达，可能是哭泣或捶胸顿足等明显的肢体行为，也可能是扬眉、叹气、抬头等细微的表情动作。以来访者这些行为表达和其语言表达互参，就能够更为准确地判断其是否进入了具象思维或无象思维状态。在移空疗法中，无象思维可以看作是具象思维的特例，其肢体语言所表达的含义与具象思维一致。例如通过来访者头部动作之轻微低头、平视和轻微仰头的变化，结合当时的语言信息，可以准确判定来访者进入初始、可见、超距三种移动方式之具象思维和无象思维状态的深浅，这对于增强和预估疗效有重要意义。督导师要捕捉受督者案例报告中非语言表达的信息，询问和指导受督者如何去领会它们。这应该是通常移空技术督导过程中需要包括的组成部分。

觉察自己也觉察来访者，督导师要帮助受督者提升这两方面的觉察力。在督导过程中，督导师可以给予示范。

（四）礼

礼即伦理。如前所述，礼这个词语是从儒家借鉴来的。借鉴的思路是采纳其所主张的不同的社会角色应遵从为该角色所设定的社会行为规范。移空治疗师除了有所需的知识、技能，也有"大医精诚"般真诚的善意之外，还需要在进行移空咨询时遵循心理咨询工作的专业伦理。这如同开车上路，不仅要知道如何驾驶车辆，还必须懂交规，咨询伦理就如同心理咨询行业的交规。故心理咨询的专业技能和专业伦理缺一不可。

督导师要懂得伦理的作用和意义。心理咨询的伦理守则要治疗师时时以来访者的福祉为先，这固然是第一位的，十分重要，但伦理守则对治疗师也有重要的保护作用，也顾及了治疗师的福祉。伦理守则明确告知了治疗师的行为边界，越界行为无利于来访者的福祉，同时也无益于治疗师。当出现治疗师与来访者产生纠纷的情况时，伦理守则大都是相关机构处理纠纷的基本依据。故自觉地遵守伦理守则，在有助于做好咨询工作的同时，也是对治疗师的善意保护。同其他任何心理咨询流派一样，移空治疗师必须遵循《中国心理学会临床与咨询心理学工作伦理守则》，重视在咨询工作中一丝不苟地认真践行这一基本的伦理守则。

在讨论移空技术的伦理问题时，督导师还需要懂得一些基于中华传统文化伦理的定位。如本书第二章所述，基于中华传统文化的人格理论，将人格特征分为生物属性、社会属性和宇宙属性。人格的不同属性各有其相应的伦理定位。王阳明说"无善无恶心之体，有善有恶意之动"，这是从人格宇宙属性的无善恶对立之无伦理的境界过渡和陪衬到人格社会属性之有善恶分别的伦理境界。如此境界的完美实现就是孔子所说的"从心所欲不逾矩"，即已达成宇宙属性人格的个体在社会生活中的随心所欲之举就是其当下最需要的作为、最适宜的抉择，也就是其所做的事既符合自己的意愿又符合社会规范。但绝大多数人达不到人格的宇宙属性，而没有宇宙属性做背书，就只能按人格的社会属性、生物属性为人处世，就需要强调注重德行、按规矩办事，不能任由随心所欲。心理咨询专业伦理守则就是本行业的先驱者、德高望重者将从事这一行业的经验教训凝练为一条条的规矩，作为本专业的人员从事专业活动的指导和规范。

移空技术的咨询伦理在实践《中国心理学会临床与咨询心理学工作伦理守则》的过程中，也总结了一些适用于移空技术的伦理规范。例如：①在宣传、咨询、培训、督导、发表的过程中，应讲清楚移空技术的疗愈目标不仅是消除来访者的负性心身感受，更要把来访者带到心理空境。心理空境可以通过思维操作达至，与宗教无关，不包含信仰因素，也不是传统的心身修炼。②移空技术作为一项心身治疗技术，具有短、平、快的特点，临床比较容易取得当下的明显疗效。注意要实事求是地表达疗效，语言要严谨，要去神秘化，不要夸大。③移空技术既是一种心身治疗方法，也是一种人格成长的方法，可以成为通达人格成长之宇宙层次的阶梯，但需要进一步深入学习。

此外，在临床过程中，还应该注意：①移空治疗师应对自己的专业胜任力有明晰的把握和觉察，初始访谈时要对来访者进行评估，对于需要进行危机干预的来访者应转介。②移空治疗师可以协助精神科医生及危机干预工作者对来访者当下的负性心身感受进行处理，需在来访者精神状态稳定的情况下进行。正在精神科就诊的来访者进行移空咨询前需获得其主治医生的书面或口头许可。③移空技术可处理负性生理症状如疼痛、胸闷、发热等，移空咨询后无论症状是否减轻，均需嘱来访者去正规医院做进一步检查。治疗师不指导来访者用药，用药须遵医嘱。

在处理移空技术的咨访关系的价值观问题上，治疗师应尊重来访者的意愿，尊重各种治疗方法，尊重多元文化，不把治疗师个人或社会的价值观等强加给来访者，不强求来访者做移空技术咨询。

移空技术的督导活动包含有伦理部分，督导师要做伦理示范并帮助受督者掌握伦理、践行伦理，从而保护来访者的福祉、提升受督者的专业胜任力。督导师还要让受督者明白，笃行伦理也是提升磨炼自己的过程。治疗师一开始可能会觉得伦理是条条框框，是一种束缚和限制，慢慢地会逐渐内化伦理规范的精髓，达到"由仁义行"而不是"行仁义"。那时就会如《中庸》所言："喜怒哀乐之未发谓之中；发而皆中节谓之和。中也者，天下之大本也；和也者，天下之达道也。"这种境界需要不断地学习和磨炼才能达到。

（五）例

例，指案例报告。移空技术非常重视案例报告，将其列为督导的重要内容之一。鉴于案例报告的撰写形式与内容及其重要性已经在第三节做了专门讨论，这里仅谈与督导活动有关的工作内容。

在移空技术知、行、意、礼、例的督导模式中，这五个部分是有机联系在一起的，由于咨询结束后治疗师要撰写案例报告，整个咨询过程的终结与落点就体现在了案例报告上。理论上案例报告所反映的咨询过程不可能是完备的，即使是依据完整录音整理未做删减的逐字稿式案例报告也如此，因为咨访双方的非语言表达均无法体现在文字稿上。故求全责备并不是撰写案例报告的基本要求。一份案例报告的撰写，特别是常用的"叙述加关键对话式"案例报告，反映的是治疗师对个案的视角、态度、观点及其收获和教训。无论其正确与否，它不是全面完整的，而是该治疗师在咨询过程中感受到的带有自身个性特征的体验和印象，是治疗师心目中对个案的客观表述。故督导师读任何一份案例报告，都应该考虑到治疗师个人的人格特征和个人议题，如此方能有效地开展督导工作。

受督者提交上来用于督导的案例报告，又与提交案例库的案例报告有所不同。用于督导的案例报告比提交案例库的多一项内容，即要求附上治疗师希望被督导的议题。故提交案例库的案例报告主要要求形式、内容合规，而用于督导的案例报告除此要求外，还要看案例报告是否提供了与治疗师要求督导的议题相关的内容和细节，否则会影响督导师对议题的理解与判断。故提交用于督导的案例报告需要更为仔细和重点突出，例如要详细介绍咨询过程中重点的个性化事件和治疗师的反思，不能采用只交一份逐字稿就完事的做法。这些要求应事先告知受督者。

如果需要进行多次督导，受督者最好同时提交移空技术案例报告的三种形式：简述式、叙述加关键对话式和逐字稿式的案例报告。简述式简要概括案例，让督导师了解案例的概貌；叙述加关键对话式主要提供与督导问题相关的内容与细节，是督导师工作的主要依据；逐字稿逐字记录咨询全程对话内容，便于督导师发现受督者可能忽略的内容或议题。

移空咨询的全过程最终落实在案例报告上，故撰写案例报告是移空治疗师专业成长的重要途径，写案例报告的过程治疗师自己就能发现问题、总结经验并得到提升。移空咨询的案例报告包含了知、行、意、礼的内容，移空技术督导工作即聚焦提出的督导议题，依据案例报告而展开，故所提交案例报告的水准直接影响督导工作的质量。

二、督导活动的组织与实施

目前移空技术督导活动的形式有一对一督导和团体督导，运用得比较多的是团体督导。

团体督导由 1 位或 2～3 位督导师组成督导小组进行，可以面对面进行，也可以视频进行。参加督导团体的所有成员需事先签订团体督导保密承诺书。受督者在征得来访者知情同意的情况下，提交叙事加关键对话式的案例报告及需要督导的音频或视频片段，并书面提出受督议题。督导小组事先要召开所有小组成员参加的督导准备会，对案例及督导议题进行讨论。正式督导时由一位主督导主持，两位辅督导参与讨论，团体成员通常限制在 20 人以内。一次督导 90 分钟，可每周 1 次或隔周 1 次；一轮督导可 8 次左右。

每次督导由主督导主持，基本流程为：①受督者介绍个案，包括口头呈报个案，以及在征得来访者知情同意的基础上提交案例报告、录音、视频等。②参与者提问，由团体成员针对个案询问想进一步了解的信息，受督者只听不回应。③受督者统一回答参与者的提问。④自由讨论，由团体成员自由发言，谈对这个个案的感受和理解，或提出自己的疑问、想被督导的问题。⑤主督导督导，辅督导辅助。⑥受督者回馈。⑦团体其他成员回馈及进一步讨论。督导结束后，主督导填写督导记录表，受督者写受督心得。

如此设置不仅使提交案例的受督治疗师获得督导，团体成员也借由案例、督导议题，以及自己由这个案例引发的疑问一并受到了督导。团体成员的提问和讨论环节，有同侪督导的意味，成员的参与感、获得感均得到加强。多个团体督导的反馈意见表明，受督者及团体成员对移空技术的思路更为清晰了，对操作步骤运用更胸有成竹，对咨询过程中治疗师的主导作用，以及治疗师的人格特点、个人状态如何影响移空咨询的进程和效果也有了更深刻的理解。

总之，移空技术"知行意礼例"督导模型理论清晰、结构完整，简明扼要，便于开展，效果显著。

三、如何做好移空技术督导

做好移空技术督导，督导师需要具有推进移空技术发展的使命感，提升移空治疗师专业胜任力的责任和热忱；具备移空技术"知行意礼例"各项扎实的基本功和丰富的移空咨询经验，以及清晰的觉察力和伦理敏感性。

做好移空技术督导，督导师还需要掌握临床心理督导的一般理论与技能，深刻理解督导师的工作职责、角色定位，全面平衡好保障来访者福祉、提升受督者专业水准、关心公众利益以及做好专业"守门人"的关系；并有在多元文化背景下，根据受督者的发展水平进行督导的意识，既鼓励支持受督者又能清晰指出问题，做出中肯的评价，让受督者清楚存在的问题、明确努力方向、提升专业胜任力以做好移空咨询。

当然，移空技术"知行意礼例"的督导模式目前只是初具雏形，尚处于摸索和发展阶段，需要进一步在实践中逐渐完善。

附：清空心身诀

移空技术面世后，由于其"验、便、廉"和安全性高的特点，受到诸多好评，各行各业想要来学习的人很多。但作为一项基于中华传统文化的心身治疗技术，移空技术的专业性较强，掌握与使用都需要有一定的专业资质，不大适合于直接面向大众推广，于是就想到可以汲取移空技术的思路与方法，推出一种去专业化的、面向社会人群普及的保健技术，用于缓解各种常见的心身不适，让爱好者们经过短时间的学习，就可以用之自助助人。这是编创推出"清空心身诀"的动机和缘由。

清空心身诀是一项面向大众的心身保健技术，是移空技术的精练版和普及版。该技术运用深度想象和入静技术缓解他人或自己的各种常见的心身不适，即各种生理和心理的消极感受，例如焦虑、抑郁、愤怒和头痛、痛经、胸闷等。这项心身保健技术只有6个操作步骤，经过一两天培训即可上手使用，可以自我操作，也可以给他人做。就好像广播体操是通过特定的身体活动促进健康一样，清空心身诀可以看作通过特定的意识活动促进健康的心身保健操。

清空心身诀通过清除心身的消极感受达到心身平和的保健目的。心身平和是心身处于非兴奋非抑制的平静安和状态。心身的任何兴奋或抑制状态都相对短暂，唯有平静安和可以持久。应注意平和并非无所事事地躺平，而是让心身处于良好的休息或工作状态，能够从容不迫，处变不惊。清空心身的各种消极感受，就好像清空电脑的垃圾一样。清空了垃圾的电脑运行速度加快，工作效率提高；清空了消极感受的心身也一样，身体更为轻捷，头脑更加机敏，因而能更为积极地投入生活和处理问题。

另在此特别提醒：清空心身诀是一项保健技术，并非医疗技术，故无论对自己或他人施术缓解消极感受后，仍应去正规医院做检查，以便明确是否需要采取医疗措施。

由于准确地理解和使用清空心身诀需要一定的文化知识，故其普及主要面向初中以上文化程度的个人、家庭、集体。

一、操作步骤

1.松字诀：三调放松

三调即调身、调息、调心。调身：正襟危坐，伸腰直背，双手掌心向下平放大腿上，整体放松。调息：只注意呼吸，不管吸气，不要吸满呼尽，让一次呼吸可以平稳地接续下一次。调心：随呼气放空脑海，每呼一次顺势放空一部分念头，直至基本无念。待感觉身心放松、头脑清爽时就可以结束。通常 2 ～ 3 分钟可以完成。

口诀：

> 松字诀，有三重
> 调身息心均从容
> 坐身正直息主呼
> 随呼排念心自清

2. 察字诀：觉察不适

三调放松完成后，在头脑清晰的状态下，可运用心身扫描的方法，发现和体验自己的身心有何不适，即有哪些消极感受，包括消极的情绪与感觉。如果是消极情绪，需明确情绪的性质，例如，是焦虑还是抑郁；如果是消极感觉，例如疼痛、憋闷，要同时明确感觉的性质和部位，例如，是哪里痛哪里闷。

另需给出所发现心身不适的影响度分值，0 为无影响，10 为最大影响。

通常做一次清空心身诀选择一项影响度分值 ≥ 5 的消极感受进行处理。这是考虑到 ≤ 5 的消极感受一般不影响日常的生活与工作，人们可能未必意识到需要处理。

口诀：

> 察字诀，寻目标
> 心身扫描慢进行
> 消极感受选一项
> 影响几分自主评

3. 物字诀：拟物表达

用拟物的方法将心身不适的消极感受表达为象征性的物体，也就是用比喻的方法将难以言传的感受表达为具体可见的事物。例如将憋闷的感受表达为胸口被石头压住。注意要以提问的方式引导对方实现消极感受的拟物表达，提问要贴着感受当下的特点，问是什么、怎样的；不问感受的过去、未来，不问为什么。

口诀：

> 物字诀，须具体
>
> 概念抽象难移动
>
> 形容比喻加联想
>
> 物象清晰勿朦胧

4. 纳字诀：收纳打包

为消极感受的象征性物体匹配相应的收纳物，即能够安放象征物的容器、器具。象征物出现后，可以顺势问希望将它放在何处，就可以引导出收纳物。而后将象征物置放入收纳物，并加固如一个快递包裹，准备移走。

口诀：

> 纳字诀，要匹配
>
> 纸袋不装水火风
>
> 安放收纳再加固
>
> 内填外裹待启程

5. 移字诀：进退远移

移动加固后置放了象征物的收纳物，含初始移动、可见移动，注意需要进退移动，经约30次移动，经过询问，达可见移动的最远点，即进入心身清空境界的起点。

口诀：

> 移字诀，重进退
>
> 勿要一直往前冲
>
> 进退约莫三十次
>
> 移到远处觅无踪

6. 空字诀：心身清空

进行超距移动，加大移动的单位距离，并到达尽可能彻底清空心身的境界，达到后在其中停留片刻。

而后在心理空境中再次给出消极感受影响度分值。

口诀：

空字诀，入无形

只进不退直到空

进入空境留片刻

影响几分再次评

二、效果评估

以清空前后影响度分值下降为依据，分为四级：下降为 0，优；下降 1/2 及以上，良；下降 1/3 及以上，中；下降不足 1/3，不计。优、良、中级的具体数值如下：

1. 清空前为 5 ～ 10。清空后为 0，优。

2. 清空前为 5 或 6。清空后为 3 及以下，良；4 及以下，中。

3. 清空前为 7。清空后为 3 及以下，良；5 及以下，中。

4. 清空前为 8 或 9。清空后为 4 及以下，良；6 及以下，中。

5. 清空前为 10。清空后为 5 及以下，良；7 及以下，中。

三、简要记录

为便于随时总结和交流经验，建议每次做完清空心身诀后，无论是自己做还是给别人做，都做如下简要记录。总字数不超过 200。

1. 一两句话简要描述人物特点和处理过程。

2. 消极感受名称。

3. 象征物名称。

4. 收纳物名称。

5. 移动和进入心理空境的完成状况。

6. 影响度分值下降数值。

举例：

1.陈某，女，30岁左右，教师，偏头痛多年，经中西医治疗未愈。

2.右侧头痛。

3.多根细银针。

4.不锈钢盒。

5.完成所有移动，抵达心身空境后，停留约2分钟。

6.8到2分。

有条件记录更细致的，可以每一项多写一两句话，例如可以描述一下象征物、收纳物或移动过程。

第四章　持空技术

持空技术是移空技术的进阶治疗。移空技术在处理靶症状的同时，将来访者带到没有问题的地方，即引导出了心理空境；持空技术是帮助来访者在心理空境中待住，也就是在其中保持、停留足够长的时间。引导与保持心理空境的心理作业在操作技术上有明显差别。

临床实践已经表明，来访者在心理空境中停留的时间越长，心理空境的质量越高，移空技术所取得的疗效就越稳定、越持久。本书绪论中已经指出，移空技术的学术渊源是中华传统文化中的诸家修炼技术，特别是其中的调心技术。按照传统调心技术的要求，有效的持空操作至少要保持 20 ～ 40 分钟。但通常在移空技术的咨询过程中，由于治疗的时长有限，且在抵达心理空境之前，来访者已经做了多个环节的心理作业，不大会有充分的时间和精力再在心理空境中停留足够的时间，故将持空技术作为移空技术的后续进阶治疗，是对以实现稳定可控的心理空境作为终极治疗目标的移空疗法之自然和必要的补充和发展，它是移空疗法的第二阶段。移空疗法还会有其他后续的发展阶段，将在理论与实践均比较成熟时发表。

第一节　操作方法

持空技术的字面含义，即保持心理空境的技术。理论上持空技术的操作完全在无象思维中进行，是对无象思维状态的保持和深化，故实施持空技术操作的治疗师与来访者都需要对无象思维理论有较为深入的了解。尽管在咨访交流过程中未必使用无象思维的术语，但对无象思维的实际操作要领须有准确的理解和运用。这可能是应用持空技术的第一个难点，因为无象思维形式是基于中华传统文化的心理学思想提出的，目前尚未进入主流心理学领域。

在移空技术中，进入心理空境起始于动态操作步骤中"移动与空境"的"超距移动"环节。超距移动是在心理空境中的移动，是不断纯化心理空境、提升其质量的操作。如果来访者不要求将置放了象征物的承载物移回，移空技术的咨询或治疗过程将结束于心理空境。故移空技术引导出的心理空境是该技术运用的终点，也是持空技术运用的起点。

当来访者进入心理空境之后，如何能保持住境界不退转，甚至更深入一层呢？作为移空疗法的第二阶段，持空技术共有7个操作步骤与2个保障措施，现逐一介绍如下。

这里需要说明，尽管移空技术与持空技术有十分密切的、目标一致的，类似于亲兄弟的血缘关系，但二者都是可以独立运用的操作技术。持空技术并非一定要经由移空技术才能使用，运用其他任何方法已经达到心理空境、想要保持心理空境的来访者都可以使用持空技术，且持空技术本身也提供了一些无须经过移空技术而抵达心理空境的操作技术。

一、5个操作步骤

（一）抵达空境

持空技术从心理空境开始。由于心理空境并非日常的心理状态，故实施持空技术时还需要有进入心理空境的过程。持空技术有一些自己的心理空境引导技术，比较简单，可以不必先做移空再接续到持空。

1. 任意物象引导

这个方法脱胎于移空技术引导心理空境的方法，即将一个心理视野中的物象逐渐远移，以物象的消失引导出心理空境。持空技术使用该方法不同于移空技术之处在于，所选用的物象不与靶症状挂钩，也不与象征物或承载物挂钩，可以让来访者任意想象一个具象化程度高的物体作为物象，也可以由治疗师直接给来访者一个物象。该物象在持空技术心理作业中只是一个以其远移消失而引导心理空境的媒介或道具，只有工具性意义。

例如，来访者可以想象一只苹果、一块生日蛋糕，或者一本书、一辆车。它们不必是负性感受的象征性表达，而只是一件熟悉的物品，来访者容易对其进行深度想象以达成栩栩如生的物象。至于如何将物品想象至存想水平、如何移动至空，均可采用移空技术中的细节诱导性提问和感觉诱导性提问的方式，以及初始移动、可见移动等技术内容，此处不再赘述。清洁与置放就用不着了。这个方法对于经历过移空技术的来访者而言很容易，对未接触过移空技术的也不难。

2. 三调放松引导

不论是否使用过移空技术，有些来访者通过三调放松就能够直接进入心理空境，他们将头脑中的念头"呼"出之后，就可以直接待在那里不再想其他，甚至可以停留很长时间。这类来访者就不必再用其他方法画蛇添足，告知其从三调放松直接进入心理空境即可。

3. 读数延迟引导

任意选两个数字，例如 1 和 2，先读 1 再读 2；第一次读时，1 和 2 的间隙时长比较短，其间意识中没有任何意象，是短暂的心理空境；而后每读一次，都拖延一些 1 和 2 之间间隙的时长，也就是在逐渐拉长心理空境的时长。待心理空境的时长达到数分钟，能够独立而不再依赖读数的引导时，即大功告成。这个方法可以很灵活地运用，例如如果来访者自己的名字是两个字，读这两个字，逐渐拉长读字之间的间隙也行。读亲友、同事的名字乃至月亮、太阳等熟悉事物的名称也未尝不可。这是非常简单和有效的引导心理空境方法，要点是读数或读字的间隙只处于等待状态，不出现任何念头。

（二）空境评估

进入心理空境之后，需要对空境的质量进行评估。理论上应该在彻底的、纯净的高水平心理空境中保持住，但不同的来访者进入心理空境的水平差别很大，故保持的起点也有所不同。

移空技术的超距移动环节，通过三种不同深度的提问，大体为心理空境确定了三个不同的水准：第一是所移动的物象看不见了，这是移空疗法心理空境的初级水平，即物象在心理视野中消失，心理视野中呈现空净。第二是物象看不见了，也感觉不到它存在于看不见的远方了，这是心理空境的中级水平，其内涵超出了心理视野，包含了一定程度的心身觉受。第三是物象看不见了，也感觉不到其存在了，且完全不惦记了，即完全将其主动忘却了，这是高级的心理空境。初级的心理空境大部分来访者都能达成，而能达成高级的心理空境者，临床上大约占半数。应告知来访者尽可能抵达高级的心理空境再行保持，如果确实达不到，至少也要达成初级心理空境才能开始持空。

在移空技术的临床案例中，有一部分来访者的移动物物象已经消失在远方，但周围有景象，例如道路花木、碧海蓝天、宇宙星空，等等。这类来访者的影响度分值也可以下降到很低，获得显效，但并没有进入心理空境，只是用移空技术完成了对靶症状的象征性治疗。就疗效而言，咨询或治疗是成功的，但就治疗目标和操作技术的要求而言，并未抵达心理空境。故此类来访者因未具备使用持空技术的基本条件而不适宜使用持空技术。

由此可见，评估空境的环节很重要，起到为持空技术把门的作用。治疗师和来访者均需予以重视。在咨询过程中，咨访双方应对心理空境的评估做充分探讨，以确保对持空技术的使用在适用范围。

（三）"五不"原则

"五不"是不拒、不沾、不留、不评、不问，它们是持空技术中的一组用于应对心理空境中出现各种杂念的核心技术。理论上彻底或纯净的心理空境中没有任何念头，因此其中出现的任何念头，无论是积极的还是消极的，无论是正性的还是负性的，均属于杂念。心理空境中只可以有一种觉受，即对空境自身的觉受。持空技术所要保持的，就是这唯一的、非积极非消极、非正非负的觉受。此觉受主要体现在心理视野上，但不局限于心理视野，可以伴随有相应级别心理空境的身体感受。以下分述"五不"。

1. 不拒

不拒是不拒绝、不阻挡。当任何念头在心理空境中出现时，均不拒绝，任其出现。不要去排除杂念，因为排除杂念就是另外升起一个念头，而且这个念头的心理能量需要比被排除的那个念头还大，否则就排除不了。如此用一个念头排除另一个，排来排去也排不完，而且可能越排越难，越排念头越重。所以不如来者不拒，任何念头出现都是因为已经具备了其出现的条件和环境，就让它先出现在那里吧。

2. 不沾

不沾是对已经出现的念头不靠近、不理睬、不关注、不在意，只是晾着它，让它在那里自生自灭。这是应对不速之客的最佳方式。注意对任何念头都一样，不辨美丑善恶，无问是佛是魔，"凡所有相，皆是虚妄"，应对均如是。如果对出现的念头好奇，乃至贴近、进入念头，那就是赋予了它心理能量，给了它支持，使它有了存在的意义和依托，它就有了不走的缘由。只有忽视念头，不介意它，让它自然成为无源之水，无本之木，失去继续存在的条件与环境，它才会了无痕迹地自行消失。

3. 不留

不留是不挽留。当一个念头由于未受到关注而将行消失的时候，不要挽留。什么是挽留呢？就是跟着念头走，它走了意识也跟着走，于是开始浮想联翩，演绎出一系列与念头的故事，心理空境崩溃，意识活动完全退回到了日常状态。而如果不跟着念头走，任何念头都只是在意识中短暂停留的过客，消失时并不会留下痕迹。故不挽留念头，要放任它自行消失，正如不阻挡它自行到来时一样。

这不拒、不留的原则，即来者不拒、去者不留，正所谓"青山元不动，白云任去来"。

4. 不评

不评是不评价。任何念头到来，不评价其正负、好坏、高低，积极或消极。一切念头相对于心理空境而言，均属杂念，均不理睬。无论是抽象、形象或具象的念头，即无论是神仙鬼怪、靓女俊男或天堂地狱的概念、表象或物象，都是多余的，均不予任何置评，任其自来自去。

评价的前提是予以关注，也就是认可了念头的存在。而如果予以了评价，就是不但已经认可了念头，而且进入了更复杂的理性分析思考。这不但违反了不沾的原则，而且完全将意识活动带回了日常的抽象思维和形象思维状态，心理空境将不复存在。

5. 不问

不问是不问为什么，不去追究念头为何出现。如果去探讨为什么，就是在寻找念头出现的原因，这有违移空疗法的疗愈思路。移空疗法第一阶段的移空技术旨在处理来访者当下的靶症状，即其主要的负性感受，以象征性方式移走负性感受本身，并非去处理靶症状产生的原因。第二阶段的持空技术就更不涉及事物的原因问题了，对待心理空境中出现的任何念头，持空技术均不去溯源，而是任其在质量水平越来越高的心理空境中自生自灭。

凡事都问为什么，似乎已经是现代人处理问题的基本思路之一，这并没有什么不对。我们这一代人从小就读《十万个为什么》，将弄清楚"为什么"作为认识和解决问题的入口已经成为根深蒂固的习惯。但移空疗法不是这种思路，而是以不问为什么的方式直接处理问题自身。对问题不问出处，直接移动至空，让问题在空境中自行化解，这是来自中华传统文化的深层次智慧之一。

（四）只在当下

只在当下即意识只呈现心理视野的自然存在状态。这也是持空技术的核心技术之一。心理视野的自然存在状态是什么呢？是当下的空无一物。心理空境与当下是共存的、相互成就的。因为就时空关系而言，时间是由空间事物的变化来体现的，例如以沙漏的漏沙、表针的转动体现时刻的变化。如果空间一无所有，没有事物变化做参照，时间就是纯粹的当下。同理，心理视野中如果出现其他念头（假定心理空境的空无一物也算是一个念头），由于念头生灭于心理空间，空间的变化出现了，当下也就消失了。故只有保证不出现任何念头（或者说除了空无一物这个作为本书无象思维起点的念头，没有其他任何念头），也就是只呈现心理空境的自然存在状态，其空境才能够因此得以保持。

如何做到只在当下呢？其实就是自然地停留在心理空境本身，不使其成为生起念头的土壤。因为升起念头需要时间，故只要升起念头就会离开当下。这是最简单，也是最不简单的操作。说它最简单，是因为它就是让意识保持什么都不做的状态，这不是最简单吗？而说它最不简单，则是由于保持不做要比保持做困难得多，这种保持只能自然达成，不能因操作而做成。所以，保持不做其实是等来的，即意识完全安静下来的自然状态，并不是操作出来的。

以上"五不"中的不问，也有保持当下的意义。因为一问为什么，意识就需要离开当下，借助思绪纷纭的念头回溯过去，心理空境也就湮灭了。

（五）第一人称

第一人称是"第一人称心境"的简称，含意是让意识境界处于主体化状态，不出现客体化意识。客体化的心理现象是第三人称的。现代心理学所研究的心理现象基本上都是客体化的，这在很大程度上是因为现代心理学的研究方法主要来自研究客观世界的现代科学体系，而客观世界现象都是第三人称的。然而，心理现象都是主观的，将研究客观世界的方法平移用于研究主观世界，其实是有些不匹配的，因为主观世界的现象未必能客观化。这应该也是现代心理学的研究方法有所局限的原因之一。现在一些西方科学家已经提出了"第一人称科学"的概念，已经看到了原有科学范式的局限。应该说，现代心理学将应该是步入第一人称科学的排头兵。中华传统文化中的大部分心理学思想，尤其是传统修炼文化中的心理学思想与方法，原本就是主体化的，也就是第一人称的。在这个意义上，现代科学中有些后现代意蕴的"第一人称科学"就像是叩响了纯古代钟声的回音。

人们日常状态的意识境界都是客体化的，是各种念头（意识映象）的来来去去的状态，即所谓意识流。持空技术所要求的第一人称境界即是让意识离开意识流，回归于意识自身，那里原本就没有任何念头，是纯粹、宁静的意识境界，也就是心理空境。由于这样的意识境界是个体意识的本来面目、自然样貌，所以它或可以被称为意识的主体化状态。

如何让意识处于第一人称的主体化状态？简言之，成为意识自身，不进入认知过程。成为意识自身即是留驻于意识本体，不去注意任何意识之外的事物。此时意识既是自身又是对象，主客合一，成为心理空境。而认知即意识对外在事物进行抽象活动，意识须离开自身，成为客体化存在。心理学意义上的认知活动过程从何开始呢？答曰：注意。正是注意使意识活动具有了方向性和集中性，并意味着将要脱离自身而构建对象，继而产生念头。故"不注意"就是切断进入认知过程的源头，这个操作是"五不"中"不沾"的延伸，如此意识便止步于认知过程之前了。

二、保障措施

（一）百日习练

百日习练的意思是必须一百天不间断地练习，它脱胎于道家修炼"百日筑基"的时长设置。将此设置放入持空技术的保障措施，我曾有些犹豫不决。因为它似乎属于疗愈的时长问题，而并非特定的操作技能。但我最终还是将其归属为保障措施之一，是由于临床上太多见到来访者因为无法坚持完成给定的时长而前功尽弃。持空技术起效较慢，而且需要以持久的练习来巩固疗效，反复与足量的练习对于该技术的起效与疗效的维持不可或缺。初学者一旦放弃练习，疗效大都无法巩固。因此可以认为，坚持练习也是一种能力，也需要训练和培养才能达成。

为什么要练习百日？按现代心理学的观点，一个新行为形成习惯一般至少需要 3 个月时间，也就是 100 天左右。这似乎与传统修炼技术"百日筑基"的要求异曲同工。持空技术所要求的百日练习，是要求 100 天无间断，必须天天完成所规定的心理作业。如果缺了一天，可以第二天补上；如果缺了一天以上，就要自再次开始作业之日起重新计算 100 天。

此外，百日习练并不是持空技术的完整疗程，只是其起效的引导过程，或者可以算是持空技术的起步疗程。持空技术疗程的完成需要半年至一年。

（二）阅读文献

持空技术所要求的较为恒定的心理空境在日常生活中不会出现，而"空"本身又无法用语言准确表达，因此来访者理解和习练心理空境都受到局限。怎样减少这些局限呢？首先要认真练习，同时需要读书。尽管文字的传播作用有限，但他毕竟保留了许多前人进入心理空境的智慧和技巧。持空技术的操作步骤大都有较强的理论性，尽管治疗师可以将具体的操作步骤和注意事项讲解清楚，并带领大家习练，但仅仅一些心理作业的操作程序对熟练掌握这些操作步骤是远远不够的。进入这一阶段的来访者，还必须阅读相关的文献资料来补充所需要的理论知识。有成熟理论指导下的操作练习才不是盲修瞎练。

相关的文献资料包括心理学基础知识，例如关于具象思维、无象思维的理论，基于中华传统文化的三层次人格理论等；以及传统文化诸子百家的一些文化经典，例如《论语》《心经》《坛经》《道德经》的全文或片段。拙作《当心理咨询遇上传统文化》《禅定中的思维操作》等书也在推荐之列。具体到不同的团体或个人，治疗师要根据大家的文化水平、疗愈目标和时间安排，指定具体需要学习的文献资料。

要注意文献资料的学习不能走过场，要组织读书会和专题讨论，并要求每位来访者写出读书笔记。团体咨询活动的内容之一就可以是读书会，大家可以互相启发，共同进步。此外，必须学以致用，不是为了读书而读书，要带着习练中的问题到书中找答案，再返回落实到习练之中。

以下谈一下 5 个操作步骤与 2 个保障措施的相互关系。

进入空境与评估空境是持空技术的进入阶段，作用是为持空技术提供合格与到位的心理空境基础。五不原则用于应对心理空境中出现的念头，不使日常习惯的意识状态出现于心理空境。只在当下和第一人称旨在呈现心理空境本身，体现其来源和自身特征。百日习练则是持空技术的效果得以实现的保证措施，而阅读文献有助于来访者深入理解各项操作步骤的来源和意义。由此可见，五不原则、只在当下和第一人称是持空技术的主要技术手段和操作步骤。

需要注意的是，五不原则与只在当下、第一人称的工作方向相反相成。五不原则所针对的所有念头都是客体化意识，故其工作方向是意识境界的去客体化。而只在当下和第一人称是做强、做稳意识境界的主体化。去客体化有助于加强主体化，而加强主体化有助于去客体化，故不同方向的工作实际上是相互配合、相得益彰。

还应指出，只在当下与第一人称其实是做同一件事情的不同工作角度，完成了一个另一个也会同时完成，它们都是主体化意识境界的净化和整体化的过程。只在当下着眼于心理时间角度，是心理时间的整体；第一人称着眼于心理空间角度，是心理空间的整体。心理时间的当下就是心理空间的主体化，反之，心理空间的主体化也必然是心理时间的当下。这其中的原理似乎也并不复杂，即意识构建客体化内容需要时间，完全不消耗时间的意识只能是主体化的。

第二节　应用须知

一般说来，持空技术的应用在移空技术之后，但也不排除因其他缘由体会过心理空境的来访者直接使用持空技术。另外，持空技术的某些操作环节也可以用于一部分尚处于移空技术临床阶段的来访者，正如同移空技术的某些操作也可以出现于持空技术中一样。然而，作为移空疗法的两个不同的疗愈阶段，持空技术的应用环境与条件总体上与移空技术还是多有不同。

一、适用范围

与移空技术一样，持空技术也并非依据疾病的诊断来确定使用与否，甚至比移空技术更加淡化诊断。因为经移空技术而进入到移空疗法的第二阶段，来访者的靶症状至少已经得到了一定程度的缓解，而持空技术的作用是延续、深化其心身的缓解状态，与疾病的诊断已经没有直接关系了。持空技术的适用范围，仍然与移空技术一样，着眼于来访者是否具有完成疗愈性心理作业所需要的能力与条件，主要考虑的是求治动机、作业技巧、人格成长和文化认同等因素。

并不是每一位经移空技术疗愈后的来访者都需要进入持空技术阶段。有许多来访者在完成移空技术的咨询后，靶症状已完全缓解或消失，社会功能完全恢复，没有了继续疗愈的动机。他们就无须进入持空技术阶段。

从已有的临床经验看，以下 3 类来访者较适宜进入持空技术的疗愈阶段。

（一）病程较久，症状仍在，渴望痊愈

这一部分来访者大都病程较久，有明确的疾病诊断，长期或短期服用过精神药品，也做过多种流派的心理咨询或治疗，但病症尚未彻底缓解，有或多或少的社会功能障碍。虽然康复之路遥远曲折，但他们仍然对疾病的痊愈抱有深切渴望，求治动机强烈。

这类来访者的主观能动性强，接受长程治疗的可能性较大，符合持空技术对来访者主动性人格因素要求较高的特点。由于持空技

术的疗程长，要求来访者独立完成的心理作业远比移空技术多，故如果缺乏强烈的求治动机，很难实现治疗目标。此外，他们大都接受过多种心理咨询或治疗，其中许多人也是移空技术的受益者，故只要治疗师引导得当，对于尝试更为深入的持空技术，会有较为积极的响应。他们会觉得看到了新的希望，愿意做出努力。

（二）有深层次的人格成长需求

有些来访者经移空技术治疗，靶症状已经缓解或消失，但他们仍希望进一步深化疗愈，追求人格上的进一步完善。这些人也在持空技术的适用范围之内。

前面已经说过，移空技术不仅是一种咨询与治疗技术，也是一种人格成长技术。那么，从移空技术进入到持空技术，其中的人格成长因素就更为鲜明。在基于中华传统文化的人格成长三层次理论中，从移空技术引导的心理空境处于人格发展从社会层次向宇宙层次的过渡状态。移空技术的心理空境还不够究竟，除了其纯净程度与稳定程度有所欠缺之外，由于它是用心理距离的变化引导出来的，故仍然在心理视野的范围之内，而心理视野理论上仍然属于客体化意识境界。此类心理空境用于处理靶症状够用，但用于提升人格层次则显不足，因为进入宇宙层次的人格属性需要从进入主体化意识境界开始。

持空技术起始于移空技术引导的心理空境，如果来访者能够在其中停留足够长的时间，并不断拓展范围，心理空境的心理视野属性会逐渐消失，而在消失过程中意识境界将逐渐主体化，亦即其人格成长将向宇宙层次迈进。故那些期望在人格层次上有所提升的来访者，进入持空技术疗愈阶段是一个适合的选择。

这一需求是否超出了心理治疗的范围呢？当然没有。一方面，进入主体化意识境界的心理空境对于靶症状有更好的驾驭和清除作用，能够更彻底地疗愈。例如对当前较为多见的抑郁症患者，特别是那些生存性抑郁（不是无法应对生活事件，而是对生命存在的意义失去信心）的患者，进入持空技术疗愈阶段是其可能彻底康复的有效途径。另一方面，人格层次的提升是对所有心身疾患更人本、更彻底的疗愈。理论上，当进入宇宙人格层次之后，一切病患终将不复存在。这在海水冰山的比喻中，就是海水的温度已经超过了零度，所有的冰山最终将彻底被溶解。我理解《心经》所言之"度一切苦厄"用于心身治疗领域的解读即是此意。

（三）传统文化修心的践行者

这一部分来访者在一定程度上超越了一般意义上的心身疗愈，他们可能并没有需要治疗的心身症状，而只是觉得内心不安，甚至并不知道为什么不安。正如禅宗二祖慧可求助于达摩祖师时所言之求助动机：吾心未安。这些来访的诉求是希望安心，也就是达成心身平和的状态。心境未安的状态在心理学上似应属于某种程度的情绪失调，它虽然达不到出现明显症状、影响日常生活和工作的程度，但往往是来访者在更深层次的人格成长需求上，对于生命的意义和存在方式抱有疑问和茫然不知所措之心境的表征与反应。或者也可以说，这部分人对心身健康有更高的要求，不满足于没有明显的心身疾患和日常社会功能尚未受损的状态，而是想要彻底了解生命的奥秘。

达成和保持心理空境对他们的心身健康需求有一定帮助，是朝着他们所需要的方向，按中华传统文化的先贤们指出和走过的路迈出新的一步。故他们是持空技术的适用者，尽管其中的一些人并未接受过移空技术的咨询或治疗。这些人大都是中华传统文化的爱好者、研习者，可能习练过不同门派的传统静功或动功，熟悉天人合一的理念，并有一定程度的相关体验。他们比较容易接受和达成心理空境的意识状态，并从其中获得安定心身的力量。他们理解也愿意进行长程疗愈，懂得坚持和积累的必要。他们也容易理解心理空境疗愈机制并不针对任何具体症状，而是宇宙属性人格境界的一种表达。

二、技术特点

持空技术最重要的技术特点就是运用无象思维操作和进入到觉受。

（一）运用无象思维

持空技术的核心操作步骤中只在当下和第一人称都只能运用无象思维操作。无象思维是意识中不出现任何意象的思维形式，因此也不具有、不遵循意象运演所需的逻辑或非逻辑的推理过程。无象思维的运演过程是意识自身变化的直接呈现，故是主体化意识境界的运演方式，所达成的思维目的也仍然是主体化的，即第一人称的。

持空技术的五不原则属其核心技术的外围操作，目的是消除意识境界中出现任何形式的意象干扰，保持客体化的心理空境，但尚未进入意识的主体化境界。不拒、不沾、不留、不评、不问的操作过程仍然属于形象或抽象思维操作。它们是意识运用意志力量从不同角度阻断抽象思维或形象思维的产生，采用的方式是让抽象思维和形象思维过程自行了结。其中不拒、不沾、不留主要阻断形象思维，不评、不问主要阻断抽象思维，各方合力使意识不进入抽象或形象的认知过程，不产生客体化意象运演的意识流。

然而，客体化意识境界的空，也就是主体化意识境界的有，故移空技术的心理空境正是意识客体化与主体化境界的重合点与转折点，亦即客体化意识运演的终点与主体化意识运演的起点。持空技术企望完成意识的客体化境界向主体化转折，使意识内容从第三人称转为第一人称。其过程如之前用过的比喻，有点像汽车的原地180°掉头，掉头后汽车的存在仍然在原地，但车头的朝向已经全然相反。又如，若将意识比作一只看不见的手，客体化境界与主体化境界正如同这只手的手心手背，可以随意转换。在持空技术的意识主客体化完成转折之后，客体化视角上第三人称的境界运演结束，主体化视角的第一人称境界运演开始启程。

只在当下和第一人称便是发扬和拓展主体化意识境界的运演过程，它们是无象思维操作。如前所述，只在当下从心理时间角度拓展，只要精准地将意识的觉察持续把握在当下，意识的境界就持续是主体化的、第一人称的，因为意识没有时间去构建客体化的对象。而第一人称是从心理空间角度去维持主体化，让所有的空间都被主体化意识占据，客体化意识便没有存在的余地。故一方面是时间不动，空间无所动；另一方面是空间不动，时间无所动；结果是意识不动，心不动，心理空境得以持续。

还应该指出，具象思维和无象思维活动的意识境界虽然都是主体化的，但又有所不同，具象思维的主体化包含具体的心身感受，而无象思维的主体化则是意识自身的状态，也就是觉受。

（二）从感受入觉受

本书在第二章第二节论述"基于中华传统文化的三层次人格发展理论"的宇宙层次人格属性时，使用了"觉受"这个术语，以区别于感受。指出在心理学意义上，觉受与感受都是体验，但觉受是比感受更细微的身心体验。该节还指出，中华传统文化对意识活动属性分感性的、理性的、觉性的三类。感性和觉性活动都不是理性的。感性活动是感官感知范围的身心体验，用于感受身边日常生活的事物。觉性活动用于觉受感官感知范围之外的宇宙万事万物。这就直接说明了觉性活动直接对应人格的宇宙属性。而由于人格的宇宙属性是非客体性的，故觉受并非是意识的反映活动，而是其呈现活动。感受是反映，觉受是呈现，这也是二者的重要区别。

持空技术有促进人格成长的作用，就是因为它能够引导人格的宇宙属性。由于作为持空技术起点的心理空境已经跳出了以抽象、形象思维运演为主的日常心境状态，以空无的状态进入了具象和无象思维操作，其实也就是跳出了与日常心境状态相对应的生物属性和社会属性的人格状态，进入了与具象、无象思维操作相对应的人格宇宙属性。而让心理空境持续存在，也就是支持和强化人格的宇宙属性，使它能够立住。

然而，从抽象、形象思维操作进入具象、无象思维操作，特别是从日常最多用的形象思维进入到持空技术最多用的无象思维，需要意识从感性活动进入觉性活动。这是因为，与形象思维相应的是机体的感官感知活动，意识对感官感知活动信息的反映构成感受，而与无象思维相应的是意识自身活动，意识对其自身活动信息的呈现就是觉受。相对于机体的感官感知活动，意识自身活动的信息极为细微恍惚，故觉受与感受二者尽管都是"受"（体验），但性质不同，规模也不在同一个数量级上。从感性进入觉性，除了需要有意识活动方向从客体化到主体化、从第三人称到第一人称的转折之外，还需要有意识分辨能力的细化、深化，就如同需要加上放大镜、显微镜，乃至电子显微镜。

让意识活动从感性进入觉性，也是运用持空技术所需要掌握的一项基本功，用以把握含有意识活动方向的转折和体验精细程度的变化之两方面内容。意识活动方向的转折或可以一蹴而就，但意识体验精细程度的变化则需要长时间的练习才能实现。

三、诊疗设置

持空技术的诊疗设置与移空技术有较大区别。由于持空技术的实施过程倾向于靠近中华传统诸子百家的修炼技术，故深刻地影响了诊疗设置的各项内容，但总体设计仍然在现代心理疗法发展的框架之内。

（一）咨询方式

持空技术的咨询方式大多采取个人与团体、面询与线上、自我练习与对话交流相结合的混合设置，其中线上团体与来访者的自我练习是主要方式。

由于持空技术的疗程设置较长，通常至少半年。该技术方法步骤的设计已具备了适用于大部分来访者的循序渐进习练模式，需要他们至少在 3 个月的时间里，在治疗师的指导下以自我练习的方式一步步摸索掌握。由于不同的来访者有各自学习的不同体验，如果能有同一练习阶段的参与者相互切磋交流，有助于大家抱团取暖，共同提高，故采用团体咨询是适合的方式，可以提高效率，减少治疗师的工作量。也因为进入持空技术疗愈阶段的来访者大都来自天南海北，也不需要住院治疗，所以线上团体咨询非常实用。

但在参加持空技术的团体之前，每位来访者必须接受过治疗师至少 1 次的个人面询。主持团体的治疗师必须全面了解每位来访者的具体状况以及其对治疗所抱的期望，并依据报名参加者已达到的心理空境水平和预估的习练进度，将参加者分为不同的团体，以便于进行指导和干预。每个持空技术疗愈团体以 10 ～ 15 人为宜，一个疗程里如果有中途退出者，不宜增加新人。持空技术的第一次团体咨询应该尽量在线下面对面进行，以便大家彼此熟悉，建立切实的咨访和团体成员关系。之后可以根据实际情况，每几周或一两个月进行一次线下团体疗愈。

持空技术长程的个人面询也可以主要在线上进行，但第一次必须线下面询，这对于建立良好的咨访关系非常重要。持空技术的各项方法步骤均需要长时间的个人习练。每位来访者都需要每天安排时间自我练习。尽管在理论上一个持空团体可以约定时间，要求成员们每日一起练习，但实际上很难做到。而且，如果来访者不能养成自我单独练习的习惯，总有对团体的依赖性，对于其身心健康的彻底恢复并无助益。要求每位来访者每天自行安排时间进行自我练习非常必要，但也不排斥团体中三两成员自愿结伴每日一起练习，尤其是最初几周或几个月。一起练习也以线上为好，以避免涉及除外持空技术习练的闲聊或其他活动。

（二）干预流程

首先是治疗师对来访者进行初始访谈，对单一的来访者或者对参加团体咨询的每位来访者。初始访谈的主要内容是了解来访者已经体验过的心理空境状态、求治动机和对疗愈目标的期望；说明疗程安排，告知做好长程练习的准备和相关的作业要求；签署知情同意书，承诺无特殊原因中途不退组，若退出不退费；等等。对情况特殊的来访者，初始访谈也可能进行一次以上。

之后进入持空干预阶段。此阶段治疗师带领团体或个人，循序渐进安排习练持空技术的各个步骤，并要求参与者每周以练习作业的形式提供不少于400字的书面报告，报告分习练时间、感受、思考和问题4部分（参见作业模板）。治疗师阅读报告后，每周线上与来访者咨询，内容包括讲授新的操作步骤、辅导答疑、支持鼓励等内容，时间1～1.5小时；如果是单独的来访者，40分钟左右。这一阶段大约3个月，共12周，通常安排在10周内完成对7个操作步骤的培训，第11周线上总结，最后一次咨询安排线下。之后的3个月以来访者自我习练为主，仍要求每周提供作业报告，但与治疗师的线上咨询可以改为每两周一次，也可以每月安排一次线下咨询。

持空技术的结束访谈以书面和访谈结合进行。首先要求来访者提交书面作业，回顾个人或团体疗愈的实际体验，可以不拘形式，写最重要的收获或不足，也可以对持空技术的干预措施与设置提出意见或建议。治疗师应该在读过来访者的作业后安排结束访谈，以便做好疗效评估，并有的放矢地做好收尾工作。

随访可以在结束访谈 3 个月后进行。至于以后是否继续随访，治疗师可与来访者商定。

（三）疗程安排

初次进行持空技术疗愈，6 个月为一个疗程。其中分两个阶段，每阶段各 3 个月。第一阶段以学练各项操作技术为主，第二阶段以熟练操作、稳定心身境界为主。两个阶段的咨询方式和内容有较大差别。

完成 6 个月的初次疗程后，后续以每 3 个月为一个疗程，原则上使用初次疗程的第二阶段内容进行延续，并可以延续多次。但如来访者要求，也可以选择用第一阶段的内容作为后续疗程。

不能直接从初次疗程的第二阶段开始进行持空技术疗愈。来访者必须经过第一阶段的技术学习且得到治疗师的认可后，才能进入第二阶段疗愈。

四、咨访关系

持空技术的咨访关系比较特殊，初次疗程的两个不同阶段中咨访关系也有所差别，有点接近师生关系和师徒关系。由于参加持空技术疗愈的大部分来访者已经经历过移空技术的疗愈过程，对移空技术中比较权威式的引导、指导为主的咨访关系已经有所了解，也有亲身感受，所以持空技术的咨访关系总体上仍然是权威式的，并从接近师生、师徒关系两个方向延伸了这一类型的咨访关系。

持空技术中各项操作技术的实施需要较为深入的理论讲解，例如无象思维理论、心理空境的意义等。这些理论知识虽然不是操作性内容，但对于把握操作技术有重要指导作用，需要来访者充分理解。但由于这些理论知识来自中华传统文化，于现代社会并不普及，就需要治疗师针对不同的来访者给予有的放矢地讲解和答疑。在初次疗程的第一阶段，这部分内容的比重很大。故这一阶段的咨访关系很接近于师生关系。

而在初次疗程的第二阶段，主要内容是治疗师以其自身经验带领来访者感受和体验持空的各项操作技术所带来的心境变化。此时治疗师并不是以讲授理论知识为主，而是需要一一指出不同来访者技术操作中的具体问题，并与之讨论相应的处理办法，咨询过程更趋近于个性化的言传身教，主要是提升心理空境的体验水平。故这一阶段的咨访关系就更像是师徒关系。

从移空技术到持空技术，移空疗法作为基于中华传统文化的心身治疗方法，总体上是推动来访者向天人合一境界的方向迈进。与移空技术相比，持空技术更接近于人格的宇宙层次，相应地也就使来访者更远离因其人格的生物、社会层次因素而导致的心身症状。在与来访者建立咨访关系时，治疗师要始终以此总体的治疗目标作为基准，依据移空疗法的不同疗愈阶段，建立同中有异、与时俱进的治疗关系。

附：每周作业模板

×××持空技术作业第1周（2024.6.3～9）

一、时间

周一　2024-06-03　12:50～13:20　30分钟

周二　2024-06-04　21:20～21:50　30分钟

周三　2024-06-05　16:30～17:00　30分钟

周四　2024-06-06　19:45～20:20　35分钟

周五　2024-06-07　16:30～17:05　35分钟

周六　2024-06-08　18:05～18:50　45分钟

周日 2024-06-09 15:00 ～ 15:40 40分钟

二、感受

这周基本上是坐在床上练习，呼吸比较重，会觉得气都进到身体里了，有心里很实在的感觉，很舒服。尤其是在夜里没有睡好觉，白天也睡不着的时候，这样坐一会儿就会觉得得到了休息。盘腿坐的时候，觉得一股气一下子就下去了，有比较平缓过渡的感觉。

有两天体力比较好的时候，盘腿坐就有种清凉的感觉。并且好像感觉到那个清凉是因为身体比较暖，然后身体周围的一层气微微流通，所以感觉上是清凉的。还觉得这时候嘴角是自然微微上翘的，非常清淡的舒服。

有天晚上在床上坐的时候，觉得周围很多声音，隔壁呀外面呀，等等的，感觉并不是我去听那些声音，我也没有去仔细听那些声音，但是就好像我的精力都被那些占去了，连杂念都不多了。

有时候能感觉到眼睛及周围是疲劳的，麻麻的，好像坐着时候也是能得到休息的感觉。

三、思考

上周读了一点书之后，有一点认识：好像觉得我有点过于关注那些杂念有还是没有了。其实只要一意识到这个问题，杂念马上就断了。觉得在这个问题上还可以少用力、不理睬。

对自己有个理解不知道对不对：好像平时情绪还可以比较收敛，但是坐着练习的时候，只有自己的时候，反而是有些情绪的。或者说在只有自己的时候情绪反而比较活跃。我好像就不能躲开这些情绪，就是要经历这个过程。有了静静坐着这个基底，那些情绪就可以呈现了，给了情绪一个支撑。所以好像我也不能着急有什么进展，我的情绪得先能有地方待才行。

四、问题

坚持做持空技术这件事，是迈向宇宙人格的必需过程吗？

第三节　案例报告

由于持空技术的操作形式、内容与移空技术有很大区别，二者的案例报告也有了很大不同。

持空技术的案例报告总体上要求每一疗程（3 个月）完成一份包含多份每周报告的总报告。这是因为持空技术的疗程较长，起效与稳定周期也较长，如果只单独看每周的案例报告，大都可能没有明显的变化，需要将每周的案例报告积累起来才能做出评估。

一、第一阶段的案例报告

持空技术疗程第一阶段的每周案例报告，主要是治疗师指导、讲解 7 个操作步骤的内容，以及来访者一周内的习练体会，再加上治疗师阅读来访者反馈之后的思考，故有点类似于教师授课、学生完成课后作业，教师再予以批改、答疑。这类周案例报告由治疗师与来访者共同完成。报告有固定的格式，共 3 部分：第一部分由治疗师填写，简要说明本周练习的操作步骤；第二部分由来访者填写，是家庭作业部分，要求尽量详细地描述一周来习练该操作步骤的体会，包含时间（每日记录）、感受、思考、问题 4 项内容，可提示不少于 400 字；第三部分由治疗师看过来访者的家庭作业后填写，包括 2 项内容，即对来访者问题的回复和自己对本周培训的反思。此类案例报告的模板见本节附录。

由于不同的来访者团体或个人在学习持空技术的操作步骤时会有不同的进度，所以有些操作步骤可能一周完成，有些则需要两三周，故每个步骤学习的周案例报告会有不同的重复。持空技术第一阶段 3 个月共 12 周，最后一两周的案例报告主要是总结该阶段的研修过程，要求每位来访者以口头和书面形式报告三个月的个人体会，案例报告可以会议纪要和个人心得的方式呈现。治疗师在该阶段疗愈完成后，应写出包含全过程的阶段总结，主要包括对每位来访者的疗效评估，以及对自己工作的审视、反思，要有具体案例。

二、第二阶段的案例报告

持空技术的第二阶段基本上没有新的技术性教学内容，主要是治疗师指导来访者按照第一阶段的所学，深入练习，获得切身体会，故此阶段案例报告的内容也主要是来访者的习练体会以及治疗师指导、建议两大部分。这一阶段的案例报告形式比较简单，可以参照第一阶段案例报告的后两部分，就不提供新模板了。

持空技术第二阶段时长也是 3 个月，一般不要求每周书写案例报告，可以根据团体或个人的习练状况，较为灵活地调整案例报告的频次。例如头一个月可以每周写，第二个月之后可以每 2 周写 1 次。另外，由于持空技术习练的内在体验在文字表述上有一定难度，故此阶段可采用以线下团体为主要咨询方式，而采用这种咨询方式的案例报告，可整理录音后以类似会议纪要的方式呈现。

一部分第二阶段的案例报告也可以采用读书笔记的形式撰写。持空技术的疗愈内容有阅读文献资料一项，这个阅读不能走过场，而需要来访者结合操作技巧的练习将理论学习落实到实践，这就需要反复阅读、深入理解一些相关的理论知识。治疗师以读书会的方式带领大家阅读相关书籍的章节，引导大家结合自己的习练实践谈体会，再整理成文，是一种有效的方式。让每位来访者撰写各自的读书笔记也是必要的方式。这两种方式可以结合。

要启发来访者理解，读书笔记或习练笔记不是为写而写的走形式，也不是为了写给治疗师完成任务，而是写给自己的。由于持空技术第二阶段疗愈的心境变化较难用语言表达，而人们学习的一般习惯是，未曾用语言表达出来的经验难以被确认，感性的记忆会很快被遗忘，故有了新的体会应该尽量记录下来，才能被保留。俗话说"好记性不如烂笔头"，没有记录下来的心得体会很快就会被新的经验替代。习练的疗愈过程就会像狗熊掰棒子一样，摘一个扔一个，最终只留下了新近的一个。因此，缺少了每周的案例报告，很难把握疗愈的实际进程，既不知道疗愈效果如何发生，也不知道其中走了哪些弯路。所以认真按时提交案例报告至关重要。

持空技术的第二阶段疗愈，目标已经从缓解来访者的靶症状转移到了促进其人格成长，这种转移意味着来访者要更多地自行把握疗愈的方向、摸索疗愈的进展过程，此时来访者主动提交书面的读书和习练体会就成为此阶段案例报告的主要形式。治疗师所做的，就是在来访者的心得体会基础上给予点评、指导。

附：持空技术案例报告模板

持空技术首月案例报告

2024.6.3 ～ 2024.6.30

一、第 1 ～ 4 周的习练内容（治疗师填写）

第一周（6 月 3 ～ 9 日）

抵达心理空境的 3 种技巧的讲解与练习。重点是任意物象引导和读数延迟引导，前者有移空技术经验的学员容易习练，后者较新，需要着重练习。三调放松引导只适用于进入心理空境已经熟练的来访者，初入空境者不适用。

第二周（6 月 10 ～ 16 日）

讲解评估空境的三个层次，并指导学员自己练习进入这三种不同层次的心理空境，并组织持空团体的成员一对一相互引导进入三种空境。要求来访者至少一次进入高级心理空境。

第三周（6月17～23日）

讲解与练习"五不"原则，理解每个"不"如何应对所起的念头。前三个"不"是任念头自由来去，后两个"不"是不对念头分析判别和追根寻源。

第四周（6月24～30日）

总结前三周的学习和练习。让参与持空技术的每位成员（包括个人、团体）写自己的心得体会。

二、第1～4周的个人作业（来访者提供）

每位持空技术参与者所写的每周个人作业。本疗程共有13位来访者，共提交个人作业52份。（略）

三、第1～4周研习小结

本月研习总结采用线上会议形式，每位参加持空技术疗愈的成员逐一发言，谈自己的心得体会，提出自己的问题。治疗师现场给予点评、鼓励和答疑。会后依据录音请来访者×××整理成会议纪要，大约3000字，治疗师整理后归档。（略）

第四节　督导要点

持空技术的督导比较困难，目前尚未形成较为成熟的督导模式，只能够简要提出若干督导工作的要点供参考。

一、对督导师的要求

持空技术的督导对督导师有较高的专业胜任力要求。这些要求大体可以分为以下三个方面。

（一）切实的、较为深入的空境体验

作为持空技术的督导师，自身具有切实的、较为深入的空境体验是最重要的基本功。如果自己没有经历过心理空境，如何能够督导他人？所谓"切实"和"较为深入"，意即所经历的空境体验必须是真实的、深入的。

有些移空技术的治疗师经过长时间的临床实践和个人练习，自己觉得已经抵达了较为深入的心理空境，但却拿不准是否真正进入了。前面已经谈过，移空技术中通过心理距离创造的心理空境并不是传统文化中诸家修炼所得的究竟空境，而只是心理视野中的空境。持空技术所要求的心理空境原则上并不超越移空技术，但如果能够形成一定程度的超越会更好些。而衡量移空技术所达到的心理空境有清晰的标准：进入超距移动便是进入心理空境的开始。心理视野中移动物消失，也不见其他事物，是较为初级的心理空境；进一步，看不见也感觉不到移动物，是中级的心理空境；再进一步，看不见、感觉不到也不再惦记移动物，将其完全忘却，是高级的心理空境。进入高级的心理空境时，身心处于完全放松、自然的状态，脑海中空无一物，没有任何负担，平和宁静。持空技术的督导师，应该具有这样的体验，否则难以具有做督导师的专业胜任力。

如果在具有切实的高级空境体验的基础上，再能做到于日常生活中也可以自由进出心理空境，那就标志着完全把握了心理空境。但这一步比较难，且需要长时间习练，故不作硬性要求，只作为督导师的努力方向提出。

（二）扎实的、表达无碍的理论功底

任何心理咨询学派的督导师都需要对本学派基础理论有深入理解，熟悉和掌握经典的文献资料。如果缺乏足够的理论功底，进行

督导常常会无话可说，陷入困境。移空疗法最主要的基础理论就是本书第一、二章介绍的源于中华传统文化的人格成长理论和思维形式理论，而这些理论的文献资料大都是古代诸子百家的典籍。由于这些理论尚未见于现代心理学的主流，故研习有一定困难。但是，作为督导师，掌握好基础理论是必须的。如果说不清楚什么是无象思维，什么是宇宙层次的人格属性，如何能开展持空技术的督导工作？

此外，作为督导师，自己理解和把握了基础理论知识还不够，还需要面对治疗师，用治疗师能够理解的语言，结合所督导的问题，将所掌握的理论知识用于处理实际问题。这也是有难度的。因为心理空境有难以用语言表达的成分，所谓言语道断。因此，用日常的生活语言讲好心理空境的层次、境界感受，也是作为督导师所必需的能力。

（三）持空技术督导的特色任务

除了需要完成通常的临床心理督导的一般性任务之外，持空技术的督导有一些带有该技术特色的工作任务。

一个很常见的督导议题是治疗师如何辨析自己所达到的心理空境。这个问题对于治疗师的工作有很大影响。往往是，一旦治疗师明确了自己的心理空境水平，就知道了咨询工作中应该努力的方向，其他问题大都会迎刃而解。反之，如果治疗师对自己的心理空境不甚了了，甚至认识欠妥，咨询工作就会被自己的境界困住。虽然心理空境不同层次的标准在理论和书本上是明确的，但落实为不同个体的心理现实时，确实会有各种变化。例如，空境中虽然看不见移动物了，但出现了光亮、树木、星空等其他事物；又如进入了高级的心理空境，进入者感觉到孤独甚至有些恐惧。这些情境既可见于治疗师，也可见于来访者。对来访者可以告知不必理会，只要影响度分数下降即可，但治疗师则必须心里有数，需要比来访者深入一步，知道其中的差别和应对方式。

上述议题的延伸，就是如何帮助治疗师提升自己的心理空境水平或层次。从理论上说明心理空境的不同差别或许并不困难，但落实到实践上的提升却并非易事。例如，上述移动物消失后出现树木、星空等景象，这是并未达成心理空境，但可能并不影响其影响度分值降至显效。如此，在移空技术中缓解靶症状的目标已经达成，能够认可治疗成功；但在持空技术中，则不能将此境界作为保持的对象，因为它并非心理空境。而初次进入心理空境觉得孤独甚至恐慌则值得予以肯定，只要多进入几次，就像系统脱敏一样，不适的感受会自然消失。更进一步，如果能够消融心理视野的边界，孤独与恐惧会完全消失，因为这是融入宇宙人格的征兆，已经超越了移空技术的心理空境水平。当然，做到这一步并非易事，知道并理解了还不等于做到。督导师需要尽可能帮助治疗师进入到切实的、高级的心理空境之中，这是帮助提高持空技术胜任力的关键环节之一，但这不容易做到。

以上重在说明，持空技术督导的重要目标之一是帮助治疗师提升自己的心理空境境界。在实现这一目标时，督导师的角色有成为治疗师的治疗师的含义。之所以强调这一点，是因为不少治疗师自己的心理空境尚不够深入，而如果缺少这一步，其他督导任务往往落空，只停留在口头上。

二、督导工作要点

由于持空技术的督导工作尚不成熟，以下先依据持空技术的临床作业进程的先后顺序，给出一些可能的督导议题及处理建议。持空技术的临床作业大体可以分为前期、中期、后期三个阶段，督导工作可以按阶段去发现和探讨治疗师所提出的督导议题，并给予相应的指导或建议。

（一）工作前期

治疗师这一工作阶段的问题，大都出在对心理空境的解释说明和引导技巧上。如果治疗师自己具有了较为深入的空境体验基础，这些工作照本宣科来做并不困难，困难是如何针对不同的个体或团体。

解决此问题最重要的落脚点，是找到咨访双方能够共同理解的语言概念。心理咨询只能通过语言进行，而持空技术心理空境的语言表述已经达到了可以运用语言的极限。如果再进一步抵达传统修炼空境，就完全超越了语言能够表达的范围。移空疗法的心理空境是无象思维操作，由于缺少了客体化的概念、表象乃至物象等媒介，语言已经不能直接表达该境界的运演，只能依靠想象、象征、比喻等修辞手段间接表达。而个体对比喻、象征的理解完全建立在其自身以往知识储备和知识结构的基础上，故对于治疗师所说的话，不同的来访者会有不同的理解。因此，治疗师不能认为自己已经说清楚了就等于来访者也已经听明白了，必须反复核实来访者听明白的是否是自己想要表达的。这个沟通问题在任何咨询过程中都会出现，但在持空技术中格外重要，因为心理空境本来就难以用语言表达。特别需要指出的是，如果来访者认为自己已经完全理解了心理空境，往往有误。因为心理空境并不需要理解，只需要切实的体验。从根本上说，"空"不能被理解，被理解的"空"就已经不是空了，而是一个理解的对象，是第三人称的客体化对象，不是第一人称的主观体验。

在团体形式的咨询中，语言表达问题相对容易处理，因为可以让大家对同一概念进行反复讨论、推敲，最终可以形成相对统一的较确切含义。但也应注意，这个相对统一的概念含义只在本团体的语境中成立，未必适用于其他团体。

（二）工作中期

此阶段的问题大都出现在"给多少"与"何时给"的问题上，也就是须把握好推进来访者心理空境深化进程的分寸。这个问题其实很难。

无论是推进来访者对心理空境的理解还是体验，一个基本的原则是：来访者知道多了或者做多了并不好，甚至可能有副作用，恰到好处才是正道。这是因为，看来的、听来的或是模仿来的理论知识或实践经验并不是来访者自己的，只有他们自己摸索和领悟出来的体验或知识才是。心理空境必须由他们自己从内在抵达，不可能通过听懂或模仿从外在达成。这就给治疗师的语言指导出了难题：不说不行，说多了也不行。来访者们毕竟是初学，完全自己摸索容易走弯路甚至错路，前来咨询就是为了避免这些失误，给他们以必要的指导是治疗师的职责。但是说多了也不行，这是因为，如果说了来访者凭自己的能力可以领悟到的知识或体验，就妨碍甚至打消了他们自己探索的动力，延迟乃至阻碍了他们自己的成长，这绝非有益。此外，也会让他们养成依赖治疗师的习惯，对自己缺乏信心。理论上，"给多少"的最佳分寸，是给到差一步来访者就能够自己领悟的水平，而最后一步让来访者自己走。而"何时给"的最佳分寸，是在来访者差一步就到的时候助力一推；或者来访者已达佳境但自己尚未觉察时予以画龙点睛。这两种情况均无须多言，往往只是轻轻一句话或一个非语言表达的表情、动作，例如前面所举例过的"拈花一笑"。要把握好如此分寸，对治疗师的专业胜任力和敬业精神的要求确实很高。

从督导的实践看，大多数治疗师容易出现的问题是"给多了""给早了"，而不是相反。所以，在持空技术的工作中期，治疗师一定要注意沉住气，找准节奏，不急不停。拿不准的时候宁可慢一步，避免先一步。

（三）工作后期

这是持空技术收尾的工作阶段，重点是给不同的来访者不同的后续作业。如果顺利完成了持空技术第二阶段的疗愈，来访者们大都对于心理空境有了较深入的体验，心理空境已经成为他们日常心态的组成部分，在今后的生活中也不会轻易放下，这就有了如何安顿疗愈结束后的心理空境问题。

给来访者做适当后续安排的基本原则，包括约定之后的随访、复查或咨询，与其他心理咨询过程并无不同，但由于有心理空境的安顿问题，持空技术的此阶段工作仍有其特殊性。

安顿心理空境的基本原则是鼓励来访者继续自我提升，不要放弃日常的基本练习，因为不进则退。大部分来访者保持心理空境的能力在结束持空技术第二阶段时，达到了进出比较顺利的状态，但尚未能不倒退。如果不继续习练，或许很快就会回到日常状态，前功尽弃。要继续习练多久呢？回答是需要多年，三五年不算多。由于大部分来访者通常并没有如此长期的心理准备，这一点必须向来访者说明。但因为来访者们已经体验到了心理空境带来的心身疗愈效果，他们通常会表示愿意努力。

进行这一阶段的督导工作，治疗师常会问起如何与来访者保持长时间联系而又能够及时处理来访者状况的问题。就临床实践看，建立相关的专题微信工作群是一个可以采用的方法，让来访者们自行推选群主，明确群主的工作任务。治疗师与来访者均可以定期或不定期地提出或回应问题，或安排个人、团体的咨询活动。这样的工作群并不等同于交友群，群里的言行仍需遵循心理咨询的伦理规范的范围，需要制定相应的群规。这方面的经验尚不多，需要继续摸索。

下篇　科学研究

移空疗法自问世之初就重视对其理论与疗效开展现代科学研究，采取了基础理论、临床实践、科学研究"三驾马车"并驾齐驱的发展规划。关于该疗法理论基础和临床应用方面的研究，已经在上中篇有所介绍。以下简要介绍移空疗法中已经和正在进行的对移空技术的疗效与机理方面的科学研究；而对持空技术的科学研究项目，目前尚未开展。

鉴于现代科研已有了较为明确的工作范式，故本篇大都略去了对于上述研究的方法与过程的介绍，主要是展示现已完成的科研工作结果，并探讨其意义和后续研究方向及设想。

第五章　疗效研究

确认任何一种疗法能否在临床立足，最重要的是确定其疗效如何、副作用如何，机理是否清晰通常排在疗效之后。有确切的疗效才值得研究机理，否则做机理的研究就显得无的放矢。

对移空疗法进行疗效与机理的研究大体上也是疗效研究在先，机理在后，但实际的研究工作有时两者并非完全截然分开，不少项目两者是同时进行的。

第一节　已发表的相关文章概述

如前所述，已经在中国知网、万方知识数据平台、掌桥科研服务平台等网站和《中国临床心理学杂志》《心理咨询理论与实践》等专业杂志上发表的关于移空疗法疗效的研究，都是针对移空技术的，目前尚未对持空技术进行科学研究。对移空技术的疗效进行科学研究的工作早在2010年前后就开始了，该技术的首次发表是2008年。这些研究结果可以分为两部分。

一、博士研究生毕业论文、博士后出站论文

那一时期我的几位博士研究生和博士后所做的毕业、出站论文，均做的是移空技术的研究。较有代表性的是陈珑方博士的毕业论文《移空技术的实验研究与案例解析》以及夏宇欣博士后的出站报告《具象思维减压疗法的理论模型与实证研究初探——以移空技术的发

掘为起点》。

陈博士的研究依托于国家科技支撑计划项目《十种心理咨询与心理治疗技术的规范与示范研究》，该研究应用移空技术干预应激性焦虑、抑郁情绪，将其结果进行量化分析，评估移空技术的治疗效果和远期效果；并利用案例实证解析了解移空技术的操作机理，与量化研究结果相互验证。这里简要介绍干预效果的量化研究部分。

该研究按实验设计的纳入、排除和脱落标准，选择高校学生共101例，分为研究组和对照组，研究组应用移空技术进行干预，对照组未使用任何干预手段，即为空白对照。两组都在大致相同时间段填写相关心理量表进行评估，时间点分别为：入组时的前测、入组后1个月及干预结束时、干预结束后3个月和干预结束后6个月。具体选用的测评量表为：焦虑自评量表（SAS）、抑郁自评量表（SDS）、自我效能感量表（GSES）、症状自评量表（SCL-90）共4个量表。而后通过对上述量表评分的统计分析，评估移空技术干预应激性焦虑、抑郁情绪的治疗效果。移空技术的操作流程按第三章第一节的10个步骤进行。另外，研究组51人，其中20人有做家庭作业，31人未做家庭作业；通过相关数据的统计分析，验证有无做家庭作业对干预的远期效果有何影响。

实验结果如下：

1. 组内各量表比较结果显示，研究组的量表 SAS、SDS 和 GSES 各观察点之间有显著性差异，表明移空技术能够有效缓解应激性焦虑、抑郁不良情绪，提高自我效能感，更有自信；两组的 GSES 与 SAS 和 SDS 相关分析多呈现为负相关性。两组的 SCL-90 总分、总症状指数、阳性项目数、阳性症状痛苦水平随着时间进展都有下降趋势，但起效时间和下降程度均有不同。研究组在干预结束时下降明显，对照组在随访第 3 个月时有一定程度的下降。研究组的 SCL-90 内各项目因子总分都有明显下降，即有效缓解躯体化、强迫、人际关系敏感、抑郁、焦虑、敌对、恐怖、偏执、精神病性、其他（睡眠饮食）症状；对照组的 SCL-90 内有 7 个因子得分呈下降趋势，在强迫、人际关系感、抑郁、焦虑、敌对、偏执、精神病性症状上有一定程度的缓解。

2. 组间各量表比较结果显示，研究组的 SAS、SDS、GSES、SCL－90 总分、阳性项目数、阳性症状痛苦水平以及十个因子总分评分均值，在干预结束、随访第 3 个月和随访第 6 个月时下降或提高（GSES 提高，其余下降）程度比对照组明显，表明移空技术能够有效缓解应激性焦虑、抑郁负性情绪，提高个人自信感及生活质量水平。

3. 研究组每次门诊干预的定量疗效评估，发现干预前后的减分率都有递增趋势，前 3 次均为有效（减分率＞25% 为有效），第 4 次为显效（减分率＞50% 为显效）。表明每次移空技术干预后的问题影响度均值都呈下降趋势。

4. 在有无做家庭作业的两组间量表评分比较结果中，量表 SAS、SDS、GSES、SCL-90 总分、SCL-90 阳性项目数、SCL-90 阳性症状痛苦水平和 SCL-90 十个因子的组间数据为：SAS 在随访第 3 个月和随访第 6 个月，SDS 在随访第 6 个月都有显著性差异。SCL-90 躯体化因子、精神病性因子和其他（睡眠饮食）因子在随访第 3 个月和第 6 个月都有显著性差异，SCL-90 总分、阳性项目数、抑郁因子和焦虑因子在随访第 6 个月都有显著性差异。以上结果表明，做家庭作业能够有效延续缓解焦虑和抑郁负面情绪的复发，有效改善相关心身症状。

5. 案例解析从一次完整的治疗过程，以及治疗后访谈的会谈事件报告单（来访者填写）和治疗记录单（治疗师填写）入手，在三调放松的操作、象征物的构建、承载物的构建、治疗师的会话技巧与引导能力、具象思维和无象思维的运演、移动与空境的运用等方面进行讨论与分析。发现三调放松可使来访者心情更为平静。治疗过程中治疗师需不断鼓励来访者，增加来访者处理事件的能力及信心，引导来访者准确地分离问题。象征物代表来访者的问题，最好是自然而然地浮现出来的，承载物代表来访者当下对问题的承受能力和控制能力，而这两个物品越具体越好，即达到最大程度地具象化。移动过程应该做到在真正具象思维下的移动。空境体验是回到没有问题的地方，可改变来访者思考问题的角度和方法。案例中来访者各时期的量表评分与基线相比较，减分率或增分率大都有30%以上，均有效和显效，表明移空技术能够有效缓解焦虑和抑郁情绪。来访者本次治疗前后问题影响度的减分率为62.5%是显效，说明移空技术作为干预手段快速见效的特点。

结论如下：

1. 移空技术能够有效缓解应激性焦虑、抑郁情绪，改善相关的心身症状，提高自我效能感。

2. 移空技术的面诊干预具有当下快速见效的特点，而家庭作业能够维持较好的远期疗效。

3. 移空技术的全程操作均是具象思维和无象思维的应用，其核心机制是"移动"和"空"；而面诊干预偏重于"移动"，家庭作业偏重于"空"。

夏宇欣博士后的出站报告有十余万字，分若干不同的主题项目。其中有两项关于移空技术改善压力情境下的情绪困扰、干预慢性应激反应等效果的研究报告，已单独发表在专业杂志上，将含在下一个标题中简要介绍。

二、专业杂志发表的相关论文

迄今为止，在多种专业杂志发表的关于移空技术的文章约有百余篇，其中我的研究团队自2020年开始在《心理咨询理论与实践》

杂志（月刊）上开办的"移空技术专栏"，到目前已经发表了60多篇。而近年来又有我们研究团队之外的作者开始发表他们研究和运用移空技术的学术文章，其中既有研究生的学位论文，也有临床医生的疗效观察，故确切统计已发表的文章并不容易。

已发表的文章大部分有关移空技术疗效的评价，这类文章有个案报道和经统计处理的两类。其中以个案报道为多，经统计处理、有对照组的研究报告较少。

（一）个案报道

在《心理咨询理论与实践》杂志上发表的移空技术文章以个案报道居多，这在很大程度上与该杂志定位有关，其是目前国内唯一一份侧重发表心理咨询各流派个案研究与案例报告的专业杂志。此外，我主编的《移空技术案例报告集》已经由中国中医药出版社出版，其中包含简述式、叙述式、叙述加关键对话式、逐字稿式以及连续式案例报告共69份，均属于个案报道。

我以为与精神药物的个体疗效相比，心理咨询的个案报道有更重要的价值。尽管精神药物的疗效也有个体差异，但药物起效的机理对任何个体都是一样的；而心理咨询疗效的获得有更大的个体差异，即使是使用同一种咨询技术，起效的过程、机制也未必相同，甚至有很大差别。能够表达和说明这些差别，正是心理咨询个案报道的重要存在价值，这尤其对初学者十分有益，可以提升他们的专业胜任力。人与人之间的互动毕竟比物与人之间的互动复杂很多，例如心理咨询的咨访关系往往对于疗效的获得起重大作用，药物疗效则无此一说。

以下选了两例全过程和象征物较为相似的移空技术个案报道做简要介绍，读者或可一窥移空技术临床运用的细微差别。

一篇是《一则运用移空技术处理死亡恐惧的案例报告》，作者王烜，刊登在《心理咨询理论与实践》2022 年第 4 期上。该文的来访者因罹患乳腺癌，对死亡有强烈的恐惧感。全程共做了 4 次咨询，前 2 次均为初始访谈，在第 3 次运用移空技术处理了来访者害怕死亡的负性情绪。靶症状是害怕；象征物是一团灰色的气体，像椭圆形的气球，但没有外膜；承载物是一个木条钉的木箱；初始移动、可见移动顺利，在 200 米处进入超距移动，到达心理空境。咨询结束后来访者表示："在空里的感受，让我觉得好像从认知到感受层面都有一个很大的转变，说实话，真的没有那么可怕了。"害怕死亡的影响度从 10 分降至 0 分。一周随访影响度仍为 0 分。

另一篇是《一例运用移空技术为母亲处理丧亲哀伤的案例报告》，作者谷文惠，发表在《心理咨询理论与实践》2023 年第 4 期上。该文的来访者是文章作者的母亲，20 年来一直被长子因病去世引发的悲伤、失眠等症状所困扰，每晚需服用安眠药才能睡一会儿。运用移空技术之前，作者先向母亲全面介绍了该技术相关知识以及需要母亲作为来访者配合的事项。咨询开始，来访者的靶症状为感觉五脏六腑被冲击挤压，象征物是一团在身体里乱窜的气体，承载物是个白色瓷瓶。来访者取出象征物气体时认真专注，用时较长。后经过置放和移动，顺利到达心理空境，症状影响度从 8 分降到 4.5 分，临床有效。来访者说："心里像卸下了很重的东西，感到轻松很多。"10 天后随访，影响度分值降为 3 分。来访者说失眠的次数明显少了。1 个月后随访，来访者偶尔有失眠，也没有了那种五脏六腑被挤压移位的悲伤感觉，心里不太记挂那件事了。文后还讨论了移空技术可以运用到亲人、朋友等人群以及推广普及的现实意义。

这两则案例的靶症状不同，做移空处理之前都做了充分的初始访谈，让来访者了解移空技术。两例的象征物都是气体，承载物则各自有别，即时疗效和远期疗效都不错。可以看出，不同的靶症状也能出现相同或相似的象征物，而类似的象征物可以有完全不同的承载物。故移空技术应用虽然 10 个操作步骤一致，但具体操作内容高度因人而异，治疗师必须与来访者建立良好的咨访关系，也需要把握好与移空技术相适应的共情能力。

2021 年，我的团队与美国麻省总医院 Albert Yeung 博士的抑郁症临床与研究项目团队合作发表了《一例采用心身干预的移空技术治疗创伤及创伤后应激障碍的案例报告》(*Use of the Move to Emptiness Technique, A Mind-Body Exercise for Treating Trauma and Post-Traumatic Stress Disorder: A Case Report.ADVANCES, FALL 2021, VOL. 35, NO. 4*)，是一篇关于采用移空技术干预创伤和创伤后应激障碍的个案报道，有些特色，随访时间也比较长。采用移空技术治疗 PTSD 有一个便利的方法：将闪回的内容作为靶症状即可。此案例就是让来访者回忆童年时目睹父亲家暴砸东西的场景，引导出身体的负性感受：因恐惧造成腿麻，无法走开。而后将腿麻象征性物化为小腿肚里许多蠕动的白色小虫，在清洁步骤时用杀虫剂杀死虫子，而后将小虫尸体放入不透明的棕色瓷瓶中移动至空。进入心理空境后，影响度从 8 分降至 2 分。追踪随访，来访者报告儿时的恐惧场景偶尔会重现，但不再害怕；4 个月后，与父母的关系有所改善，家庭凝聚力提升；10 个月后，因新冠疫情与家人一起隔离，觉得对父母的恐惧感减轻了，可以主动邀请父母一起看电影并感觉乐在其中。

（二）经统计分析的案例报告

这类文章的报告案例均设对照组，对数据进行统计分析，基本上是常用的随机对照实验（RCT）模式，科研价值比较高。以下简介两篇夏宇欣博士后的案例报告。

一篇是发表在 2013 年第 10 期《中国临床心理学杂志》的研究报告《移空技术小组活动对慢性应激反应的干预效果》。

方法：61 名入组被试分别进入实验组和对照组（实验组 31 人，对照组 30 人）。对实验组进行为期 4 周，每周 1 次，每次 2 小时的小组活动；活动内容是集体学习移空技术的 10 个操作步骤，而后在咨询师的指导下，组员运用所学到的技术对各自的应激反应进行自我调节。对照组不做任何处理。在小组活动开始前、结束时及结束后 3 个月、6 个月对两组被试测抑郁自评量表、焦虑自评量表、状态—特质焦虑量表及症状自评量表。

结果：

1. 实验组被试有 23 人参加完小组活动并完成所有测试，对照组被试有 26 人最终完成所有测试。

2. 实验组在所有量表得分均值上，即时后测、3 个月后测及 6 个月后测均显著低于前测得分（ P 均小于 0.01 ）。

3. 对照组在所有量表得分均值上，即时后测、3 个月后测、6 个月后测与前测得分均值的差异均未达到统计显著（ P 均大于 0.05 ）。

结论：移空技术小组活动对慢性应激情境下个体心身症状的缓解具有明显的干预效果。

另一篇是发表在《心理技术与应用》2016 年第 4 期上的《基于移空技术设计减压团体辅导方案的干预研究》。

方法：采用压力知觉量表（CPSS）、自我效能感问卷（GSES）、症状自评量表（SCL-90），进行（实验组、对照组）×3（前测、后测、追踪测试）重复测量实验设计。团辅开始前一周对报名者统一施测三个量表；确定入组后，对实验组实施持续 6 周，每周 2 小时的团体辅导，分 6 个不同内容的单元依次进行。对照组不进行任何干预。团辅活动结束当天，对两组被试均进行后测，并请实验组对各单元活动的满意程度进行评定，提供对于活动体验与收获的文字反馈；活动结束后 1 个月，邀请两组被试再次填答量表。

结果：为期 6 周的团体辅导之后，实验组被试的压力知觉水平

显著降低 [$t(11)$=3.09，P=0.010，*Cohen's d*=1.42]；自我效能感显著提高 [$t(11)$=-3.25，P=0.008，*Cohen's d*=1.39]；症状自评总水平显著降低 [$t(11)$=2.46，P=0.031，*Cohen's d*=1.05]，就症状自评量表各因子得分而言，强迫症状、人际关系敏感、焦虑、精神病性水平的降低达到统计显著 [$t(11)$=2.33，P=0.040，*Cohen's d*=0.99；$t(11)$=2.28，P=0.044，*Cohen's d*=0.97；$t(11)$=2.52，P=0.029，*Cohen's d*=1.07；$t(11)$=2.53，P=0.028，*Cohen's d*=1.08]。而对照组被试的压力知觉水平、自我效能感和症状自评程度均没有显著变化（$P > 0.05$）。组间差异对比结果显示，干预后实验组被试在压力知觉量表上的得分均值显著低于对照组 [$F(1, 23)$=9.66，P=0.005，$\eta2$=0.30]，在自我效能感量表上的得分均值显著高于对照组 [$F(1, 23)$=4.30，P=0.05，$\eta2$=0.16]。追踪评估结果显示，团体辅导结束1个月后干预效果依然存在。由此可见，该项团辅方案可有效缓解压力所致心身症状，达到了设计预期。

第二节　真实世界疗效研究

对移空技术进行长期真实世界的疗效研究，自2019年《移空技术操作手册》出版后开始举办培训班的时候就开始了。我的团队按照手册所提出的案例报告模式，收集不同类型的案例报告，开始建立移空技术电子案例库。到2020年，我的团队参加中国科学院心理研究所龙迪教授主持的"新冠疫情创伤疗愈本土化心身支持公益项目"（项目号 EOCX331008），获得该项目资助而合作建立"移空技术真实世界研究案例库"时，已经有了千余份案例报告。2022年底，该案例库建成，目前已储存有近2000份不同类型的案例报告。移空技术研究院要求专业委员会成员和治疗师、咨询师尽量提交电子案例报告给案例库，并对提交者给予奖励。这个案例库将长期工作，并开放给提交过案例的治疗师和咨询师，方便他们开展科研工作。

依托这个案例库，一些质量较高的科研论文开始发表。其中有代表性的是我作为通讯作者发表在 2020 年 10 月《心理咨询理论与实践》杂志上的文章，和 2022 年 5 月发表在《前沿》第 10 卷上的英语文章。以下介绍这两篇文章。为方便阅读和节省篇幅，两篇文章的介绍都省去了一部分数字表格、插图，以及文后的致谢、声明、参考文献等内容。

一、中文研究报告

简化移空技术参与新冠疫情心理援助的真实世界研究报告

陈益、王欣等

此项研究共收集 2020 年 2 月 17 日—2020 年 5 月 16 日移空技术案例库共收到的参与新冠疫情心理援助案例 127 份。来访者男性占 11.81%，女性占 75.59%，信息缺失 12.60%。以 41 ～ 60 岁年龄段的来访者最多，占几乎一半（49.61%）；来访者覆盖全国各地区，以华东地区的来访者最多，占 24.40%。来访者的受教育程度在大专及本科者占来访者的一半多，为 53.55%。咨询方式主要是热线、网络视频，面询的个案只有 8 例。咨询时间大都在 30 ～ 60 分钟。除 1 例外，都是免费公益咨询。

表 1　简化移空技术应用于新冠疫情心理援助来访者基本信息

来访者信息		人数	比例
性别	男	15	11.81%
	女	96	75.59%
	信息缺失	16	12.60%
年龄	0 ～ 10 岁	4	3.14%
	11 ～ 18 岁	4	3.14%

续表

来访者信息		人数	比例
年龄	19～25岁	9	7.09%
	26～40岁	25	19.69%
	41～60岁	63	49.61%
	61～80岁	5	3.94%
	81岁及以上	1	0.79%
	信息缺失	16	12.60%
地区	东北地区	20	15.75%
	西北地区	6	4.72%
	华北地区	24	18.90%
	华东地区	31	24.40%
	华中地区	7	5.51%
	西南地区	8	6.30%
	华南地区	7	5.51%
	信息缺失	24	18.91%
受教育程度	高中以下学历	11	8.66%
	高中及中专学历	11	8.66%
	大专及本科学历	68	53.55%
	硕博学历	18	14.17%
	信息缺失	19	14.96%
婚姻状况	未婚	27	21.26%
	已婚	68	53.55%
	离异	12	9.45%
	丧偶	2	1.57%
	信息缺失	18	14.17%
宗教信仰	有	15	11.81%
	无	112	88.19%
民族	汉族	123	96.85%
	少数民族	4	3.15%

由于此项研究主要是心理咨询热线远程进行，且大都是单次，难以进行初始访谈、填写记录纸和随访等步骤，故特地设计了简化移空技术以方便操作。简化移空技术将 10 个操作步骤简化为 5 个：①三调放松；②确定靶症状；③引导象征物；④引导承载物；⑤将置放了象征物的承载物移至空境。

疗效：在收到的 127 份案例资料中，除去影响度信息完全缺失者 21 人，影响度前测平均分为 8.08，影响度后测平均分为 2.51。由于样本不符合正态分布，采用 Wilcoxon 相关样本 t 检验，z=−8.942，$P < 0.0001$，即影响度后测得分显著低于影响度前测得分。其中影响度后测为 0 者视为临床痊愈，共 20 人，占 15.7%；影响度下降一半及以上为显效，共 68 人，占 53.5%；影响度下降三分之一及以上为有效，共 15 人，占 11.8%；影响度下降不及三分之一为无效，共 3 人，占 2.3%；信息缺失 21 人，占 16.5%。

安全性：在科研设计中，来访者被要求以 1 ～ 5 的打分（5 为最安全），评估简化移空技术的安全性。127 例中，除去安全性信息缺失者 45 人，安全性的平均分为 4.91，最高分 5 分，最低分 3 分。询问来访者移空咨询过程有无不良心身反应，除信息缺失 41 人，78 人报告无不良反应，2 人有不良反应，其中 1 人可能是处理了较强的症状之后，原先较轻的症状凸显出来；1 人反馈吐了，可能是移动时速度过快所致。

讨论：简化移空技术参与新冠疫情心理援助的实践表明，移空技术是基于优秀传统文化的心理援助的"急诊技术"。移空技术开始的"三调放松"能让来访者较快地稳定、放松、安静下来，然后在咨询师的引导下澄清当下的问题，即靶症状。新冠疫情心理援助中的靶症状精细多样，不仅有恐惧、愤怒、悲伤、焦虑等常见负性情绪，还有落在身体的疼痛、闷、堵、胀、紧、坠、凉、压等负性感受。移空技术旨在将这些负性心身感受形成象征物，并置放于与之相应的承载物，而后移动至心理空境。常规单次治疗可以在 50 分钟左右完成。移空技术可以迅速取得良效的原因，在于它的治疗思路根植于中华传统修炼文化，由咨询师引导来访者在具象思维水平直接处理心身症状，并且把来访者带到空境（没有问题的地方）——这是西方心理治疗没有的思路和境界。

存在的问题：本研究是边做边改进边完善，尚存在以下一些问题，有待进一步提高。①大部分简化移空心理援助是在默认一次性的心理热线平台进行，很难进行随访，只能是"急诊"式的单次治疗，这是本研究的一大遗憾。②案例库所收集案例可能存在一些"报喜不报忧"的倾向。本研究无经费支持，不排除一些咨询师对效果不佳的案例不愿花时间精力整理而未报，致使疗效偏高。③移空技术案例库建立之初，未能及时审核所提交案例信息是否完整，致使信息缺失严重，许多案例无法使用。尽管上述的不足确实存在，但是瑕不掩瑜。参与本研究的咨询师经过认真选拔，素质良好；简化移空技术在新冠疫情心理援助中所呈现出的疗效高、安全性好也不仅为本研究所揭示，各地咨询师在移空技术微信群里不断分享使用移空技术的"惊喜"，也提供了许多真实的旁证。

二、英语研究报告

The Effectiveness of the Moving to Emptiness Technique on Clients Who Need Help During the COVID-19 Pandemic: A Real-World Study（《一项真实世界的研究——新型冠状病毒（COVID-19）疫情期间移空技术在缓解丧亲之痛中的有效性》），由陶言强、陈益等发于 *Frontiers in Public Health*（《公共卫生前沿》）2022 年 5 月 18 日，此文篇幅较长，是迄今为止发表的较为全面的关于移空技术疗效的研究报告，也带有从西方视角审视移空技术的理论与疗效的特点。为了展现全貌和方便阅读，以下较为详细地呈现中译全文，望大家或可不虚此读。

一项真实世界的研究——新型冠状病毒（COVID-19）疫情期间移空技术在缓解丧亲之痛中的有效性

陶言强、陈益等

摘要：随着西方治疗方法在中国盛行，一些了解中国传统文化特征的治疗方法被倡导，因为有一些文化因素导致的问题不能用西方的方法来解决。本文介绍了一种结合西方结构和中国文化核心因素的新技术——移空技术。抽样调查了107名来访者，17名治疗师应用移空技术治疗。在治疗之前，来访者报告他们的靶症状，治疗师帮助他们象征他们的目标，并在心理空境消除症状。在咨询结束时，我们发现移空技术可以立即消除症状。通过将目标症状按频次分组，结果显示，高频症状组来访者的康复率高于低频症状组患者。此外，丧亲组的结果优于非丧亲组。移空技术结合西方的结构和中国传统的哲学思想，可以显著缓解患者的靶症状。在未来的研究中，可以通过综合调查问卷、实验设计和神经系统设备来评估移空技术（MET）的可重复性和稳定性。

关键词：移空；COVID-19；心理咨询；来访者；中国传统文化

菩提本无树，明镜亦非台。本来无一物，何处惹尘埃！——禅宗创始人惠能

简介：新冠疫情导致社会出现许多心身症状，如恐慌、紧张、忧郁、无助等。因此，中国越来越重视为有心理健康问题的人提供心理治疗。然而，中国的

治疗师大多仍然在使用西方的心理治疗技术，这导致了一些文化上的不适应。正因为如此，中国的一些专家正在研究将中国传统哲学和文化应用于西方的结构疗法。在这一背景下，移空技术（MET）成为治疗师的一种选择。

移空技术的理论基础

中国哲学的一个分支认为：万法皆空。任何困扰我们的东西都来自我们的内心世界。因此，如果我们把任何问题放在一个更广泛的背景下，即所谓的心理空境，我们的心理问题将不复存在。临床心理学在中国被视为一项对全人类有价值的研究，即使研究方法还很新颖。此外，中国的心理思想历史悠久，可以追溯到各种传统的哲学和医学著作。儒、道、佛是对中国文明产生巨大影响的三大哲学分支。正如开头所提到的禅宗偈子，诗歌是现代中国人所熟悉的，这些原则为中国人的信仰和行动奠定了坚实的基础。此外，这些哲学思想自古以来就影响着中国的医疗体系，特别是在治疗精神障碍和疾病以及培养健康生活方面。移空技术是将中国传统哲学思想和医学培养体系的精髓应用于临床的一种治疗技巧。

结构性治疗技术，如认知行为疗法（CBT）和非结构性治疗技术，如精神分析，是在治疗师中流行的两种主要方法。CBT 是一种治疗方式，治疗师关注的是来访者的不正常信念如何影响他们当前的行为和功能。CBT 帮助患者探索、挑战和修改他们不正常的信念，这被称为认知重组，可以把他们扭曲的解释现实的方式转换为更适应的方向。CBT 为治疗师提供了一个操作结构，以引导来访者识别他们的信念和核心价值观，然后通过考虑新的可能性来修改它们，使之变得更好。

运用CBT治疗的治疗师会在治疗过程中为来访者布置家庭作业，让来访者体验治疗师与来访者在治疗过程中合作所提出的改变的价值。移空技术旨在消除以目标症状为代表的负面情绪，并非修改和重构认知系统或注意力。从CBT的结构来看，移空技术是一种心身疗法，它继承和发扬了中医的学术理念，即治疗精神障碍的首要原则是治愈心灵。综上所述，移空技术融合了中国传统文化，同时保留了身体放松和CBT操作流程。

2019年和2021年，《移空技术操作手册》分别以中文和德语出版。移空技术超越了结构性治疗的能力，试图发现患者的目标症状，从而在更广阔的心理空间中消解这些症状。在治疗之前，治疗师会帮助来访者放松，并引导他们进入内心的情感部分。接着，治疗师引导来访者将目标症状象征化表达出来，并将其放入适当的容器中。在指导下，来访者可以在心理距离前后移动这些容器，然后把它们放得更远，直到它们消失在心理空境。故运用十个操作步骤（见2.3咨询步骤）的移空技术是一种心身疗法，可以缓解或消除症状。

相较于西方的心理疗法注重"存在"，而中国的治疗方法涉及"空"和"存在"。"空"是一种只有意识存在的状态。同时，我们这里所说的存在，是指一种心境转化为另一种心境，一种心境超越另一种心境，而不去除任何东西，例如从消极情绪转变为积极情绪，或用健康战胜疾病。相比之下，这里的"空境"是指心理空境。当一个来访者带着不好的情绪进入咨询室时，使用 CBT 技术的治疗师会指导他或她识别和重建适应不良的认知系统。因此，坏心情被好心情所掩盖。一旦治疗师在咨询中使用移空技术，患者就会被引导到一种心理空境，不良情绪或情绪就会消失。如果我们把所谓的"空"用英语来表述，它是一种中立的、非积极的、非消极的存在状态，而不是一种行动状态。

心理空境可以看作一种没有任何烦恼的纯粹的精神和情绪状态。这里必须要提到的是，来访者利用他们的心理空境来解决问题，并不依赖于他们的防御机制，如否认、压抑、投射、回避、转移、替代或升华。他们的症结被直接吸收、接受和消化，而不是被拒绝或伪装。

心理空境可以疗愈，因为它是一个无限的、没有任何烦恼的心理空间，治疗师可以引导来访者到达那里，从而可以把问题放在心理空境这一更广阔的背景下，利用这一技能自动消除它们。就像一勺盐溶解在一杯水里，水就会有点咸。然而当把盐放入一个水箱，水的味道不会有太大变化。而如果倒进一个湖里，什么味道也改变不了。从理论上讲，一旦将精神障碍放置于巨大的心理空境，它就会自动消失。为了解决心理问题，心理空境在传统中医中被广泛提及。移空技术为进入心理空境提供了清晰、快速、实用的指导。它不仅是一种创新和非对抗性的理念，也是一种解决问题的特殊方式。此外，移空技术的整个方法学通过总结中国古代医学体系的核心，很好地展现了中国传统的思想和智慧。

移空技术治疗目标

如上所述，MET 和 CBT 的主要区别在于 MET 的直接目标是消除症状，而 CBT 更侧重于重构认知或情感系统。

因此，为了检验 MET 在实际咨询应用中的有效性，本研究抽样了 107 名受试者，以评估 MET 是否能够对整个群体有效。以影响度作为评判标准。我们首先使用配对样本 t 检验分析了 MET 的即时和长期咨询效果。为了明确 MET 对不同症状的有效性，我们根据来访者出现症状最高的前三个身体部位的频率高低，将所有报告的目标症状分为两类。因为我们研究的是 COVID-19 期间的病例，涉及失去亲人的案例，所以我们在治疗前就得到了来访者的家庭信息。根据他们的背景，我们把他们分为两组，即丧亲组和非丧亲组，以发现 MET 是否有不同的影响。

方法
被试与咨询
被试

我们的研究始于新冠疫情期间，在中国大陆招募了 107 名参与者和 17 名心理治疗师。值得注意的是，需要介绍一些参与者招募的具体程序。本研究对那些因中国大陆新冠疫情而需要创伤康复治疗的人开放，为他们提供心理咨询服务，而无需在入组时进行临床诊断。但仍必须满足某些标准：在疫情期间经历心理上的痛苦状态，包括身体上的疼痛、失眠、头痛、胸闷，以及恐惧、焦虑、内疚、自责、易怒、孤独和悲伤等消极情绪，并渴望改善身心状况。排除处于精神活动阶段的患者、无法完成移空技术的三调放松步骤者和需要危机干预者。

我们在一个网上平台发布了招募广告，所有参与者都是自愿加入。通讯作者所在大学伦理委员批准了这项研究（参考编号：H20006，ChiCTR2000034164）。

咨询步骤

三调放松

调身：坐椅子的前1/3，伸腰直背，双手放在大腿上，闭上眼睛。轻晃、放松肩颈部和身体，找到舒适的姿势坐定。

调息：做缓慢的深呼吸，不要吸满或呼尽，以避免血压波动。

调心：只专注于呼气，不注意吸气。呼气时清空大脑。

闭眼练习这些步骤约3分钟，然后当头脑清醒时睁开眼睛。三调放松是心理咨询的准备阶段，也是移空技术治疗的前提。如果一位来访者不能放松，他或她就无法继续执行后续步骤。

选择可能导致来访者出现问题的现象作为靶症状

它可能是一种负面情绪，比如恐惧、焦虑、愤怒，或者消极的身体感觉，比如胸闷、呼吸短促或身体疼痛。在每次咨询中，只处理一个靶症状。如果一次咨询中有不止一种生理或心理上的问题，来访者会被要求在0到10分的范围内，自主选择一个评估为最有影响或最紧迫的问题作为靶症状。通常，当人们寻求帮助时，他们的靶症状得分为 7 分或以上。

具象化并定位靶症状

确定靶症状象征物的方法有两种。一种方法是询问来访者如何具体表达他们的靶症状。例如，治疗师可以问：有什么东西让你觉得那个部位不舒服？问这样的问题就包含了询问来访者来自靶症状的身体感觉和感受在其中。另一种方法是将情感定位于躯体某部分。如果来访者感到有压力，他或她可能会对治疗师报告说是一堆棉花挡住了他或她的胸部。在确定了象征物并定位于某个躯体部分之后，来访者应突出象征物的各种特点，精心描述，具体表达象征物。治疗师以提问的方式帮助来访者，让来访者描述象征物的尺寸、形状、重量、声音、质地和气味，以使象征物变得栩栩如生。

具象化象征物的承载物

承载物是收纳步骤 3 所述象征物的装置。它表示来访者的内部资源和能量。要鼓励来访者创建一个在具有丰富和生动的感性特征上与象征物相似的承载物。

将象征物移入心理空境

引导来访者：

（1）心理作业将象征物放入承载物。

（2）心理视野中将承载物移动得越来越远，最终进入心理空境。首先，将承载物移动 3 米远，然后再移回来。重复这个步骤 2 到 3 次。其次，将承载物移动到更远，使它看起来像一个小点，然后移回来。重复这个过程 10 余次。最后，移承载物到足够远，使来访者看不到或感觉不到它。于是来访者到达了这个什么都不存在的"空境"阶段。

（3）当包含象征物的承载物被移动到心理空境，来访者会感受到随着靶症状消失而获得的舒适和放松。来访者被要求闭着眼睛在那里尽量久待，以体验空境的感受。

评估干预后的变化

要求来访者在干预后再次对其症状的影响进行评分。如果初始评分降低 50% 或以上，则认为治疗非常有效；若减少 1/3 或以上，但小于 50%，则认为治疗充分有效；如果减少少于 1/3，则认为治疗无效。

评估措施

咨询评估：视觉模拟量表（Visual Analogue Scale，VAS）是一种李克特量表（Likert Scale），一种用于评价主观特征或态度的心理测量量表（Crichton，2001）。它们以前曾被用于市场研究和社会科学评估中诊断各种障碍。

治疗开始时我们评估了来访者靶症状的影响度，并从 1 到 10 打分。在移空技术治疗结束时，即承载物在他们的脑海中远远看不见的时候，让来访者重新评估了他们的症状影响度。

后续反馈：在一周后的跟踪调查中，这些访者被问及之前的靶症状对他们的影响有多大。

过程：在本研究中，专门的预约员根据来访者的注册信息安排咨询时间。当来访者进入咨询室时，心理治疗师会花 1 ～ 3 分钟收集基本信息，并依据 1 ～ 10

分的评分（即来访者靶症状的影响度）确定来访者需要解决的靶症状。

预约员将在一周内联系来访者随访咨询结果，并进行 1 ～ 10 分的评分。出于尊重来访者意愿的原则，部分来访者无法获得随访咨询效果的数据。

本研究总共收集了 297 次咨询，删除异常值（即重复和不正确的数据）后，最终纳入了 276 次咨询。详见图 5-1。

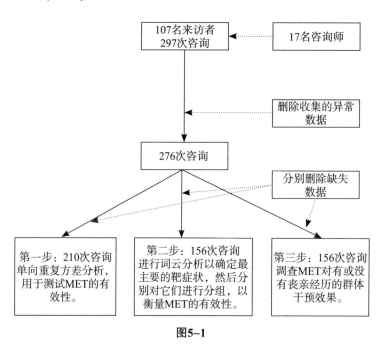

图5-1

统计分析

在本研究中，所有的数据都由 R 进行分析。我们使用了 compareGroups 的软件包来收集参与者和治疗师的基本信息，然后是 WordCloud 包用于可视化受试者的靶症状。采用 afex 包进行混合方差分析。

结果

描述性人群统计分析

我们招募了 107 名来访者，其中女性占大多数（$n=93$；86.9%）。超过一半的来访者拥有本科和大专学历（$n=69$；64.5%）。其中一半以上的人有工作（$n=62$；57.9%），非学生人数（$n=93$；86.9%）。超过 60% 的人已婚（$n=69$；64.5%）。在来访者的信息报告中，大多数人没有心理健康问题（$n=94$；87.9%）或服药（$n=90$；84.1%）。

共有 17 名心理治疗师参与了这项研究。以女性居多（$n=15$；88.2%），年龄大于 40 岁居多（$n=15$；88.24%）。多数为本科以上学历（$n=16$；94.12%）。超过一半的人有 5 年以上的工作经验（$n=11$；64.71%）。超过一半的人从事咨询工作 1～3 年（$n=11$；64.7%），接受督导时间小于 50 小时者（$n=11$；64.71%）。

移空技术数量的描述性分析

咨询

在标准化流程中，一位来访者应进行一次初始访谈和三次咨询。但也有一些特殊的来访者需要多几次咨询才能达到目标。具体来说，共有 107 人接受了访谈并于首次咨询就得到治疗。69 人进行了两次咨询，51 人进行了三次咨询。如图 5-2 所示，咨询次数不断减少，咨询量持续下降，有 3 人进行了 9 次咨询，这是单个人咨询次数的最大值。

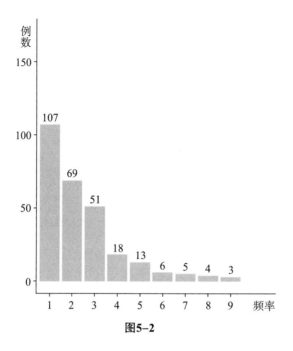

图5-2

移空技术的整体干预效果

随后，本项研究筛选了107人的276次咨询，包括初始访谈和移空干预咨询。只保留了共210次移空干预咨询的数据，没有影响度分数的初始访谈就被排除了。首先，我们使用单向重复测量方差分析（时间：前测、后测、随访）以检测移空技术干预对来访者的有效性。结果表明，主要疗效的时间效应显著 [F（2209）=651.7，P=0.000]。后测与前测（$Mean$ =7.861，t=36.08，P=0.000）相比，咨询干预后个体影响度显著降低（$Mean$=2.162）。值得注意的是，随着时间的推移，随访后的影响度（$Mean$=2.858）显著强于干预后的影响（t=4.215，P=0.000），但仍显著低于会诊前的影响评分（t=26.07，P=0.000；参见图5-3）。

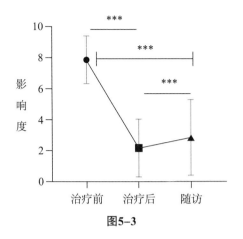

图5-3

词云分析的靶症状分类

然后，我们删除了没有具体位置的靶症状，保留156次咨询用于词云分析。首先，将靶症状位置分为体表和内部两部分。结果显示34个位于体内，122个位于体外。其次，考虑到具体的定位，将靶症状编码为15个部位：头部、眼睛、喉咙、脖子、肩膀、背部、胸部、心、肺、腰、胃部、腹部、上肢、下肢以及其他。结果显示头部有30个，胸部有26个，心脏有26个，喉部有14个，腹部有14个。

靶症状的方差分析

在此需要指出，这里是按靶症状具体位置分组的研究。前3个症状（即症状出现最多的三个身体部位）定义为高频率组，其余部位定义为低频组，探讨两组之间的影响度指标是否存在差异。此外，为了研究高频和低频组在三种测量下影响指数的差异，进行了混合方差分析：2（组：高频 vs. 低频）×3（时间：前测 vs. 后测 vs. 随访）。

结果显示，高频组和低频组的主效应差异不显著

（F=0.14，P=0.709，$\eta2$=0.001）。但时间点的主效应差异显著（F=461.14，P=0.000，$\eta2$=0.609）。高频组和低频组与时间点的相互作用显著（F=5.76，P=0.005，$\eta2$=0.019）。根据比较结果，低频组咨询后的影响（$Mean$=2.20，SE=0.204）显著低于咨询前（$Mean$=7.41，SE=0.186，t=−19.841，P=0.000）和随访后（$Mean$=3.34，SE=0.283，t=−12.440，P=0.000）。随访后的影响显著高于咨询后（t=4.403，P=0.002）。

高频组患者咨询后的影响程度（$Mean$=2.16，SE=0.194）显著低于咨询前（$Mean$=7.97，SE=0.177，t=−23.303，P=0.000）和随访后（$Mean$=2.57，SE=0.269，t=17.384，P=0.000）。随访后与咨询后的影响程度无显著差异（t=1.687，P=0.213）。结果如图 5-4A 所示。

丧亲人群的方差分析

同时，在保留的 156 个咨询中，又依据参与者在研究期间是否失去亲人而分组。进一步考察丧亲情绪在三个测量时间点下的影响程度是否有差异，即进行 2 因素混合方差分析（丧亲 vs. 无丧亲）×3（前测 vs. 后测 vs. 随访）。结果表明，丧亲对主效应的影响不显著（F=0.83，P=0.365），而对时间点的主效应显著（F=252.82，P=0.000），但丧亲与时间点的交互作用不显著（F=1.60，P=0.206）。比较结果显示，在丧亲组中，丧亲组咨询后的影响度（$Mean$=2.39，SE=0.34）显著低于咨询前（$Mean$=7.39，SE=0.31，t=−11.456，P=0.000）和随访时（$Mean$=2.35，SE=0.47，t=−9.056，P=0.000）。然而，随访时与咨询后的影响度差异无统计学意义（t=0.086，P=0.996）。

非丧亲组患者咨询后的影响度（*Mean*=2.13，*SE*=0.15）显著低于咨询前（*Mean*=7.77，*SE*=0.14，*t*=−28.261，*P*=0.000）和随访后（*Mean*=3.01，*SE*=0.22，*t*=−18.719，*P*=0.000）。随访后的影响度明显低于咨询后的影响度（*t*=4.446，*P*=0.000）。结果如图 5-4B 所示。

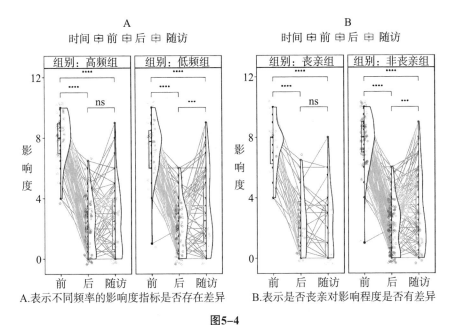

A.表示不同频率的影响度指标是否存在差异　　B.表示是否丧亲对影响程度是否有差异

图5-4

讨论

综上所述，移空技术在融合中国传统文化的同时，保留了躯体放松和 CBT 的操作流程。在新型冠状病毒疫情期间，移空技术在消除负面情绪和糟糕的身体感觉方面非常有效。作为一种安全、快速的治疗技术，尽管在一周后会有一些反弹，移空技术的主要效果是保持的，这对失去亲人的人来说是至关重要的。因此，这里仍有几点值得探讨。

我们认识到，中国目前的大多数咨询技术都来自西方，这为我们提供了许多好处，既对那些有心理需求的人至关重要，也对在中国发展心理学学科至关重要。针对不同类型的来访者，应采用不同的治疗方法。因此，东方文化中的许多人可以更好地从移空技术中受益，因为它结合了西方咨询技术的基本逻辑和东方哲学原理。

在本研究中，我们发现，在干预后，来访者所确定的靶症状影响度显著下降。后续随访中的反弹也未被忽视，这凸显了总体咨询效果的发布很及时。根据显示的随访数据，尽管来访者症状的影响度再次出现，但仍明显低于最初报告的水平。很明显，心理咨询在改善个人现状方面是相当成功的，随着时间的推移，应该考虑更多的心理咨询，以加强治疗的好处。

我们将出现次数最多的前3个靶症状划分为高频组，其余分为低频组，从多个角度验证移空技术的疗效。与低频组相比，高频组在干预后和随访时来访者效果评分没有显著差异，这表明从随机化的角度评估移空技术的有效性是明显的。移空技术的结构与CBT类似，但目标是不一样的。CBT帮助来访者识别不合逻辑的想法，并试图通过改变他们非理性或虚幻的感知来调整他们的行为模式。CBT的思路是情绪、行为和认知之间的循环。而与识别适应不良的信念相比较，移空技术为治疗师提供了一个全新的视角：它把人看作一个整体，治疗目标是消除那些严重的人格问题。CBT是理性的，而移空技术是感性的。换句话说，它们有不同的关注点和不同的治疗目标。移空技术的治疗目标是把来访者带到一个没有问题的地方。与CBT相比，移空技术具有较短的和快速的特点。基于中国传统的空性概念，移空技术通过鉴别和具象化来访者的症状，引导来访者将他们的内在问题消解于无限的心理空境。

　　丧亲之痛被描述为因死亡而失去重要亲人的情况。每个人一生中都会经历丧亲之痛，这是一件压力很大的事情。个体在幼儿期很少经历丧亲之痛（约 3.4%）。然而随着年龄的成长，他们经历丧亲之痛的风险也在增加，老年人中约有 45% 的女性和 15% 的男性经历丧亲之痛。在本研究中，将参与者按有丧亲经历和没有丧亲经历进行分组。在干预后和随访时，有丧亲经历组的来访者影响度评分上没有显著差异，这表明从随机角度重新评估移空技术，效果也是明显的。

　　丧亲之痛与较高的死亡风险相关，原因有很多，包括自杀。此外，在一小部分人口中，丧亲之痛所引发的精神和身体疾病是严重和持续的。值得注意的是，根据个人及其文化的不同，康复可能需要几个月甚至几年。因此，丧亲之痛不仅是预防问题，也是临床问题。儿童创伤疗法并不像其他专业心理治疗干预那样产生良好的效果。当儿童早期的亲密关系戛然而止时，早期的记忆也会随着年龄的增长而消失。儿童的丧亲之痛经验可以被后来的社会关注和新的个人依恋的形成所重塑。然而，由于成人客体—主体关系的总体稳定性，成年人对痛苦的丧亲经历的记忆很难在短时间内被抹去。甚至会伴随他们一生，影响其日常情绪和生活功能。

　　一些研究人员采用了多种心理咨询技术来帮助那些经历丧亲之痛的人。其中，对心理咨询技术的研究主要涉及双重过程模型和意义重构模型。但由于文化差异，目前中国大陆的主流模式是认知行为疗法（CBT）和其他咨询技术。对于有丧亲经历的中国人的治疗和干预，需要一种具有高度文化—生态效度的咨询技术。移空技术可能是一个不错的选择。

局限

然而，这项研究有潜在的局限性。第一，我们目前只有107名来访者的数据，而这些来访者显示出很大的人口异质性。鉴于本研究中很大一部分来访者接受了多次咨询，我们无法将人口统计学特征作为方差分析的协变量。故在未来的研究中，移空技术应该探索其干预对特定人群的影响，控制人口异质性，比如干预抑郁症患者。第二，移空技术是一种源于中国古代哲学思想和中医理论，融合了西方咨询技术逻辑的新型咨询技术。与CBT等技术相比，它仍处于发展阶段。第三，尽管本研究采用随机设计，但更多的分析方法，如问卷调查、功能磁共振成像、近红外光谱和其他类似的方法，也应当用于评估移空技术的有效性。此外，移空技术理论框架的优势，可在未来研究中运用到更多临床特定疾病患者，如神经性头痛、肩周炎等，尝试从心理咨询的角度，缓解患者的躯体疾病，以评估移空技术的疗效。

参考文献（略）

第六章　机理研究

　　心理咨询与治疗的机理研究是较为困难的工作。其困难不仅在于研究过程的艰辛，还在于缺少明确的方法论。心理现象就其存在性而言，是高度个体化的、主观的和内在的，即只存在于个体主观的内在世界中。这就给研究工作带来了困扰。

　　借鉴现代科学的实验方法建立的现代心理学，在方法论上是将研究外在世界的方法应用于研究内在世界，由于他人的内在世界对于研究者来说也是外在世界，所以这样的方法也能够在一定的范围和深度上适用于心理世界的研究。但这类方法的局限性也很明显。外在世界的信息在感官感知的范围之内，人们可以借由感官感知而获得客观的清晰性和一致性，从而实现标准化。而内在世界的信息在感官感知范围之外，且又是高度个体化的，无法达成客观的清晰和一致。因此，目前的实验科学的方法在研究心理现象上并不能放开手脚纵横驰骋，至少在过去、现在和未来相当长的时间内均如此。

　　中华传统文化对心理世界的研究没有采用现代科学的研究范式，而是走出了一条以描述心理活动的主观操作程序与操作结果之联系的研究思路。因为心理活动的操作对象并非客观可见，而操作过程可以主动把握。千百年来的实践已经证明了这条研究路径的有效性。此路径可以大体概括为：通过规范心理活动的操作过程而实现操作结果的一致性。它也可以实现可观察、可测量、可重复，但这三个"可"不是操作对象的，而是操作结果的。简言之，它是操作过程的科学化。当然，此路径也有局限，它重视操作过程，而放开了操作对象，使同样的操作对象有了许多不同的名称概念，且将内在世界与外在世界做了较大的分离，使初学者难以入手。

研究内在世界的理想方法，当然是古今结合、中外结合以取长补短。事实上，在长期研究移空疗法的过程中，我的团队也做了一些结合古今中外的探索，提出了心理现象研究的一些方法学观点，例如2007年我在《上海中医药杂志》发表的《双向设计 关联检测 相互释义》一文中提出的实验设计思路，就是实验前同时设计"软""硬"两种指标，实验中同时检测两种指标，实验后解释测试结果时用两种指标互参。移空技术之"人头马的瓶子装二锅头"的古今结合模式，也是衷中参西的果实。

本章将从两个方面介绍移空疗法的心理学机理，第一节理论假说部分主要依据基于中华传统心理学思想的发展思路，第二节科学实验则主要遵从现代科学的研究范式。

第一节　理论假说

心理学研究的对象是心理活动的现象，简称为心理现象。古今中外各种心理学理论的提出，都是为了阐明心理现象的发生机理与发展规律。由于文化渊源、历史进程、社会环境和科技发展水平的不同，认识心理现象的着眼点和阐述心理现象发生机理与发展规律的理论也有许多不同的样式。就当今世界而言，多种多样的心理学理论似大体可分为操作性和实验性两类。

一、操作性理论与实验性理论

以创建理论学说为目标，主要着眼于心理活动的主观现象，即其主观操作过程与操作结果的联系，描述和提出规范的操作过程与特定操作结果的有机联系，是中华传统文化中关于心理活动诸家学说建立的基本思路。此种创建理论学说的思路本身也包含有证明因素。因为诸学说中所提出的操作过程需落实于操作结果，一旦相同的操作过程能够得出一致的操作结果，而且可以重复，就证明了操作过程的合理性与可靠性，而操作过程也就顺理成章地成了解释操作结果的操作机理。于是，所提出的整个理论体系就获得了操作性实践的证明。由此可见，上述思路中所阐明的机理是操作机理，即所提出的是心理操作程序与结果的标准化。

相对于现代心理学理论，上述学说的建树过程类似于提出理论假说的环节。所不同的是，现代科学包括心理学在内的理论假说，需要经过科学实验的验证才能被认为是科学理论，否则会被认为是经验理论。心理学科学实验所要求的是着眼于心理活动的客观现象，即其外在表征的可观察、可测量、可重复。也就是说，要把心理现象通过实验仪器先转化为外在感官感知可接受的信息，再寻求其规范化、标准化，即发现规律。故科学实验所检测的并不是心理活动的直接表达，而是心理活动外在表征信息。这就带来了一个问题：实验仪器所采集的心理活动表征信息与心理活动本身究竟有怎样的联系？例如，脑电波等于心理现象本身吗？这就触及了一个本质上尚无答案的问题：客观能等于主观吗？因此，目前的科学实验在研究心理现象上有局限性，因为其研究是间接的、客观的，不能直接研究主观，而心理现象本质上是主观的。操作性理论则没有这个问题，因为它直接研究主观心理活动本身。如果不去触及这个主客观的老大难问题，认可而不是质疑心理活动的外在表征与其内在活动的一致性，则可以发现，心理学科学实验所要证明的规律，仍然是在证明或证伪心理活动的主观操作性理论，也就是在验证其理论假说。故在此意义上，操作性理论比实验性理论更为基础。

其实，历史上许多西方心理学理论，也是以操作结果认定操作过程的操作性理论。例如弗洛伊德的潜意识理论，虽然其被认可和接受的范围已经远远超出了心理学界，但该理论迄今为止也并没有科学实验的证明。潜意识的存在是以其导致的行为结果推断出来的。人们并不能直接观察到潜意识，即使在心理活动中，潜意识也只有在浮现于意识层面时才被认定为是潜意识，而届时它已经不"潜"了。至于它"潜"的时候是不是意识，其实从未得知。但由于被认为是潜意识的内容可以引起与其相应的后果，于是潜意识就被认为是存在的。荣格的集体无意识理论也一样。为什么东西方的先贤们会采用同样的方法论去建立其心理活动的理论呢？除了上述文化渊源、科技发展水平等影响因素之外，我以为显而易见的原因是心理活动本质上是主观的，在感官感知范围之外的。从心理活动的过程与结果之间的联系入手去建立心理学理论，研究者自身可以把握研究对象和过程，而且可以重复，这就为发现心理活动的规律奠定了可行的操作基础。

二、移空疗法的理论研究

由于中华传统文化中心理学思想的形成在漫长的历史时期中并未受到现代科学的影响，故在方法论上一直沿着深入探究意识主体化境界的思路前进，其理论建树当然也秉承着同样的思路，也就是描述和提出规范化的主观意识操作过程与特定操作结果的有机联系。移空疗法的心理学理论研究也起步于这一研究思路，但不同的是，移空疗法在表述其理论时，对接了现代心理学理论体系的相应概念与形式框架，使用了一些意识客体化境界的概念与表达方式，试图在东西方对心理现象的研究上架起桥梁。这样做的益处显而易见：东西双方可以对话，有了大体一致的概念体系。但也有一定的副作用：即概念体系虽然大体统一，但一些概念的内涵仍然会有些歧义，特别是主体化意识境界的内容本质上无法形成精确的概念。然而总体上利大于弊，于是就分两步开始了此项工作。

　　第一步是将中华传统文化诸子百家对心理现象研究中与移空疗法相关的论述梳理整合，找出其中的共性与规律。例如在研习佛家的九次第定学说、禅宗的自性学说、道家的内丹学说、医家的气功学说、武术的太极学说过程中，发现各家学说对其内在心身操作过程的描述，其实是使用不同的术语，从不同的切入角度，在描述同一个心理或心身变化过程。它们的心身修持目标即使不完全相同，也高度相似，且最终都可以归宿于中华传统文化的核心理念与境界，即天人合一。这一步研究虽然也有些困难，但只要有具体的各家修持经验和对比各家的修持学说，找到其中的一致性毕竟并非难于上青天。

　　第二步就是考虑如何将这一总体一致的心身修持学说，表述为现代人能够接受的心理学理论。在完成第一步的研究过程中，我也更清晰地认识到，由于各家为了传授自己的修持学说，都在尽力描述那些无法外化的内在主观心身活动的操作过程，因此各家只能按照自己的理解与命名方式制定各自的术语，并形成自己的理论模式。但各家也都明白，一旦形成学说，其理论表述已经把想要表达的主观境界客观化了，即已经失真，故而形成学说只是为了方便传播，是不得已而为之之举。所以历代各家古德都一再叮嘱其学人要知道"言语道断""说即不中"，不要"死于句下"，从根本上并不大重视语言表述，也就没有足够的动力将不同的术语统一起来，形成较为通用的心身修持学说。因此，用现代心理学理论的术语、形式去直接整理各家并非统一的术语和学说，就成为我进行第二步理论研究工作的不二选择，因为只有这样做，才能让更多的现代人读懂。而回想起来，这个选择或许在我当年进入气功教研室之初就同期去进修心理学的那个时刻，就已经决定了。

　　然而第二步工作使我认识到，确定这一选择，其实不仅仅是将传统的修炼学说转换为现代心理学的词汇、术语和行文之章法结构，更重要的是使用与这种表达形式相适应的思维方式。因此，想要将中华传统文化的心理学思想以现代心理学的概念体系与理论模式呈现，意味着需要采纳现代心理学构建理论体系的思维逻辑框架。如本书绪论所述，中华传统文化诸子百家学说的理论构建逻辑是自上而下的，先有宇宙的总体规律，而后逐级向下体现于每一分支之中。而现在科学理论的逻辑体系与之相反，是自下而上的，是由各个学科、领域的规律总结，逐级向上地归纳出宇宙总体规律。因此，将传统学说转为现代理论的建构需要有内在逻辑体系规则的转换，这其实是比词汇术语的"翻译"更为困难的工作。且先完成了这一步，才会具体涉及词汇术语的转换问题。

另如前所述，虽然在形成理论时选用了现代心理学的词汇术语体系，但并不等于所选概念的含义与现代心理学完全相同。因为中华传统文化中心理学思想的许多内容并未曾在现代心理学中出现过，虽然可以借用现代心理学史上的相似、相应概念，但内涵还是会有不同，而且有些不同是根本性的。例如第二章的"无象思维"概念与心理学史上的"无意象思维"。

本书所提出和建立的基于中华传统文化的心理学理论，主要是其人格理论与思维形式理论，它们是阐释移空疗法心理学机制必须要涉及的心理学基础理论。而之所以提出它们，是因为已有的现代心理学相关基础理论并不足以对移空疗法的心理机制做出清晰的说明。

本书第二、第三章提出的生物、社会、宇宙三层次人格理论以及具象思维、无象思维的思维形式理论，都是操作性理论，在现代科学理论的框架模式中，都属于理论假说。但所提出的这些理论假说都已经具备了提交现代科学实验验证的基本条件，可以为现代科学的研究范式所接受。例如具象思维、无象思维理论已经和正在接受现代科学实验的检验，也已经取得了一些有意义的结果。这或许可以说明，这些理论假说的建立至少在形式层面上是成功的。

关于这些理论假说的内容，由于在相当程度上超出了现代心理学的范围，仅用现代心理学的标准去衡量与评价就有些困难。例如，三层次人格理论中的宇宙层次人格属性，完全超出了意识客体化认知与表述的范围，是意识主体化乃至本体化的内容，现代心理学的研究领域难以将其纳入，尽管其表述在理论形式乃至词汇术语上似并无不妥。晚于心理学出现的超个人心理学、超心理学或许可以纳入其中的一些内容，但也仅仅是一些贴近意识客体化的内容。且"超个人心理、超心理"的表述已经说明它们正在跳出心理学的范畴，故它们的研究内容并非能完全为主流心理学所接受。而鉴于目前超个人心理学、超心理学的主流研究思路与方法仍然是现代科学实验的二元检测，故其实无法探索意识主体化、本体化的内容。马斯洛的人格层次理论也十分期望在人格的成长上突破社会属性的范畴，但终因为二元思维方式的局限，虽然已经触及了意识认知的天花板，但仍无法取得突破。只有从二元转为一元，人格层次的属性才能从生物、社会转向宇宙。而这一转化只能在个体的意识经验中完成，并不能付诸当前的科学实验，甚至不能被表述。因为科学实验一定要有研究者和研究对象，这就已经是二元了。即使只是做理论说明，也已经二元，因为理论已经是客体。故基于中华传统文化的心理学理论，很大程度上是在表述不可表述的事物，这与现代心理学的其他基础理论有所不同。

关于本书提出的三层次人格理论与具象、无象思维形式理论，第二、第三章已经做了较为详尽的探讨，这里不重复赘述，以下只对其理论研究的意义做少许进一步的强调与说明。

基于中华传统文化的生物、社会、宇宙三层次人格理论的提出，是一种为提出和说明个体人格成长的终极目标与完整发展过程的探索，而这一探索在现代心理学的视野内难以提出。现代心理学研究的对象是心理现象，而将心理现象作为研究对象，就有了主体与对象的分离，即二元。人格的宇宙层次属性是一元的，它实现了主客同一、心物同一、天人合一，是没有精神与物质区分的终极存在。这一存在只能通过修炼从内在世界达成，它是一个可以进入、可以觉察，但不可以被表达的境界，因此难于传播，显得神秘，尽管它并无神秘可言，却还已经成为解释一切神秘体验的源泉。宇宙层次的人格属性并无个体人格特征，只是所有个体的终极存在，但由于它可以与人的生物、社会层次的人格属性无缝对接，且理论上人人可以抵达，故称为人格存在的宇宙属性。这个层次的人格存在揭示了个体人格成长的终极归宿，是宇宙整体生命于变化中求不变，生生不已的运行方式，是个体生命来自存在本体又回归于存在本体而形成完整的往复循环。当个体体会到而并非认识到其生命与宇宙生命的一体关系，即觉悟到自己的个体生命其实是宇宙整体生命的表达时，这个人就开悟了。而在开悟的那一刻，他就获得了如《心经》所言的事物之终极存在的属性：不生不灭、不垢不净、不增不减。

　　本书提出的具象、无象思维理论，实际上是描述个体抵达其人格宇宙层次所采用的心理操作途径。在通往该层次人格属性的内在操作过程中，现代心理学中提出的抽象思维与形象思维方式只能作为起步之前的引导工具，而无法深入其境。因为抽象、形象思维只能用于操作客体化的意识对象，而无法进入意识的主体化境界。思维心理学中的感知动作思维和心理学史上的无意象思维虽然也力图接近具象、无象思维，但终归都因于现代心理学的研究对象是主客对待的心理现象这一基础的意识二元领域而无法进入主客合一乃至天人合一的境界。究其原因，恐怕与现代心理学建立的基础是将现代科学的研究方法，也就是主客分离的实验方法平移过来作为心理学的研究方法有关。现代科学研究的方法论对于认识外在世界的客观事物卓有成效，而直接将其引入研究内在世界，尽管也已经有了可观的建树，取得了相当的成就，但越深入就越显出有些文题不符、捉襟见肘。因为内在世界毕竟不同于外在世界，主观现象难以等同于客观现象，尤其到了需要追究意识主体化境界时，抽象思维与形象思维就完全用不上了。幸好还有中华传统文化诸子百家心理学思想中的具象思维、无象思维可用，否则人类对自身意识的探索可能会处于将相关领域的一半置于盲区的尴尬境地。

移空疗法的心理机制其实很简单，就是一项引导来访者进入自身心理空境的思维作业或心理操作程序。但这个简单的心理机制触及了对意识终极存在形式的探讨，而这个终极存在在移空疗法中被表述为心理空境，其境界可以作为个体从日常意识境界迈向天人合一境界的桥梁或中间站。心理空境让来访者的意识状态脱离了日常的思绪而进入意识的空白，从而远离了一切心理问题乃至心身问题形成的意识根源，也使其人格属性超越生物、社会层次而向宇宙层次迈进。故移空疗法不仅处理了来访者的心身问题，还同时在促进和实现其人格层次的提升，是一箭双雕的心身治疗模式。实施此疗法心理作业的关键，是引导来访者在具象思维和无象思维操作中完成心理作业。虽然以抽象思维、形象思维操作也可以完成那些作业，初学者和有经验的移空治疗师看上去做的是同样的操作步骤，但疗效却有很大区别，原因即在于此。本书用专门的章节详细论述具象思维与无象思维形式的原因也如是。

以三层次人格理论和具象思维、无象思维理论可以清晰全面地解释移空疗法的心理机制。例如，一则关于失眠的案例，来访者是70岁左右的男性老者，失眠多年，每晚服安眠药，但仍难以入睡。当被问及难以入睡的心身感受时，来访者回答，每每一上床，头脑中就开始过电影。白天都想不起来的陈芝麻烂谷子琐事都会历历在目，就像在脑海中过电影一样。咨询师于是引导来访者具象化脑海中用于放电影的幕布，是一块大约长一米五、高一米的白色屏幕；

而后把这块幕布卷起来成为卷轴，放入大小适度的画筒，移动至空。当晚来访者即呼呼大睡，一觉至清晨。之后一周随访，疗效巩固。

此案例起效的心理机制是什么？通过具象思维完成了对脑海中放电影屏幕的拟物表达，而后通过移动让来访者进入了无象思维操作，最终心理空境来临，幕布消失。为什么不失眠了呢？答曰：幕布没有了，电影没地方放映了，所以就睡着了。这几句关于此案起效之心理操作机制的说明，其实已经够用而且恰当，对其他失眠个案的治疗也有借鉴作用。但许多人，甚至可能包括已经受益的来访者，可能并不满意。因为深受现代科学思维方式影响的现代人，会觉得这还不是科学的机理说明，缺少客观的检测指标。于是，就有了介绍下一节内容的必要。

第二节　科学实验

许多读者可能会对上一节末尾案例给出的心理机制解释不够满意，因为从现代科学实验的角度看，该解释没有"硬"指标，只有"软"说明。移空疗法所依据的疗效量化指标，均出自来访者的主观感受，是主观自评的量化。然而从根本上说，心理现象本来就是"软"的，心理咨询或治疗的过程，正是寻找和实现合乎实际的"软"性变化过程，也就是主观体验心理现象的变化过程。而所谓"硬"指标都是外在测量出来的，都不是内在心理现象的直接呈现。因此，我认为就探寻心理治疗起效的机制而言，探寻有临床疗效的"软"性变化标准和规律，加以对疗效的统计学分析就可以辨析和做出结论。而至于这些"软"性的指标与规律是否能为外在测量所证实，并非第一位重要与必要，也不应视为临床上衡量一种疗法有否疗效和能否被采用的金标准。当然，如果有条件有可能，做出科学实验的客观检测会更有说服力，也有助于"软"性心理机制理论的被接受与认可。

现代心理学实验在检测什么？由于心理现象是主观的，并不能被直接检测，故现代实验心理学的各种检测指标其实都是生理的，是利用特定生理指标与心理现象的相关性对心理现象做出的间接检测。由来访者自己填写的自评心理量表是对心理现象的主观评价，其评价是直接的，也往往是心理学实验研究的一部分，但对其可靠性常有质疑，因为不够"硬"。行为实验也是现代心理学实验的一部分，例如认知活动的准确率、反应时等，这是通过来访者外在行为变化的生理指标，间接检测心理现象的变化。由于实验检测的指标稳定性、重复性好，的确有助于探索和认定相关心理现象的变化规律。但高端的实验检测设备往往花费巨大，检测过程耗时也很长，所以需要可观的实验经费与稳定的实验团队支持。

一、BNT 技术

在实验心理学领域，移空疗法首先采用的是 BNT（脑功能与心理状态评估检测）技术，并有文章发表。该文发表在《心理咨询理论与实践》2021 年第 3 卷第 9 期第 665 — 672 页，作者和蕾。这是一篇移空疗法个案临床治疗与实验检测一起进行的研究报告，对评估疗效与说明机理均有积极意义。因此，虽然此研究只是个案，我还是选择全文收载于下，还附了浅显易懂的图表，供有兴趣的读者参考，只是略去了致谢和参考文献。

BNT 技术进行移空咨询有效性评估的个案研究

摘要：本研究运用 BNT（脑功能与心理状态评估检测）技术对一位来访者进行了移空咨询前后脑功能与心理状态测评。来访者的靶症状为肩部紧张，移空咨询前自评影响度 7 分，后自评影响度 0 分。BNT 测评结果表明：来访者的大脑负荷、情绪压力、放松程度、思绪排空能力运用等项分数都产生了显著变化。BNT 测评结果与移空技术来访者疗效自评结果基本吻合，并提供了更全面的评估。当然，BNT 技术能否为移空技术疗效进行基于神经生理层面的客观评估提供一个工具，尚需进行大样本研究。

关键词：移空技术；BNT（脑功能与心理状态评估检测）；疗效评估；个案研究

1. 缘起

2018 年，笔者跟随刘天君教授学习移空技术。

移空技术是一项由刘天君教授原创的以传统文化为内核的心身治疗技术，该技术立足于身心一体的中医理念，运用中国传统养生功法中的存想和入静技术，聚焦于来访者的负性心身感受，由治疗师指导来访者充分运用意识的想象功能，将所需要解决的心理障碍、心身疾患的症状象征性物化，并放入为其量身打造的承载物，之后让来访者想象在不同心理距离上将置放了象征物的承载物反复移动，使象征物及承载物在移动过程中逐渐变化或消失，从而缓解或消除症状及其影响。移空技术不仅对心理症状有良好的疗效，对一些生理症状也有良好疗效。

在学习及咨询实践中，笔者不断思考：在创伤、抑郁等领域的研究中已大量使用脑电波、脑成像等神经科学技术印证精神分析、认知疗法及创伤治疗等咨询技术的有效性，那么是否也可运用这些技术为移空技术的疗效提供客观的科学依据呢？

正在此时，笔者遇到了 BNT 技术。

BNT（脑功能与心理状态评估检测）技术由张海峰博士自 1995 年开始主导研发，2008 年他联合中国科学院心理所专家成立"脑认知功能调控"联合实验平台，在 30 多所医院进行临床研究。一方面创造实验条件，分析和比对同一个被试和不同被试在特定情景和实验条件下的脑电波变化；另一方面收集整理脑电波麻醉监测和脑电波睡眠检测获得的数据，分析被试从清醒到麻醉，再到醒来的脑波变化。通过大数据的研究和分析获得定量指标：脑工作负荷指数、脑疲劳指数、睡眠质量指数、脑活性指数、紧张度指数、脑放松能力指数、无意记忆指数等。同时还与北京大学精神卫生研究所数十位教授组建科研团队，联合研究脑功能定量测评指标在精神疾患中的诊断治疗作用，包括精神分裂症、焦虑、抑郁、失眠、儿童多动症等疾患，采集 6 万多例脑电波数据。

在长期深入翔实的研究基础上，BNT 脑电波检测系统日趋成熟，在脑科学与神经心理学的基础上，采用干式电极采集双额叶脑电，在前额、耳垂等共计五处电极点采样。每次检测操作过程仅需 6～8 分钟，即可获得十二项参数数据指标，包括：大脑负荷、紧张兴奋、情绪压力、困倦指数、大脑活力、大脑疲劳、敏感程度、专注程度、放松程度、抵抗干扰、思绪排空和左右脑优势。该系统能分析获得定量数据并自动匹配常模范围。常模分布包括：正常范围；轻度偏离（轻度偏离正常值，只需要引起注意自我调整就好）；中度偏离（中度偏离正常值，必须进行有效干预，否则会出现严重后果）；重度偏离（严重偏离正常值，处于病理状态），除左右脑优势外，其他十一项指标检验参数圆整到 0 ～ 100 的范围。其信度效度高，可重复应用。相比其他检测手段，BNT 脑电波检测系统具有快捷、方便、客观、专业、无创等特点。截至 2020 年已有 30 多万例数据支持，并取得一项国家发明专利（专利号：ZL 2016 1 0425978.1）、软件著作权（专利号：2020SR1773777）及医疗器械产品注册证（专利号：陕械注准 20212070028）。

能否运用 BNT 技术作为移空技术治疗效果的客观指标呢？BNT 技术在移空咨询前后测评的客观分数与来访自评影响度分数的变化，是否吻合呢？如果吻合，也许可以为移空技术疗效的客观评估找到一种简便易行的方法。笔者很好奇，很兴奋。

2. 过程

2.1 来访者

来访者 M，男，48 岁，企业经营者，对心理学有稍许了解。自愿接受本次 BNT 测评及移空咨询，参与研究。

2.2 BNT 前测

在 BNT 测评师的带领下，来访进入 BNT 测评室，佩戴测评仪器，包括含有三个电极点的硅胶头带和一对耳夹。BNT 测评开始后，测评师离开测评室，来访者在 BNT 测评仪的人机互动模式下，进行半自主测评。测评结果如图 6-1 所示。

测评结果显示，来访者的大脑活力和大脑疲劳状况处于正常范围。左右脑优势中相对平衡，右脑稍强。紧张兴奋、敏感程度这两项处在轻度偏离范围。但来访者的大脑负荷、情绪压力、放松程度、思绪排空这四项均处在重度偏离范围，即来访者在这四项上均显示其状态严重偏离正常值，处于病理状态；困倦指数、专注程度、抵抗干扰这三项处在中度偏离范围。

总体来说，来访者的整体评估显示，来访压力较大、大脑负荷较重，但大脑活力和疲劳程度均正常，提示来访者处在较大的工作压力或应激事件中，可以调节情绪压力，改善状态，降低内耗，预防疾病。

检测内容	测试结果	参考值范围		
		轻度偏离	中度偏离	重度偏离
大脑负荷	82	36～54	55～74	＞75
紧张兴奋	22	16～30	31～45	＞46
情绪压力	55	16～30	31～40	＞41
困倦指数	32	16～30	31～45	＞46
大脑活力	63	26～39	21～25	≤20
大脑疲劳	17	21～30	31～40	＞41

检测内容	测试结果	参考值范围		
		轻度偏离	中度偏离	重度偏离
敏感程度	6	0～15	36～45	＞46
专注程度	22	＜5	16～25	＞26
放松程度	3	＞41（强）	21～40(中)	0～20(差)
抵抗干扰	24	26～34	16～25	0～15
思绪排空	14	21～34	16～21	0～15
左右优势	77	＜80 右脑	80～120 平衡	＞120 左脑

图6-1 来访者BNT前测结果部分视图

2.3 移空过程

2.3.1 咨询适用性分析

移空技术不涉及来访者过去经验、不讨论具体生活事件、不涉足来访者隐私领域，直接聚焦来访者当下的负性身心体验，快速、有效。且来访者有明显的负性身心体验和相对症状（评估结果显示）；同时自知力完整，思维清晰，表达流畅；有自控能力。咨询师评估适合进行移空技术咨询。

2.3.2 目标与计划

本次移空咨询目标是通过 BNT 测评的前后测实验对移空技术的有效性进行评估检验，仅进行一次移空操作，不包含初始会谈和心理咨询的其他技术干预。

2.3.3 干预过程

向来访者介绍情绪与躯体化表现的关系，介绍移空技术的操作步骤，强调移空操作需持有的态度，把之前的思维方式先放下，不纠结于逻辑关系，单纯的聚焦于当下的体验和思维想象等。

第一步：三调放松

咨询师引导来访者双眼轻闭，保持自然平稳的呼吸，身体自然挺直，双手自然放在膝盖上，双脚平放地上。将注意力放在呼气上，只关注呼气。

咨询师告知来访者当感到自己心身都放松、安静下来后就可以缓缓睁开眼睛。

第二步：确定靶症状

咨询师与来访者明确靶症状为肩膀处紧张感，"可能工作压力大吧，所以肩膀老觉得紧"，影响度为 7 分。

第三步：存想象征物

咨询师引导来访者想象紧张感像什么，来访者自述如同一个盔甲。并与咨询师一起对此象征物"盔甲"进行了完整的具象思维想象。盔甲：黑色，亚光，类似钛钢质地，厚 3 公分，长 50 公分，宽 35 公分，重 3 公斤。从肩膀上侧延续到肩胛骨下方。

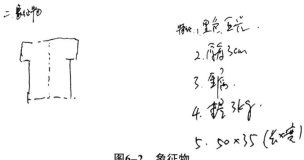

图6-2 象征物

第四步：存想可以放置象征物的承载物

咨询师引导来访者想象可以盛放下象征物盔甲的承载物，来访者自述"找个铁皮柜子"，并与咨询师一起对此承载物"密码柜"进行了完整的具象化思维想象。

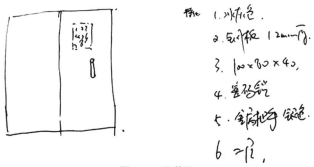

图6-3 承载物

密码柜：高1米，宽80公分，深度40公分。双开门，有银色把手，黑色密码锁。采用1毫米以上的钢板制作，全新。无支腿，直接落地。内有两层。

第五步：画出象征物和承载物

来访者详细描述出象征物和承载物后，咨询师鼓励来访者将最初的评分以及所存想的象征物、承载物的形象画在记录纸上，并在旁记录象征物和承载物的主要特征。如上图6-2、图6-3所示。

269

第六步：三调放松

咨询师再次引导来访者双眼轻闭，保持自然平稳的呼吸，身体自然坐直，双手自然放在膝盖上，双脚平放地上。将注意力放在呼气上，只关注呼气。

咨询师告知来访者当感到自己心身都放松下来后，就可以缓缓睁开眼睛。

第七步：清洁、放置及加固置放象征物的承载物

咨询师引导来访者将象征物"盔甲"和承载物"密码柜"，在想象中进行了清洁，并且通过具象思维将盔甲放置进密码柜的上层，用泡沫在密码箱内部稳定了盔甲的位置，并且使用木框加固和打包了整个密码柜。

第八步：移动放置了象征物的承载物

初始移动：咨询师引导来访者把已经处理好的象征物和承载物在想象的空间里，向正前方进行移动。从眼前开始，移动到 1 米、3 米、10 米、5 米，再回到眼前。移动过程中每到达咨询师引导的距离，来访者示意咨询师到达。回到眼前后，咨询师询问移动感受，来访者自述能够移动，并且表示重新移回眼前时，放置了象征物的承载物已经变得稍显透明，且来访者并不想打开看。咨询师询问来访者觉得大约移动到什么位置可能会感觉最舒服，来访者表示越远越舒服。

可见移动和超距移动：咨询师继续询问来访者觉得承载物移动到多远的距离就只能看见一个小点，再远就看不见了——以参考最远距离的相对范围。来访者表示觉得大约在 50 米处，自己可能就看不到承载物了。咨询师引导来访者继续在想象中移动承载物，从眼前到 3

米、5 米、12 米、15 米……到达 15 米处时，来访者表示此时象征物、承载物已经完全透明看不见了。咨询师提示来访者，如果能够看到了就告诉咨询师，并且继续移动：从 15 米处开始，先回到 8 米，然后再到 20 米、12 米，仍旧看不到，但能够感觉到。咨询师引导来访者继续在想象中移动承载物，提示来访者当感觉不到的时候，告诉咨询师。继续移动：12 米、20 米、30 米、60 米，来访者报告看不到也感觉不到了。咨询师提示来访者在这个看不到也感觉不到的地方停留一会儿，嘱咐来访者体会安静、休息、放松的感觉，这就是移空技术中提到的"没有问题的地方"——心理空境。来访者在此状态中停留了约 2 分钟。

第九步：依照象征物、承载物的变化评估疗效

来访者不想移回象征物、承载物，再次评估自身对紧张感的体验，影响度评分为 0 分。

第十步：再次标记影响度评分。

2.3.4 疗效定性、定量评价

疗效定性：承载物已空，象征物消失，表示症状影响消除，临床治愈。

疗效定量：自评影响分从 7 分下降到 0 分，临床痊愈。符合临床痊愈数据指标。

2.4 BNT 后测

移空技术咨询结束后，来访者在同一 BNT 测评师的带领下，进入同一 BNT 测评室，佩戴同一测评仪器。BNT 测评开始后，测评师离开测评室，来访者在 BNT 测评仪的人机互动模式下，再次进行半自主测评，作为移空技术有效性研究的后测。

测评结果如图6-4所示：来访者的大脑负荷、大脑活力、敏感程度、抗干扰能力均处于正常范围。左右脑优势中相对平衡。紧张兴奋、情绪压力、困倦指数、大脑疲劳、放松程度、思绪排空能力这六项处在轻度偏离范围。来访者的专注程度处在中度偏离范围。

总体来说，来访者的整体评估显示，来访者大脑的生理状况及功能水平均处于较高状态，情绪平稳，脑负荷低，活力高，能够很好地放松和抵抗外在干扰因素，左右大脑平衡，处于健康水平。

检测内容	测试结果	参考值范围		
		轻度偏离	中度偏离	重度偏离
大脑负荷	27	36～54	55～74	>75
紧张兴奋	20	16～30	31～45	>46
情绪压力	28	16～30	31～40	>41
困倦指数	25	16～30	31～45	>46
大脑活力	58	26～39	21～25	≤20
大脑疲劳	25	21～30	31～40	>41

检测内容	测试结果	参考值范围		
		轻度偏离	中度偏离	重度偏离
敏感程度	18	0～15	36～45	>46
专注程度	20	<5	16～25	>26
放松程度	32	>41（强）	21～40(中)	0～20(差)
抵抗干扰	36	26～34	16～25	0～15
思绪排空	34	21～34	16～21	0～15
左右优势	88	<80 右脑	80～120 平衡	>120 左脑

图6-4　来访者BNT后测结果部分视图

3. 结果

本研究对同一来访者在移空咨询前后在同一实验条件、同一实验环境下，由同一施测员进行BNT测评，结果如图6-5所示（左右脑优势参照范围：80～120分为左右脑均衡。因其他项目参照最大分均为100分，故图中未显示100分以上部分）。

　　结果发现：来访者移空咨询后BNT检测报告中几乎所有项的分数都得到了提升。除紧张兴奋、大脑活力、专注程度、左右脑优势外，其他各项均明显地从更高的偏离程度趋向正常的变化趋势。尤其来访者在前测中表现为重度偏离范围的四项指标，大脑负荷、情绪压力、放松程度、思绪排空能力均得到了极大的缓解，有显著变化。其中大脑负荷，前测得分82分（重度偏离），后测得分27分（正常）；情绪压力前测得分55分（重度偏离），后测得分28分（轻度偏离）；放松程度前测得分3分（重度偏离），后测得分32分（轻度偏离）；思绪排空前测得分14分（重度偏离），后测得分36分（正常）。

　　可见BNT评估为移空技术的有效性提供了直观证明。

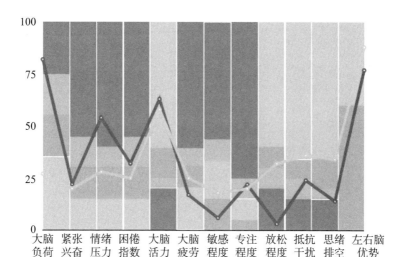

图6-5　BNT前后测报告结果对比图

4. 讨论

4.1 移空技术疗愈效果的 BNT 评估

本研究对同一名来访者在同一测评环境由同一测

评员在移空咨询前后对其进行了 BNT 测评。来访者的靶症状为肩部紧张，前测影响度 7 分，象征物为盔甲，承载物为皮柜子，移动到空境，后测评分影响度 0 分。

BNT 前后测指标的变化表明，来访者移空咨询后 BNT 检测报告中几乎所有项的分数都得到了提升，其中有四项在前测中处于重度偏离的指标在后测更发生了显著变化，"大脑负荷"和"思绪排空"从重度偏离到正常，"情绪压力"和"放松程度"从重度偏离到轻度偏离。

本个案研究结果显示 BNT 测评结果与移空技术疗效自评结果基本吻合，并为移空咨询的疗效提供了客观且更全面的评估，"大脑负荷""思绪排空""情绪压力""放松程度"等四项指标的显著变化与移空过程的三调放松、消除来访者紧张的靶症状以及把来访者带到空境都是相互印证的。

由此可见，移空技术的疗效在来访者主观感受自评和 BNT 测评结果都得到了充分的肯定；而 BNT 的评估结果与移空技术的自评互参互契，又从另一方面提示，也许 BNT 可为移空技术疗效的科学客观评估提供基于神经生理层面的评估工具。当然，这尚需进行深入的大样本研究。

4.2 本研究的意义

移空技术作为一项植根于中国传统文化的心身治疗技术，直接针对来访者的负性心身感受具象为象征物移动至空，直接、安全、疗效显著，而在实际应用中很多人觉得不可思议，希望能有科学的客观的疗效证据。本研究通过对一例来访者咨询前后 BNT 测评数据与来访者主观报告的分析，提示 BNT 技术有望为评估移空技术的疗效提供基于神经生理学的客观依据，为移空咨询疗效提供科学、客观、可视的评估方法。这将为移空技术进行专病研究如移空技术对焦虑、抑郁等治疗的效果研究提供科学客观的评估方法，也可能对进一步深入研究移空技术具体操作如三调放松的程度、具象思维的程度、空境体验的时长对移空技术疗效的贡献提供研究工具。

二、心花计划

2021 年秋天，移空疗法有幸遇到了参与高水平现代心理学实验研究的机会。作为一项基于中华传统文化的心身治疗技术，移空疗法受邀参加了中国科学院心理研究所抑郁症大数据国际研究中心严超赣研究员主持的"心花计划"研究项目。该项目的招募通知介绍说："'心花计划'是一个长达十年的抑郁症跟踪研究，旨在采用脑影像、多模态人因感知系统、临床访谈、认知行为任务、问卷等多种研究手段，建立抑郁症精确诊断和分型的客观标记，探索基于中国文化的新型心理干预技术，并发展药物之外的无创神经调控新疗法。"该项目对抑郁症进行纵向干预研究，分为三期：一期为"移空疗法"心理干预对临床抑郁的效果及作用机制研究；二期为"正念生活小组"和"团体音乐"心理干预对亚临床抑郁的效果及作用机制研究；三期为脑影像大数据引导的个体化靶点经颅磁刺激（TMS）物理干预对难治性抑郁的效果及作用机制研究。移空疗法主要参与该项目的一期研究，是入选参与该项目的首个心理干预技术。

参与该项目两年多来，移空疗法已经完成了对 24 位抑郁症来访者进行的各 8 周心理干预，取得了较满意的疗效，跟踪随访也已经陆续按期开展，其中 8 位已经完成 1 年随访，疗效均稳定。

以下借助于心花计划所进行的实验研究，对移空疗法的实验心理学机制做一些探讨，为此先介绍一下心花计划的实验流程与检测内容。

首先是纳入参试者的条件：临床诊断明确，正在稳定服用抗抑郁药物的临床抑郁症患者，18～35岁，右利手，性别不限；适于磁共振检查（体内无金属/电子植入物，无染发、刺青或纹身，无幽闭恐惧，无脑外伤）；无脑部器质性病变；除抑郁症外无其他精神/认知障碍；近期无危险自杀意念/计划。入组医生访谈汉密尔顿抑郁量表17项总分在7～24分。另外，最好居住于北京周边地区，方便来中国科学院心理所参加磁共振扫描测查和心理咨询，能配合完成16周研究流程，愿意参与10年的追踪研究。

符合上述条件获准参与此项研究的参试者，将免费接受价值2000元的综合心理评估和成本8000元的4次大脑磁共振扫描检查，并得到相关检查的结果报告。关于心理干预，招募参试者海报的"参与须知"指出：心理咨询的市场平均收费是800～1000/次，在本研究中出于建立咨访关系的需要，将在咨询前收取1600元（200元/次）的咨询费，当完成全部实验流程及心理干预后，咨询费全额返还，相当于免费接受咨询。同时如果在10年随访期间抑郁复发，将免费启动新一轮移空咨询。

综上所述，心花计划的参试招募标准，完全依据现代科学实验的设计要求，考虑周全。心花计划一期每位入组的参试者均须经历两个8周的实验流程，即8周观测期和8周心理干预期。两个周期均正常服用抗抑郁药物并接受同样的实验检测。故心花计划是一项在药物疗效基础上，检测心理干预是否有增效作用的对照实验研究；观测期不做心理干预，相当于空白对照。

每位参试者在两个8周的实验周期中所接受实验检测的流程如下。

①初测：磁共振扫描、问卷、认知行为任务。②中测（显效扫描）：磁共振扫描（观测期不做）。③后测：同初测。由于心理干预机制的实验研究主要选择了磁共振扫描，故在干预期共做3次，中测的扫描时间由移空疗法咨询师决定，通常选择移空咨询临床判断达到显效的当天，扫描的内容比初测、后测简单些。此外，参试者在两个8周中还需要全天候佩戴多模态人因感知系统手环或手表，实时采集多种生理、心理、行为数据，并每日早晚各用10分钟报告自发思维活动内容、回答一些小问卷。

在16周观测及干预期结束后，第一年分别于3个月、6个月、9个月、12个月各做一次随访；之后每年随访一次，直到第10年。随访的检测内容包括：磁共振扫描、问卷、认知行为任务以及移空随访与咨询，其中第一年的3个月、6个月的随访线上进行，不做磁共振扫描，也不做移空咨询。

以上各项实验检测包括具体内容如下。

①访谈评估：包括基于汉密尔顿抑郁量表（Hamilton Depression Scale，HAMD）及汉密尔顿焦虑量表（Hamilton Anxiety Scale，HAMA）的医生访谈。②多种自评问卷：例如贝克抑郁量表（Beck Depression Index，BDI）、反刍思维问卷、述情障碍量表、心境状态量表、内感受性知觉多维评估量表、心理灵活性问卷、失眠严重程度指数量表（Insomnia Severity Index，ISI）、主观痛苦感觉单位量表、无法忍受不确定性量表、童年创伤量表、时间快感体验量表、行为（抑制）激活量表、大五人格量表、一般自我效能量表（General Self-Efficiency Scale，GSES）等10多种与抑郁症相关的问卷。③认知行为任务：停止信号任务（stop-signal task，SST），威斯康星卡片分类任务（Wisconsin card sorting task，WCST），情绪工作记忆任务等。④多模态人因感知系统手表：采集参试者的心率、皮肤电阻、皮肤温度，以及环境温度、湿度、气压等各项指标。此外，还要求

参试者每日早晚各 10 分钟经手表用语言报告当时的内心想法，回答一些情绪小问卷。⑤磁共振扫描：初测与后测均包含 T1 结构像、静息态功能像、出声思维功能像、T2 结构像、反刍思维任务功能像、弥散加权成像等 6 项内容；中测内容较简单，包括 T1 结构像、静息态功能像、出声思维功能象、反刍思维任务功能像等 4 项。10 年随访的检测内容包括：磁共振扫描、问卷、自发思维任务，其中第一年的 3 个月、6 个月的随访线上进行，无磁共振扫描。

　　以下介绍已取得的实验结果。由于目前尚在实验进行过程中，也由于实验项目的保密需要，只介绍第一年对 15 名参试者进行实验检测并完成统计的部分结果，不提供具体数据，只给出各检测项目干预前后进行配对 t 检验的变化趋势和 P 值。有初步实验心理学知识的读者若要了解移空疗法对抑郁症的干预效果与评估方法，应该已经可以据此做出自己的判断。

1. 主要问卷

　　汉密尔顿抑郁他评量表（图 6-6）：干预前后评分均值比较，显著下降（$t=4.12$，$P<0.001$）。

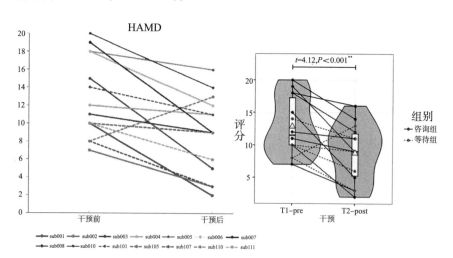

图6-6　汉密尔顿抑郁他评量表前后测评比较

汉密尔顿焦虑他评量表（图6-7）：干预前后评分均值比较，显著下降（t=2.82，P=0.014）。

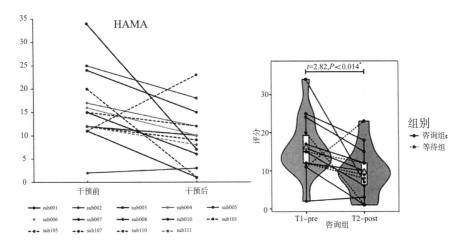

图6-7　汉密尔顿焦虑他评量表前后测评比较

贝克抑郁自评量表（图6-8）：干预前后评分均值比较，显著下降（t=2.53，P=0.024）。

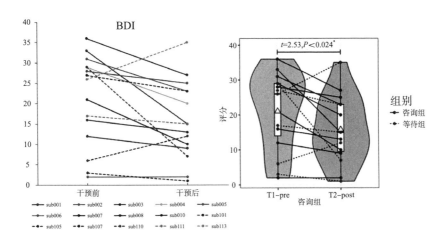

图6-8　贝克抑郁自评量表前后测评比较

失眠严重程度指数（图6-9）：干预前后评分均值比较，显著下降（t=2.32，P=0.036）。

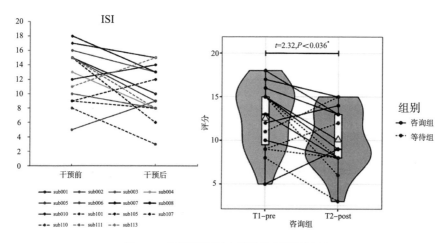

图6-9 失眠严重程度指数前后测评比较

一般自我效能感（图6-10）：干预前后评分均值比较，显著上升（t=-2.88，P=0.012）。

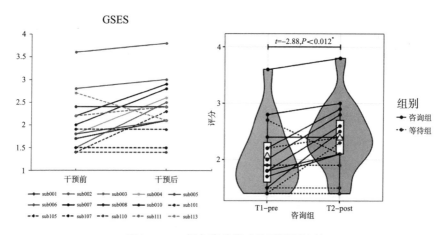

图6-10 一般自我效能感前后测评比较

内感受知觉多维评估量表（图6-11）：其中"不担心"维度的干预效应最为显著，干预前后检测均值比较，显著上升（t=-2.67，P=0.018）。

该量表"不担心"维度的含义是：倾向于不去担心、不去经历伴随疼痛或不舒服而来的情绪困扰。

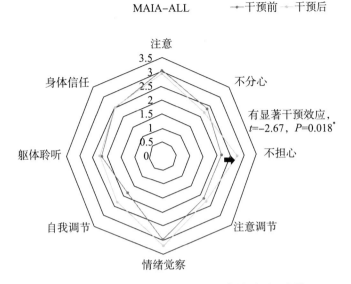

图6-11 内感受知觉多维评估量表前后测评比较

2.认知行为

后续仍需与非干预的观测期对比，排除练习效应。此外，问卷自我报告带有一定的被试主观性，认知行为指标则直接测量被试在任务中的反应时及正确率等更为客观一些的指标。

停止信号任务：

总体正确率干预前后检测均值比较（图6-12），显著提升（$t=-4.06$，$P=0.002$）。

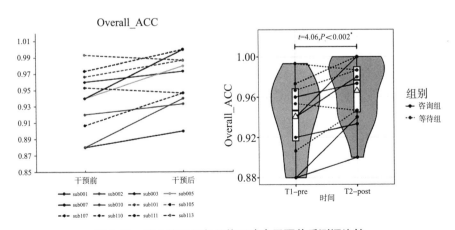

图6-12 停止信号任务总体正确率干预前后测评比较

反应抑制成功率（图6-13），干预前后检测均值比较，显著提升
（ t=-2.72， P=0.020 ）。

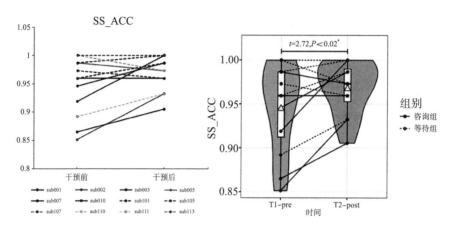

图6-13　停止信号任务反应抑制成功率前后测评比较

情绪工作记忆任务：

总体反应准确率干预前后检测均值比较（图6-14），显著提升
（ t=-2.72， P=0.022 ）。

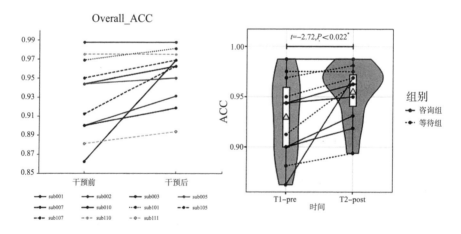

图6-14　情绪工作记忆任务总体反应准确率干预前后测评比较

总体反应时干预前后检测均值比较（图6-15），显著下降
（ t=7.05， P<0.001 ）。

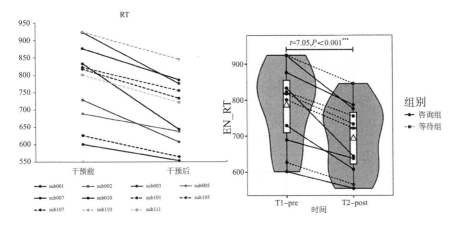

图6-15　情绪工作记忆任务总体反应时干预前后测评比较

3. 多模态人因感知系统

抑郁症的"外周生理系统钝化理论"认为，抑郁症患者的心率比正常对照组高。通过与健康对照组的横向对比，我们的数据确实验证了这一理论，抑郁患者的平均心率比健康对照更高（$P<0.001$）。干预后抑郁症患者的平均心率有下降趋势，但受限于目前数据量不足，未发现显著结果。

睡眠检测干预前后检测均值比较：改善。

4. 磁共振扫描

大脑功能连接变化（图 6-16）：下降。

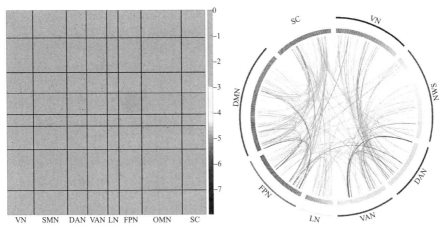

NBS corrected: edge $P<0.001$，cluster $P<0.05$

图6-16　磁共振扫描大脑功能连接变化

大脑的不同脑区、不同神经元之间存在着不同形式的连接，例如包括结构连接（structural connectivity）和功能连接（functional connectivity），它们共同构成一个非常复杂、庞大的结构与功能的网络系统。个体的许多高级认知功能活动都是依赖不同脑区之间的协同合作而实现的，并非依靠某个单一的脑区。而包括抑郁症在内的许多神经和精神疾病的病理机制，从磁共振扫描的影像看，是发生了相关脑区之间某种形式的功能连接异常。所以，如果能够改变相关脑区之间的异常功能连接形式，就有可能起到治疗相应精神疾患的作用。

上述移空疗法8周干预抑郁症的主要实验检测结果表明：该疗法可以有效减轻抑郁；降低焦虑；改善睡眠；缩短认知行为的反应时，提高正确率，改善记忆力；降低大脑功能连接。

对移空疗法干预抑郁症的实验机制探讨比较复杂，由于样本量还比较少，实验还在进行过程中，尚难以开展从因果关系上对各项实验数据进行综合统计分析。故目前还不能对实验机制做出全面阐释，只能先给出如下一些较为简单和直观的说明。

1. 问卷检测，无论是自评还是他评，单一问卷所得出的结论大都来自对临床抑郁症症状变化的分类统计，是统计学意义上的论证，即对事实的认定，大体上解决的是"是什么"的问题，有助于确认抑郁症症状的改善或恶化程度。但多种问卷的综合分析、问卷与其他检测项目的综合分析可能解释一些"为什么"的问题，这部分工作有待后续完成。

2. 认知行为实验是测查参试者意识活动中认知过程的行为特征，主要检测记忆力以及认知行为反应的准确程度、反应速度。这些检测结果对某些抑郁症症状的原因有一定的解释作用，即可以解决一部分"为什么"的问题。例如，抑郁症核心症状之一的疲劳、无精打采，与附加症状之一的集中注意能力降低，即可以从大脑认知行为功能降低的角度在一定程度上予以说明。

多模态人因感知系统的检测是一系列生理指标，如脉搏、皮肤电阻、皮温、体式、环境温度、湿度、气压变化等，以及小问卷和自发思维报告。它们可以解决一些"是什么"的问题，例如心率加快、睡眠障碍是抑郁症的附加症状。而心率变异需要做更多的统计分析，它可能具有说明"是什么"和"为什么"的双重含义。

磁共振扫描所发现的大脑功能连接降低，能够从大脑功能变化上解释抑郁症症状产生的机制，使回答"为什么"的问题有了一个新的角度。心花计划研究项目组与北京大学第六医院此前的一项合作研究对比了首发未用药抑郁患者在接受8周抗抑郁药物治疗前后的静息态大脑功能连接变化，发现首发未用药抑郁患者在接受8周抗抑郁药物治疗后（艾司西酞普兰或度洛西汀），大脑网络静息态功能连接减低，这提示了抗抑郁药物的治疗效应。而在心花计划一期的研究中，抑郁患者在接受8周的移空疗法干预后，静息态大脑网络功能连接也呈现类似的减低趋势。这就提示了对抑郁症的治疗而言，药物干预与心理干预的作用趋势一致，影响机制均为削弱大脑的功能连接，后续可以进一步对比服药观测期与移空干预期前后的大脑功能连接变化来确认移空疗法干预的脑网络机制。这个发现对于阐明移空疗法疗效的机制提供了实验心理学依据。当然，目前只是对心花计划第一年15位抑郁症患者的磁共振检测数据的分析结果，按实验设计要求，所完成的病例数还不够，尚不足以做出定论。但这个发现仍然有积极意义，探索出了一个有发展前景的磁共振检测指标，可用以评估解释移空疗法乃至其他心理治疗技术的疗效机制。

除以上心花计划和BNT实验研究之外，阐释移空疗法的心理机制还有更多的实验研究方法可以采用。展望未来，新的心理学实验方法也还会源源不断地出现。

在总体上，当前的心理学实验研究大都还是用"硬"指标，即用不同的生理指标，从不同角度解释心理现象的发生机理。盼望在不久的将来，"软""硬"指标结合的实验研究方法会更多、更丰富多彩地被开发和展示出来，让意识活动的第一人称与第三人称现象都足以得到全方位地关注。但这不仅是实验科学方法论的进步，还需要有研究者们认知观念的转变，且观念的转变还应该是先导。

关于心花计划的介绍至此告一段落。本书的撰写也就此封笔。

主要参考书目

1. 陈晓芬译注 . 论语 // 中华经典藏书 . 北京：中华书局 .2016.

2. 王国轩译注 . 大学 // 中华经典藏书 . 大学中庸 . 北京：中华书局 .2016.

3. 万丽华，蓝旭，译注 . 孟子 // 中华经典藏书 . 北京：中华书局 .2016.

4. 饶尚宽译注 . 老子 // 中华经典藏书 . 北京：中华书局 .2016.

5. 孙通海译注 . 周易 // 中华经典藏书 . 北京：中华书局 .2016.

6. 杨天才译注 . 庄子 // 中华经典藏书 . 北京：中华书局 .2016.

7. 陈秋平，尚荣，译注 . 心经 // 中华经典藏书 . 金刚经·心经·坛经 . 北京：中华书局 .2016.

8. 释慧能 . 坛经 . 北京：燕山出版社 .2009.

9. 王彬译注 . 法华经 // 佛教十三经 . 北京：中华书局 .2010.

10. 黄帝内经素问 . 北京：人民卫生出版社 .1963.

11. 觉音 . 清静道论 . 贵阳：贵州大学出版社 .2017.

12. 劳山道人，等 . 大成捷要 . 太原 . 山西人民出版社 .1988.

13. 朱智贤，等 . 思维发展心理学 . 北京：师范大学出版社 .1986.

14. 叶奕乾，等 . 普通心理学 . 上海：华东师范大学出版社 .2021.

15. 汪安圣 . 思维心理学 . 上海：华东师范大学出版社 .1992.

16. J.P. 查普林，等 . 心理学的体系和理论 . 北京：商务印书馆 .1983.

17. E.R. 希尔加德，等 . 心理学导论 . 北京：北京大学出版社 .1987.

18. 贾宁·M. 伯纳德，等 . 临床心理督导纲要 . 北京：中国轻工业出版社 .2021.

19. 杰拉德 . 科里 . 心理咨询与治疗的理论及实践 . 北京：中国轻工业出版社 .2021.

20. 王米渠 . 中国古代医学心理学 . 贵阳：贵州人民出版社 .1988.

21. 亚伯拉罕·H. 马斯洛 . 人性能达到的境界 . 北京：世界图书出版公司 .2023.

22. 亚伯拉罕·H. 马斯洛 . 动机与人格 . 南京：江苏人民出版社 .2021.

23. 阿尔伯特·班杜拉 . 自我效能 . 上海：华东师范大学出版社 .2022.

24. 西格蒙德·弗洛伊德 . 梦的解析 . 南京：江苏凤凰文艺出版社 .2016.

25. 让·皮亚杰 . 发生认识论原理 . 北京：商务印书馆 .1981.

26. 埃里克·H. 埃里克森 . 同一性：青少年与危机 . 北京：中央编译出版社 .2015.

27. 郑洪新，等 . 中医基础理论 . 北京：中国中医药出版社 .2021.

28. 张仲景 . 伤寒论 . 太原：山西科学技术出版社 .2018.

29. 吴鞠通 . 温病条辨 . 北京：学苑出版社 .2013.

30. 刘天君 . 当心理咨询遇上传统文化 . 北京：中华书局 .2019.

31. 刘天君 . 禅定中的思维操作 . 北京：人民体育出版社 .1994.

32. 刘天君，等 . 中医气功学 . 北京：中国中医药出版社 .2016.

33. 刘天君 . 移空技术操作手册：一项基于传统文化的心身治疗技术 . 北京：中国中医药出版社 .2019.

跋：学术小传

我是新中国同龄人。青少年时期逢知识青年上山下乡，到北大荒7年。1977年恢复高考，考入北京中医学院（现北京中医药大学）。就学期间，成绩优秀，积极参加社团活动，担任过校学生会副主席、研究生会主席。

1983年本科毕业时，见各科成绩都不低于90分，遂扪心自问："我懂中医了吗？"自答："我学了许多中医知识，但并不懂中医。"于是选择深造，考上了方剂学大家王绵之的研究生，继续在北中医攻读3年。学到后期侍诊时，只要王老说出一两味药，我就能把整首方子基本写出来。硕士毕业留校任教时，我再次扪心自问："我懂中医了吗？"自答："我已经能开出不错的方子，也给不少人看好了病，中医知识更多了，但还是没懂中医。"两次自问自答，深刻影响了我的学术研究方向。

究竟怎样才能懂中医？将中西医进行对比，我发现二者的一处重要差异：中医的"气"在西医里无法找到可以对应的概念与实体。因此想到"气"也许是让人能够真懂中医的入口。于是我向学校申请，从方剂教研室调到了刚刚成立的气功教研室。1994年，我与同仁们力促建立中医气功学学科，并促进各高等中医院校共同编写《中医气功学》教材。此后的20余年间，我连续担任了5版《中医气功学》教材的主编，直至退休。

"气"是中医学特有的、核心的观念之一，它来自东方文化中特有的修炼学术，其内容涉及脏腑功能和精神意识，包括元神、识神、人格、情志等观念，以及相应的调节技术。比对西方文化，经过筛选，我以为其中与东方修炼学术相关性较大的学科是研究人类意识与行为现象的心理学。故从进入气功领域伊始，我便有意识地同步开始学习心理学。1997～1999年，我参加了被心理学界戏称为"黄埔一期"的中德高级心理咨询师连续培训项目（中德班）一期。在2003年，我作为心理学访问学者，参访了德国的海德堡、图宾根和科隆大学。

自20世纪80年代末，我在中医气功学和心理学两个领域分别探索。进入新世纪以来，两个领域的探索开始融会贯通，孕育出新的花朵蓓蕾并逐渐绽放，先有了移空技术，现在有了移空疗法，也还会再有后续。

另为促进学术研究的社会化应用，我在2020年组建了移空技术研究院，2023年发起了传统文化与心身治疗发展联盟。

> 移时易境卅余载，空有东西两徘徊。
>
> 学术千般呈万象，法归一元无二裁。
>
> 我材天生须自拣，细细耕作待花开。
>
> 随来随往依真意，冷暖是非皆自在。

刘天君

2024 年 9 月 13 日

扫以上移空技术研究院的二维码，
可获悉移空疗法的相关资讯。